内科常见疾病
诊断与治疗

主编 王 雪 杜 慧 周丽云 程海静

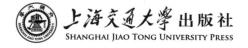

上海交通大学出版社
SHANGHAI JIAO TONG UNIVERSITY PRESS

内容提要

本书主要介绍了神经内科、呼吸内科、心内科、消化内科等常见病的病因、发病机制、临床表现、诊断、鉴别诊断、治疗等内容。本书适用于各级医院临床内科医师及各大医学院校师生学习参考。

图书在版编目（CIP）数据

内科常见疾病诊断与治疗 / 王雪等主编. --上海 ：
上海交通大学出版社，2023.10
ISBN 978-7-313-27814-2

Ⅰ．①内… Ⅱ．①王… Ⅲ．①内科－常见病－诊疗
Ⅳ．①R5

中国版本图书馆CIP数据核字（2022）第204185号

内科常见疾病诊断与治疗
NEIKE CHANGJIAN JIBING ZHENDUAN YU ZHILIAO

主　　编：王 雪 杜 慧 周丽云 程海静
出版发行：上海交通大学出版社
邮政编码：200030
印　　制：广东虎彩云印刷有限公司
开　　本：710mm×1000mm 1/16
字　　数：252千字
版　　次：2023年10月第1版
书　　号：ISBN 978-7-313-27814-2
定　　价：158.00元

地　　址：上海市番禺路951号
电　　话：021-64071208

经　　销：全国新华书店
印　　张：14.5
插　　页：2
印　　次：2023年10月第1次印刷

编委会

主 编

王　雪（山东省新泰市中医医院）

杜　慧（兖矿新里程总医院）

周丽云（山东省公共卫生临床中心）

程海静（梁山县人民医院）

副主编

宋成忠（菏泽医学专科学校）

杨艳子（贵州医科大学第二附属医院）

王丽华（茌平县中医医院）

刘　丽（济南市第五人民医院）

主编简介

◎王 雪

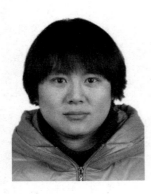

　　女，山东省新泰人，硕士研究生，中共党员，毕业于河北联合大学中医内科学专业。任职于山东省新泰市中医医院，从事临床内分泌工作，擅长常见内分泌疾病尤其是糖尿病及其急慢性并发症、甲状腺疾病等疾病的诊断及治疗。发表论文6篇，包括《中医辨证治疗早期和临床糖尿病肾病的临床研究》《抗病毒药物联合小剂量强的松治疗亚急性甲状腺炎临床分析》《观察门冬胰岛素治疗妊娠糖尿病的临床有效性与安全性》等；获得专利3项，包括内分泌疾病用积液抽取器、内分泌科用肌内注射定位装置、内分泌疾病注射用辅助装置；参编《实用内科疾病新进展》著作1部。

前言

FOREWORD

随着现代科学技术的迅速发展,内科学也进入了一个快速发展的新时代。内科学是临床医学的基础,内容范围广泛,整体性强,主要研究人体各系统、器官疾病的病因、病理、临床表现、诊断与防治,并与各临床学科之间有着密切的联系。近年来,内科领域各专业不仅在理论上,而且在临床诊治各方面都得到了日新月异的发展,临床医师必须不断学习才能跟上医学发展的步伐。为了适应内科学的发展,满足广大医务工作者和基层医务人员的迫切需要,我们组织了一批拥有多年丰富临床经验,并对前沿领域及最新动态充分了解的专家、学者,编写了《内科常见疾病诊断与治疗》一书。

本书立足于临床,首先介绍了内科疾病常见临床表现,然后对神经内科、呼吸内科、心内科、消化内科等临床内科的常见病与多发病作出了详细的论述,包括病因、发病机制、临床表现、常用检查方法、诊断、鉴别诊断、治疗措施和并发症的处理等内容。本书在编写过程中不仅参考了国内外最新的文献资料,而且总结了临床医务人员的长期工作经验,内容论述详尽,重点突出,是一本集科学性、指导性、专业性和实用性于一体的实用参考书。本书有助于临床内科医师对疾病做出正确的诊断和恰当的处理,可供各级医院临床内科医师及各大医学院校师生学习、参考。

由于编者的编写经验和水平有限,书中不足或疏漏之处在所难免,特别是现代医学发展迅速,本书阐述的某些观点、理论需要不断更新。在此,我们恳请广大读者在阅读过程中提出宝贵的意见,以便再版时予以改进。

《内科常见疾病诊断与治疗》编委会

2022 年 8 月

目 录

CONTENTS

第一章

内科疾病常见临床表现

第一节　头　痛

　　狭义的头痛只是指颅顶部疼痛而言,广义的头痛可包括面、咽、颈部疼痛。对头痛的处理首先应找到产生头痛的原因。急性剧烈头痛与既往头痛无关,且以暴发起病或不断加重为特征者,提示有严重疾病存在,可带来不良后果。慢性或复发性头痛,成年累月久治不愈,多半属血管性或精神性头痛。临床上绝大部分患者是慢性或复发性头痛。

一、病因

(一)全身性疾病伴发的头痛

　　(1)高血压:头痛位于枕部或全头,跳痛性质,晨醒最重为高血压性头痛的特征,舒张压在17.3 kPa(130 mmHg)以上者较常见。

　　(2)肾上腺皮质功能亢进、原发性醛固酮增多症、嗜铬细胞瘤等,常引起持续性或发作性剧烈头痛,头痛与伴随儿茶酚胺释放时阵发性血压升高有关。

　　(3)颞动脉炎:50岁以上,女性居多,头痛剧烈,常突然发作,并呈持续跳动性,一般限于一侧颞部,常伴有皮肤感觉过敏;受累的颞动脉发硬增粗,如管壁病变严重,颞动脉搏动消失,常有触痛,头颅其他血管也可发生类似病变。其可怕的并发症是单眼或双眼失明。本病不少患者伴有原因不明的"风湿性肌肉-关节痛",可有盗汗、发热、血沉加速、白细胞增多。

　　(4)甲状腺功能减退或亢进。

　　(5)低血糖,当发生低血糖时通常有不同程度的头痛,尤其是儿童。

　　(6)慢性充血性心力衰竭、肺气肿。

　　(7)贫血和红细胞增多症。

(8)心脏瓣膜病变：如二尖瓣脱垂。

(9)传染性单核细胞增多症、亚急性细菌性心内膜炎、艾滋病所致的中枢神经系统感染或继发的机会性感染。

(10)头痛型癫痫：脑电图有癫痫样放电，抗癫痫治疗有效，多见于儿童的发作性剧烈头痛。

(11)绝经期头痛：头痛是妇女绝经期常见的症状，常伴有情绪不稳、心悸、失眠、周身不适等症状。

(12)变态反应性疾病引起的头痛常从额部开始，呈弥漫性，双侧或一侧，每次发作都是接触变应原后而发生，伴有过敏症状。头痛持续几小时甚至几天。

(13)急慢性中毒后头痛。①慢性铅、汞、苯中毒：其特点类似功能性头痛，多伴有头昏、眩晕、乏力、食欲减退、情绪不稳以及有自主神经功能紊乱。慢性铅中毒可出现牙龈边缘之蓝色铅线，慢性汞中毒可伴有口腔炎，牙龈边缘出现棕色汞线。慢性苯中毒伴有白细胞减少，血小板和红细胞也相继减少。②一氧化碳中毒。③有机磷农药中毒。④酒精中毒，宿醉头痛是在大量饮酒后隔天早晨出现的持续性头痛，由于血管扩张所致。⑤颠茄碱类中毒，由于阿托品、东莨菪碱过量引起头痛。

(14)脑寄生虫病引起的头痛：如脑囊虫病通常是全头胀痛、跳痛，可伴恶心、呕吐，但无明显定位意义。脑室系统囊虫病头痛的显著特征为：由于头位改变突然出现剧烈头痛发作，呈强迫头位伴眩晕及喷射性呕吐，称为 Bruns 征。流行病学史可以协助诊断。

(二)五官疾病伴发的头痛

1.眼

(1)眼疲劳：如隐斜视、屈光不正尤其是未纠正的老视等。

(2)青光眼：眼深部疼痛，放射至前额。急性青光眼可有眼部剧烈疼痛，瞳孔常不对称，病侧角膜周围充血。

(3)视神经炎：除视力模糊外并有眼内、眼后或眼周疼痛，眼过分活动时产生疼痛，眼球有压痛。

2.耳、鼻、喉

(1)鼻源性头痛：指鼻腔、鼻窦病变引起的头痛，多为前额深部头痛，呈钝痛和隐痛，无搏动性，上午痛较重，下午痛减轻，一般都有鼻病症状，如鼻塞、流脓涕等。

(2)鼻咽癌：除头痛外常有耳鼻症状如鼻衄、耳鸣、听力减退、鼻塞以及脑神经损害(第Ⅴ、Ⅵ、Ⅸ、Ⅻ脑神经较常见),以及颈淋巴结转移等。

3.齿

(1)龋病或牙根炎感染可引起第2、3支三叉神经痛。

(2)Costen综合征:即颞颌关节功能紊乱,患侧耳前疼痛,放射至颞、面或颈部,伴耳阻塞感。

(三)头面部神经痛

1.三叉神经痛

疼痛不超出三叉神经分布范围,常位于口-耳区(自下犬齿向后扩展至耳深部)或鼻-眶区(自鼻孔向上放射至眼眶内或外),疼痛剧烈,来去急骤,约数秒钟即过。可伴面肌抽搐,流涎流泪,结膜充血,发作常越来越频繁,间歇期正常。咀嚼、刷牙、说话、风吹颜面均可触发。须区别系原发性或症状性三叉神经痛,后者检查时往往有神经损害体征,如颜面感觉障碍、角膜反射消失、颞肌咬肌萎缩等。病因有小脑脑桥角病变、鼻咽癌侵蚀颅底等。

2.眶上神经痛

位于一侧眼眶上部,眶上切迹处有持续性疼痛并有压痛,局部皮肤有感觉过敏或减退,常见于感冒后。

3.舌咽神经痛

累及舌咽神经和迷走神经的耳、咽支的感觉分布区域,疼痛剧烈并呈阵发性,但也可呈持续性,疼痛限于咽喉,或波及耳、腭甚至颈部,吞咽、伸舌均可促发。

4.枕神经痛

病变侵犯上颈神经感觉根或枕大神经或耳后神经,疼痛自枕部放射至头顶,也可放射至肩或同侧颞、额、眶后区域,疼痛剧烈,活动、咳嗽、喷嚏使疼痛加重,常为持续性痛,但可有阵发性痛,常有头皮感觉过敏,梳头时觉两侧头皮感觉不一样。病因不一,可见于受凉、感染、外伤、上颈椎类风湿病、寰枢椎畸形、Arnold-Chiari畸形(小脑扁桃体下疝畸形)、小脑或脊髓上部肿瘤。

5.其他

Tolosa-Hunt综合征,带状疱疹性眼炎等。

(四)颈椎病伤引起的头痛

1.颈椎关节强硬及椎间盘病

头痛位于枕部或下枕部,多钝痛,单侧或双侧,严重时波及前额、眼或颞部,甚至同侧上臂,起初间歇发作,后呈持续性,多发生在早晨,颈转动以及咳嗽和用力时头痛加重。除由于颈神经根病变或脊髓受压引起者外神经体征少见,头和颈可呈异常姿势,颈活动受限,几乎总有枕下部压痛和肌痉挛,头顶加压可再现头痛。

2.类风湿关节炎和关节强硬性脊椎炎

枕骨下深部的间歇或持续疼痛,头前屈时成锐痛和刀割样痛,头后仰或固定于两手间可暂时缓解,疼痛可放射至颜面部或眼。

3.枕颈部病变

寰枢椎脱位、寰枢关节脱位、寰椎枕化及颅底压迹均可产生枕骨下疼痛,屈颈或向前弯腰促发疼痛,平卧时减轻。小脑扁桃体疝、枕大孔脑膜瘤、上颈部神经纤维瘤、室管膜瘤、转移性瘤可牵拉神经根而产生枕骨下疼痛,向额部放射。头颅和脊柱本身病变诸如骨髓瘤、转移瘤、骨髓炎、脊椎结核、Paget 病(变形性骨炎)引起骨膜痛,并产生反射性肌痉挛。

4.颈部外伤后

头痛剧烈,有时枕部一侧较重,持续性,颈活动时加重,运动受限,颈肌痉挛。

(五)颅内疾病所致头痛

1.脑膜刺激性头痛

自发性蛛网膜下腔出血,起病突然,多为全头痛,扩展至头、颈后部,呈"裂开样"痛,常有颈项强直。脑炎、脑膜炎时也为全面性头痛,伴有发热及颈项强直,脑脊液检查有助诊断。

2.牵引性头痛

由于脑膜与血管或脑神经的移位或过牵引产生。见于颅内占位病变、颅内高压症和颅内低压症。各种颅内占位病变如硬膜下血肿、脑瘤、脑脓肿等均可产生头痛。脑瘤头痛,起初常是阵发性,早晨最剧,其后变为持续性,可并发呕吐。阻塞性脑积水引起颅内压增高,头痛为主要症状,用力、咳嗽、排便时头痛加重,常并发喷射性呕吐、脉缓、血压高、呼吸不规则、意识模糊、癫痫、视盘水肿等。颅内低压症见于腰穿后、颅脑损伤、脱水等,腰穿后头痛于腰穿后 48 小时内出现,于卧位坐起或站立后发生头痛,伴恶心、呕吐,平卧后头痛缓解,腰穿压力在 70 mmH$_2$O 以下,严重时无脑脊液流出,可伴有颈部僵直感。良性高颅压性头痛具有颅压增高的症状,急性或发作性全头痛,有呕吐、眼底视盘水肿,腰穿压力增高,头颅 CT 或 MRI 无异常。

(六)偏头痛

偏头痛可有遗传因素,以反复发作性头痛为特征,头痛程度、频度及持续时间可有很大差别,多为单侧,常有厌食、恶心和呕吐,有些病例伴有情绪障碍。又可分为以下几种。

1.有先兆的偏头痛

占 10%～20%,青春期发病,有家族史,劳累、情绪因素、月经期等易发。发作前常有先兆,如闪光、暗点、偏盲及面、舌、肢体麻木等。继之以一侧或双侧头部剧烈搏动性跳痛或胀痛,多伴有恶心、呕吐、面色苍白、畏光或畏声。持续 2～72 小时恢复。间歇期自数天至十余年不等。

2.没有先兆的偏头痛

最常见,无先兆或有不清楚的先兆,见于发作前数小时或数天,包括精神障碍、胃肠道症状和体液平衡变化,面色苍白、头昏、出汗、兴奋、局部或全身水肿则与典型偏头痛相同,头痛可双侧,持续时间较长,自十多小时至数天不等,随年龄增长头痛强度变轻。

3.眼肌瘫痪型偏头痛

少见,头痛伴有动眼神经麻痹,常在持续性头痛 3～5 天后,头痛强度减轻时麻痹变得明显,睑下垂最常见。若发作频繁动眼神经偶可永久损害。颅内动脉瘤可引起单侧头痛和动眼神经麻痹。

4.基底偏头痛

少见。见于年轻妇女和女孩,与月经周期明显有关。先兆症状包括失明、意识障碍和各种脑干症状如眩晕、共济失调、构音障碍和感觉异常,历时 20～40 分钟,继之剧烈搏动性枕部头痛和呕吐。

5.偏瘫型偏头痛

以出现偏瘫为特征,头痛消失后神经体征可保留一段时期。

(七)丛集性头痛

为与偏头痛密切相关的单侧型头痛,男多于女,常在 30～60 岁起病,其特点是一连串紧密发作后间歇数月甚至数年。发作突然,强烈头痛位于面上部、眶周和前额,常在夜间发作,密集的短阵头痛每次15～90分钟;有明显的并发症状,包括球结膜充血、流泪、鼻充血,约 20% 患者同侧有 Horner 综合征(瞳孔缩小,但对光及调节反射正常,轻度上睑下垂,眼球内陷,患侧头面颈部无汗,颜面潮红,温度增高,系交感神经损害所致),发作通常持续 3～16 周。

(八)紧张型头痛

紧张型头痛包括发作性及慢性肌肉收缩性头痛或非肌肉收缩性痛(焦虑、抑郁)。患者叙述含糊的弥漫性钝痛和重压感、箍紧感,几乎总是双侧性。偏头痛的特征样单侧搏动性疼痛少见,无明显恶心、呕吐等伴随症状。慢性头痛可以持续数十年,导致焦虑、抑郁状态,失眠、噩梦、厌食、疲乏、便秘、体重减轻等。镇痛剂短时有效,但长期服用反而可能造成药物依赖性头痛,生物反馈是较好的治疗方法。

(九)脑外伤后头痛

脑外伤后头痛指外伤恢复期后的慢性头痛,主要起源于颅外因素,如头皮局部疤痕。可表现肌肉收缩性痛、偏头痛、功能性头痛。有时并发转头时眩晕、恶心、过敏和失眠。

二、诊断

(一)问诊

不少头痛病例的诊断(如偏头痛、精神性头痛等),主要是以病史为依据,特别要注意下列各点。

1.头痛的特点

(1)起病方式及病程:急、慢、长、短,发作性、持续性或在持续性基础上有发作性加重,注意发作时间长短及次数,以及头痛发作前后情况。

(2)头痛的性质及程度:压榨样痛、胀痛、钝痛、跳痛、闪电样痛、爆裂样痛、针刺样痛,加重或减轻因素,与体位的关系。

(3)头痛的部位:局部、弥散、固定、多变。

2.伴随症状

有无先兆(眼前闪光、黑矇、口唇麻木及偏身麻木、无力),恶心、呕吐、头昏、眩晕、出汗、排便,五官症状(眼痛、视力减退、畏光、流泪、流涕、鼻塞、鼻出血、耳鸣、耳聋),神经症状(抽搐、瘫痪、感觉障碍),精神症状(失眠、多梦、记忆力减退、注意力不集中、淡漠、忧郁等),以及发热等。

3.常见病因

有无外伤、感染、中毒或精神因素、肿瘤病史。

(二)系统和重点检查

在一般检查、神经检查及精神检查中应着重以下几点。

（1）体温、脉搏、呼吸、血压的测量。

（2）眼、耳、鼻、鼻窦、咽、齿、下颌关节有无病变，特别注意有无鼻咽癌迹象。

（3）头、颈部检查：注意有无强迫头位，颈椎活动幅度如何。观察体位改变（直立、平卧、转头）对头痛的影响。头颈部有无损伤、肿块、压痛、肌肉紧张、淋巴结肿大，有无血管怒张、发硬、杂音、搏动消失等。有无脑膜刺激征。

（4）神经检查：注意瞳孔大小、视力、视野，视盘有无水肿，头面部及肢体有无瘫痪和感觉障碍。

（三）分析方法

根据病史和体检的发现，对照前述病因分类中各种头痛的临床特点，进行细致考虑。一般而论，首先考虑是官能性还是器质性头痛。若属后者，分析是全身性疾病，还是颅内占位性病变或非占位性病变引起的头痛，或颅外涉及眼、耳、鼻、喉、齿部疾病和头面部神经痛性头痛。对一时诊断不清者，应严密观察，定期复查，切忌"头痛医头"，以免误诊。

（四）选择辅助检查

根据前述设想，推断头痛患者可能的病因，依照拟诊，选作针对性的辅助检查，如怀疑蛛网膜下腔出血，可检查脑脊液；怀疑脑瘤，可作头颅 CT 或 MRI；怀疑颅内感染，可行脑电图检查。

第二节　眩　　晕

一、概述

（一）眩晕的病理生理学基础

人体维持平衡主要依赖于由前庭系统、视觉、本体感觉组成的平衡三联，前庭系统是维持平衡、感知机体与周围环境相关的主要器官，其末梢部分的 3 个半规管壶嵴及 2 个囊斑，分别感受直线及角加速度刺激，冲动通过前庭一级神经元 Scarpa 神经节传到二级神经元即位于延髓的前庭神经核，再通过前庭脊髓束、网状脊髓束、内侧纵束、小脑和动眼神经诸核，产生姿势调节反射和眼球震颤。大脑前庭的代表区为颞上回听区的后上半部、颞顶交界岛叶的上部。从末梢感受器到大脑前庭中枢的整个神经通路称为前庭或静动系统,将头部加速运动驱使内淋巴流动机械力转换成控制体位、姿势或眼球运动的神经冲动,故每个前庭毛细胞等于一个小型换能器。本系统病变或受非生理性刺激不能履行运动能转换时则引起眩晕。

视觉、本体觉是平衡三联的组成部分,不仅本身负有传送平衡信息的作用,而且与前庭系统在解剖和生理上有密切联系,此两系统引起眩晕的程度轻、时间短,常被本系统其他症状所掩盖。3种定位感觉之一受损,发出异常冲动可引起眩晕,最常见的是前庭功能紊乱,所输入的信息不代表其真实的空间位置,与另两个平衡感受器输入信息矛盾,平衡皮层下中枢一般认为在脑干,当其综合的空间定位信息与原先印入中枢的信息迥异,又无能自动调节便反映到大脑,大脑则感到自身空间定位失误便产生眩晕。自身运动误认为周围物体运动,或周围物体运动误认为自身运动,随着时间的推移及前庭中枢的代偿,尽管两侧前庭功能仍不对称,这种"不成熟"的信息逐渐被接纳,转变为"熟悉"的信息,则眩晕消失,平衡功能恢复,此即前庭习服的生理基础。

(二)眩晕与平衡功能

1.平衡功能

平衡功能指人体维持静息状态和正常空间活动的能力,各种姿势坐、卧、立、跑、跳及旋转等活动,依赖于视觉、本体觉、前庭系统各不相同感受,经网状结构联结、整合,最后统一完成人体在空间的定位觉,当感受到平衡失调时,将"情报"向中枢神经系统传入经过大脑皮质和皮质下中枢的整合,再由运动系统传出适当的动作,纠正偏差,稳定躯体达到新的平衡。这是一连串复杂的反射过程,可归纳为3个重要环节。

(1)接受与传递信息:平衡信息来自"平衡三联"的基本器官,由视觉得知周围物体的方位,自身与外界物体的关系;本体觉使人时刻了解自身姿势、躯体位置;前庭感受辨别肢体运动方向,判别身体所在空间位置。

(2)效应或反应:躯体重心一旦发生位移,平衡状态立即发生变化,平衡三联立即将变化"情报"传入中枢,由运动系统传出适当的动作,使伸肌、屈肌、内收、外展肌的协调弛张及眼肌反位性移动达新的平衡。

(3)协调与控制:初级中枢在脑干前庭神经核和小脑,高级中枢在颞叶其对末梢反应起调节抑制作用。维持平衡既靠潜意识的协调反射,也靠有意识的协调运动。任何参与平衡末梢感受器病变,中枢与末梢之间的联系破坏,都可造成平衡失调。

2.眩晕与平衡的关系

眩晕是主观症状,平衡失调是客观表现,眩晕可诱发平衡失调,平衡失调又加重眩晕,两者的关系有几种可能性。

(1)眩晕与平衡障碍两者在程度上一致:前庭末梢性病变,如梅尼埃病急性期,眩晕与平衡障碍的程度相符合,随着病情的好转,眩晕与平衡障碍都恢复,两者的进度相一致。

(2)眩晕轻而平衡障碍重:见于中枢性眩晕,桥小脑角之听神经瘤及脑膜瘤,枕骨大孔区畸形如颅底凹陷症、Arnold-Chiari 畸形平衡功能障碍明显,而眩晕不重。如脊髓小脑变性,走路蹒跚,闭眼无法站立,但眩晕不明显,许多学者总结"病变越接近前庭终器,眩晕越重"。

(3)眩晕重而平衡功能正常:官能症或精神因素为主的疾病往往表现有明显眩晕而平衡功能正常。诊断精神性眩晕应持慎重态度,Brain 曾强调,所有眩晕患者,不论其精神因素多大,应检查前庭功能;所有眩晕患者不论其器质因素有多大,勿忘记精神性反应。

(三)眩晕的分类

为了明确诊断和有效治疗,对眩晕症进行分类,实有必要,几种不同分类法各有一定价值。

1.根据眩晕性质分类

Hojt-Thomas(1980)分为真性和假性眩晕,真性眩晕是由眼、本体觉和前庭系统疾病引起,有明显的外物或自身旋转感,由于受损部位不同又可分为眼性、本体感觉障碍性和前庭性眩晕。眼性眩晕可以是生理现象,也可以是病理性的,例在高桥上俯视脚下急逝的流水,会感自身反向移动及眩晕;在山区仰视蓝天流云觉自身在移动;在列车上可出现眩晕及铁路性眼震,眼震快相与列车前进方向一致,这些都是视觉和视动刺激诱发生理性眩晕,脱离其境症状就消失。眼视动系统疾病,如急性眼肌麻痹因复视而眩晕,遮蔽患眼眩晕可消失。本体感觉障碍引起之眩晕称姿势感觉性眩晕,见于后索病变,如脊髓小脑变性、脊髓结核,有深部感觉障碍和共济失调而引起眩晕。由于视觉和本体觉对位向感受只起辅助作用,故此两系统疾病引起之眩晕都不明显,临床上有视觉和本体觉病变者,其本系统症状远远大于眩晕,即眩晕是第二位乃至第三位的症状,很少以眩晕主诉就医。

假性眩晕多由全身系统性疾病引起,如心、脑血管病、贫血、尿毒症、药物中毒、内分泌疾病及神经官能症等,几乎都有轻重不等的头晕症状,患者感"漂漂荡荡",没有明确转动感,前庭中枢性眩晕也属假性眩晕范畴。

2.根据疾病解剖部位或系统分类

De Weese 分前庭系统性眩晕和非前庭系统性眩晕;Edward 将眩晕分为颅内和颅外两大类,这两种分类只说明眩晕起始部位,未述及原因对治疗无帮助。

3.眩晕症之定位、定性分类法

既有解剖部位,又有疾病性质的分类,符合神经耳科学诊断原则,有临床实用价值,分为前庭末梢性眩晕,包括从外耳、中耳、内耳到前庭神经核以下之炎症、缺血、肿瘤等病变;前庭中枢性眩晕,包括前庭核(含神经核)以上至小脑、大脑皮层病变所致眩晕症。

(四)眩晕症治疗原则

1.一般治疗

卧床休息,避免声光刺激。

2.心理治疗

应消除眩晕患者恐惧心理,解除顾虑,告知眩晕并非致命疾病,轻者可痊愈,眩晕重者经代偿后可减轻或消除。

3.病因治疗

根据具体情况施治,梅尼埃病用脱水剂、前庭神经炎用抗病毒治疗、迷路卒中用血管扩张剂等。

4.对症治疗

应掌握原则的合理选择药物,根据病情轻重、药作用强弱、不良反应大小选药,避免多种同类药物同时应用,如氟桂利嗪和尼莫地平同用,可引起药物作用超量,导致头晕、嗜睡。恢复期或慢性期少用地芬尼多等前庭神经镇静剂,有碍前庭功能的代偿,使眩晕及平衡障碍恢复延迟。老年患者应注意全身系统疾病及药物不良反应。

二、几种常见眩晕症

(一)梅尼埃病

1.病因

病因众说纷纭,目前一致认为内淋巴分泌过多或吸收障碍可形成积水,出现吸收与分泌障碍病因不清,将常论的几种学说简述如下。

(1)自主神经功能紊乱及内耳微循环障碍学说:Emlie(1880)早就提出梅尼埃病(Meniere's disease,MD)与血管痉挛有关,Cheathe(1897)认为内耳和眼球循环相似,包含在密闭有一定容量的结构内均为终末动脉,很容易造成区域性微循环障碍,Pansius(1924)观察 MD 与青光眼患者唇和甲床毛细血管功能障碍。正常状态下交感、副交感神经互相协调维持内耳的血管之舒缩功能,若交感神经占优势,小血管痉挛易产生膜迷路积水。Lermoyez(1927)认为用血管痉挛学说解释眩晕频繁发作比用膜迷路破裂和钾离子中毒学说更合理。

(2)免疫性损害学说:Quinke(1893)提出 MD 症状与血管神经性水肿有关,McCabe(1979)提出该病为自身免疫性疾病,Derebery(1991)认为免疫复合体沉淀在内淋巴囊可产生膜迷路积水,循环免疫复合物(CIC)介导的Ⅲ型变态反应可能是该病的原因;Yoo 用Ⅱ型胶原,诱发动物内淋巴积水,称其为自身免疫性耳病,并发现患者抗Ⅱ型胶原抗体明显增高,提出细胞和体液免疫介导的免疫性内淋巴积水约占病因的 10%。Andersen(1991)观察人的内淋巴囊(ES)有不同数量白细胞,其对清洁内耳的外来微生物是很重要的,ES 有引起免疫反应的细胞基础,其免疫活性紊乱,可导致 MD 发作。Tomoda 认为免疫反应的中间产物,可改变血管通透性引起膜迷路积水。

(3)变态反应:Duke(1923)已认为Ⅰ型变态反应与该病有直接因果关系。由抗原刺激体液免疫系统,产生特异性 IgE 附着于肥大细胞,机体处于致敏状态,再接触抗原即可发病。据称来自食物变应原占多数,呼吸道变应原次之,此类患者有明显季节性,常伴其他过敏性疾病。

(4)解剖因素:Clemis(1968)提出前庭水管(VA)狭窄是 MD 的特征之一。Shea(1993)认为 VA 狭窄及周围骨质气化不良是临床症状出现前就隐匿存在,一旦被病毒感染、外伤、免疫反应等因素触发,即表现出临床症状。Arenberg(1980)病理证明 MD 者内淋巴囊上皮血管成分减少,吸收上皮蜕变,ES 周围组织纤维化,使内淋巴吸收障碍。

(5)精神因素及其他:House 等提出该病与精神因素有关,Fowler 提出身心紊乱可引发该病;但 Grary 认为 MD 本身可以引起情绪不稳定,情绪并不是发病诱因;Power 认为机体代谢障碍可能是内淋巴积水的原因,如甲状腺功能低下可产生积水,补充甲状腺素可使症状缓解;颅脑外伤后内耳出血,血块堵塞内淋巴管可形成膜迷路积水,颞骨横行或微型骨折,最容易堵塞内淋巴管而产生积水。中耳炎、耳硬化症,先天性梅毒的患者,可合并膜迷路积水,产生 MD 症状。

2.发病机制

真正发病机制尚不清楚,目前尚停留在动物试验及理论推测阶段,能被接受学说有以下 3 种。

（1）内淋巴高压学说：Portmann 提出内淋巴高压可引起眩晕及耳聋，后 McCabe 将人工内淋巴液注入蜗管，出现耳蜗微音电位下降，压力去除后微音电位恢复正常，更进一步证明内淋巴高压引起听力下降。Portmann 就根据"高压学说"进行内淋巴囊减压术获得良好效果，此手术沿用至今已有很多类型，Kitahara(2001)在行 ES 手术时，在囊内外放置大量类固醇可提高疗效。

（2）膜迷路破裂学说：内外淋巴离子浓度各异，内淋巴为高钾，对神经组织有毒害作用；外淋巴离子浓度与脑脊液相似钾低钠高，给神经细胞提供适宜介质环境，膜迷路是内外淋巴之间存在的离子弥散屏障，互不相通。Lawrence(1959)提出"膜破裂及中毒论"，Schuknecht 对这一理论进行补充认为 MD 发作与膜迷路破裂有关，用膜迷路破裂学说解释发作性眩晕及波动性耳聋。

（3）Ca^{2+} 超载学说：Meyer、Zum、Gottesberge(1986)等揭示积水动物模型电化学方面的变化，内淋巴积水后，蜗管之 K^+、Na^+、Cl^- 均无变化，但内淋巴电位（EP）下降，Ca^{2+} 浓度增高 10 倍以上，提高了蜗管之渗透压，加重内淋巴积水。

3.组织病理学改变

MD 组织病理学方面有 3 个突破性进展：①Meniere(1861)提出内耳病变可诱发眩晕、耳聋、耳鸣；②Hallpike 及 Cairn(1938)提出 MD 的病理改变为膜迷路积水，同时发现内淋巴囊周围有纤维性变；③Schuknecht(1962)首先观察到扩张的膜迷路破裂，膜迷路有很强的自愈能力，破裂后可愈合，并以此解释症状的缓解与复发，具体的病理学改变为：膜迷路膨胀，MD 最显著病理特点为内淋巴系统扩张，主要变化是下迷路（蜗管及球囊）膨胀，球囊可扩大 4～5 倍，术前耳道加压时出现眩晕和眼震，即 Hennebert 征阳性，MD 有此症者约占 35%；膜迷路破裂可能与症状的缓解或加重有关。Lindsay 认为球囊、椭圆囊与 3 个半规管衔接处是膜迷路最薄弱点易于破裂，如果裂孔小很快愈合，破裂范围广泛，在球囊或前庭膜形成永久性瘘管。

4.临床表现

（1）临床症状：MD 临床表现多种多样，对患者威胁最大的是发作性眩晕，其次为耳聋、耳鸣、耳闷。

眩晕：2/3 患者以眩晕为首发症状，常在睡梦中发作，起病急，有自身或环境旋转、滚翻、摇摆或颠簸感，剧烈眩晕持续数分或数小时不等，很少超过 1～2 天。眩晕发作时，常伴有自发眼震及面色苍白、出汗、呕吐等自主神经症状，眩晕发作后多数慢慢恢复，少数患者眩晕瞬间即逝或一觉醒后即愈。发作频率无一定之规律，个别患者可间隔 1～5 年，一般规律为首次犯病以后犯病次数逐渐增多，达高潮后渐减轻减少发作次数,直到听觉严重损失后眩晕减轻或消失。眩晕的剧烈程度因人而异,同一患者每次犯病的轻重不一,有的患者发作前有耳聋、耳闷、耳鸣加重的先兆,有些与精神、情绪、疲劳有关,有些无任何先兆及诱因。

耳鸣:耳鸣是一主观症状,可以是 MD 最早期症状,有时比其他症状早几年,而未引起人们重视。Mawson 报道 80% 患者有此症状,病程早期常为嗡嗡声或吹风样属低频性耳鸣,患者常能耐受,后期蝉鸣属高频性耳鸣,诉说整天存在,在安静环境耳鸣加重,患者常不能耐受,但尚能入睡,说明大脑皮质抑制时耳鸣减轻或消失,发病前耳鸣加重,眩晕缓解后耳鸣减轻。可根据耳鸣确定病变侧别,耳鸣的消长反映病变的转归。

耳聋:急性发作时耳聋被眩晕掩盖,早期低频感音神经性耳聋,常呈可逆性的,有明显波动性听力减退者只 1/4,虽然患耳听力下降,但又惧怕强声,此种现象表明有重震,听力损失可在1~2 年内发病数次后即达 60 dB,也可能多次波动后听力仍正常,也可能某次严重发病后达全聋。

内耳闷胀感:以前认为耳聋、耳鸣、眩晕为 MD 典型三联征。1946 年后发现 1/3 的患者有患耳胀满感,常出现于眩晕发作之前,反复发作此症不明显或消失,将其归之于 MD 的第四征。

自主神经症状:恶心、呕吐、出汗及面色苍白等自主神经症状是 MD 的客观体征。William 认为这是一种诱发症状,是由于前庭神经核与迷走神经核位置较近,前庭神经核受刺激后,兴奋扩散到迷走神经核所致。

(2)体征:MD 发作高潮期不敢活动,患者有恶心、呕吐、平衡障碍、自发性眼震,高潮过后患者亦是疲惫不堪,面色苍白,双目紧闭,神情不安。

纯音测听:早期即可逆期为低频(0.25~1 kHz)听力下降,呈上升型听力曲线,多次检查有 10~30 dB 的波动;中期高频(4~8 kHz)下降,2 kHz 听力正常呈"峰"型曲线;后期 2 kHz 亦下降或高频进一步下降,呈平坦型或下坡型曲线。

重振试验:正常情况下,人耳对声音主观判断的响度随刺激声音强度变化而增减,MD 病变在耳蜗,出现声音强度与响度不成比例变化,强度略有增加而响度增加明显,此种现象称重振。通常双耳响度平衡试验阳性,若双耳阈差超过 35 dB,患耳接受 80 dB 纯音刺激时,可被健耳45 dB纯音响度所平衡称重震现象。阻抗测听镫肌反射阈降低,正常人阈上 70 dB 才出现镫肌反射,有重振者两者差≤60 dB 就出现反射,可作为 MD 诊断根据。

电反应测听:可客观地测出从蜗神经到脑干下丘核的电位,MD 病变在耳蜗,用耳蜗电图(EcochG)可测得总和电位(SP)与蜗神经动作电位(AP)幅度的比值。国内多家报道 SP/AP 比值≥37％作为耳蜗病变的诊断根据。

甘油试验：此试验有特异性，利用甘油的高渗作用，改变膜迷路的渗透压，促进内耳水分重新吸收，按 1.2 g/kg 体重计算甘油量加 50％生理盐水稀释后服用，为减少胃肠道刺激可加入橙汁、柠檬调味，空腹服用，服前及服后 1、2、3 小时纯音测听，0.25～1.00 kHz 连续 2 个频率听阈下降 10 dB 者为甘油试验阳性，该试验阳性具有诊断价值，阴性亦不能排除本病。据国内外报道本病阳性率为 50％～60％。

前庭功能检查：发作早期少数患者前庭功能处于激惹状态，可见到向患侧水平眼震，称刺激性眼震；几小时后前庭处于抑制状态，可看到向健侧水平或水平旋转型眼震，称麻痹型眼震。若借助 Frenzel 眼镜或眼震仪，可提高自发眼震的检出率。眼震方向对确定病变侧别有重要价值，患侧半规管功能低下。Stahle (1976)报道 95％冷热反应低下，4％正常，1％敏感。前庭脊髓反射检查，眩晕发作后可原地踏步试验，走直线试验，书写、指鼻及跟膝胫试验及 Romberg 试验，患者均向前庭功能损害侧偏斜。现用静态姿势图定量检查 Romberg 试验，可定量测试晃动轨迹的长度和速度，MD 者晃动的轨迹较正常人长，速度大，重心后移。

5.诊断要点

(1)诊断根据：①典型三联征发作史，即发作性旋转性眩晕，伴耳聋、耳鸣，约 1/3 患者有耳堵塞感号称四联征。多数是三联征同时出现，少数是单以耳聋或眩晕为首发症状，若干年后才出现典型三联征，每次发作时间在 20 分钟以上，至少发作 2 次以上方能确诊为 MD。②听功能检查，纯音测听早期低频下降呈上升型曲线，听力波动以低频为主，波动范围在 10～30 dB 中期高频下降，唯 2 kHz 听力较好，呈"峰形"曲线；晚期呈下坡型曲线或听力全丧失。③重振试验，EcochG 负 SP 占优势，阻抗测听镫肌反射阈＜60 dB，均提示病变在耳蜗。空腹服甘油后，低频听阈可降低 10～30 dB；SP/AP 较服甘油前比值下降 15％为阳性。

(2)鉴别诊断：除 MD 病外，其他内耳疾病和第Ⅷ对脑神经病变亦可出现眩晕、耳聋、耳鸣，应在排除其他疾病基础上诊断本病。应除外之疾病：①突发性耳聋；②脑桥小脑角肿瘤；③良性阵发性位置性眩晕；④前庭神经病变；⑤后循环缺血常称椎-基底动脉供血不足；⑥氨基糖苷类药物中毒性眩晕；⑦外伤性眩晕；⑧枕骨大孔区畸形。

6.治疗

因机制不清,MD 病因及对症治疗方法繁多,治疗目的是消除眩晕,保存听力。急性发作期主要痛苦为眩晕及恶心、呕吐,间歇期以耳聋、耳鸣为主,故 MD 治疗分急性发作期及间歇期阐述。

(1)急性发作期治疗。

一般治疗:绝对卧床休息,嘱其躺在舒适体位,闭目,头固定不动,避免声光刺激,耐心解释病情,说明本病为内耳疾病,并非脑血管意外无生命危险,通过治疗可缓解、消除恐惧及焦虑心里。控制食盐和水分的摄取,水分控制在 1 天 1 000 mL 以下,食盐控制在 1.5 g/d 左右,MD 最原始的治疗方法就是控制水分及食盐的摄取。

前庭神经镇静剂:①地西泮是 γ-氨基丁酸拮抗剂,主要作用为镇静、安眠,使精神和肌肉松弛,可抑制前庭神经核的活性,减轻外周前庭性眩晕,适用于 MD 患者的恐惧、烦躁心理。地西泮镇静作用部位在边缘系统海马区和杏仁核;肌松系由于抑制脊髓中间神经元活动,从而减弱多种肌肉反射。口服 2 小时后血药浓度达峰值,半衰期 20~40 小时,缓慢由尿中排泄。每天 5~30 mg,分 3 次口服;呕吐持续不减者可静脉注射 10~20 mg,每隔 3~4 小时注射 1 次,24 小时总量不超过 100 mg,应缓慢静脉注射,防止呼吸抑制。不良反应轻,有嗜睡、乏力、便秘、心悸等,静脉注射可发生血栓性静脉炎,肌内注射刺激性大。青光眼及重症肌无力患者禁用,眩晕症状缓解后即可停用。同类药物中还有艾司唑仑,为新型安定类药物,高效镇静催眠作用,有抗焦虑及弱的骨骼肌松弛和抗胆碱作用,作用温和入睡自然而快,作用时间长,醒后无不适感,每次 1~2 mg,抗眩晕可每次 2~4 mg。②利多卡因静脉滴注能阻滞各种神经冲动,作用于脑干前庭神经核及前庭终器。Gerjot 以 1‰利多卡因 1~2 mg/kg 加入 5%葡萄糖 100~200 mL静脉滴注或缓推,很快使眩晕、恶心、呕吐消失,若症状不缓解可继续应用或加大剂量,既可减轻眩晕使患者安静入睡,也可减轻耳鸣。据一般报道,本品对眩晕、呕吐耳鸣控制良好,有效率可达 80%。24 小时最大量不超过 5 mg/kg,对心动过缓或心肌传导障碍者不能应用。

抗胆碱能制剂:抗胆碱药能阻滞胆碱能受体,使乙酰胆碱不能与受体结合,抑制腺体分泌,适用于眩晕、胃肠自主神经反应严重,恶心、呕吐胃肠症状明显者。还能解除平滑肌痉挛,使血管扩张,改善内耳微循环。①氢溴东莨菪碱:属副交感神经阻滞剂,0.3~0.5 mg 口服、皮注或稀释于 5%葡萄糖溶液 10 mL 静脉注射;②东莨菪碱透皮治疗系统(TTS-S):东莨菪碱口服或注射半衰期短,需频繁给药,血液药物浓度曲线有"峰谷"现象,很难掌握用量。20世纪70年代后期制成 TTS-S,贴剂疗效快且可持续给药,据观察疗效优于茶苯海明、安慰剂,McCauley(1979)用双盲法比较 TTS-S、茶苯海明、安慰剂,眩晕控制率分别为84%、68%、41%,TTS-S 明显优于茶苯海明及安慰剂,其对 MD 眩晕控制率达81.5%。不良反应为口干但较口服及注射本剂轻,TTS-S 对恶心、呕吐严重者尤为实用;③硫酸阿托品:0.5 mg 皮下注射或稀释后静脉滴注,症状消失或缓解后可停药;④山莨菪注射液 10 mg 肌内注射或静脉滴注,症状未完全消失 30～60 分钟后可重复注射 1 次。注意:青光眼患者忌用抗胆碱能药,因该药有扩大瞳孔增高眼压之患。

抗组胺药及其各种合成剂:此类药物对前庭神经元有抑制作用,许多镇静和抗抑郁药物都被证明是抗组胺类药,它们是 H_1、H_2 受体阻断剂,H_1 受体阻断型抗组胺药尚有抗胆碱能作用,故有止吐功能。氟桂利嗪、桂利嗪、异丙嗪、苯海拉明、吩噻嗪等经典抗组胺剂,都有前庭镇静和止吐作用。临床常用药有以下 4 种。异丙嗪(非那根):眩晕发作时口服,能阻断平滑肌、毛细血管内皮、神经组织上的 H_1 受体,与组胺起竞争性拮抗作用,抗组胺作用强,兼有中枢镇静和抗胆碱作用,口服后迅速吸收 30～60 分血浓度达高峰,有效浓度维持 3～6 小时,大多在肝内代谢破坏,24 小时内主要肾脏排泄。不良反应有口干、嗜睡,静脉注射可使血压下降,成人每次 25 mg 口服每天 2 次,小儿可 12.5 mg 口服;针剂 25 mg 加入 100 mL 生理盐水中静脉滴注,因有刺激性不作皮下注射。地芬尼多(眩晕停):主要作用是缓解血管痉挛,在前庭系二级神经元(前庭神经核)上,阻断来自前庭终器的刺激,有轻度抗胆碱作用,减轻眩晕发作。通过抑制化学感受器,发挥止吐作用,控制眩晕有效率达 80%,眩晕消失后即停药。茶苯海明(晕海宁):属乙醇胺类 H_1 受体阻断剂,抗组胺作用强,尚有较强的中枢抑制和抗胆碱能作用。口服后易吸收,2～3 小时血液浓度达峰值,可维持 4～6 小时,代谢产物由尿中排出半衰期约 8 小时,眩晕发作时口服 50 mg,每天 3 次,不良反应有口干、嗜睡。晕动片:主要成分为抗胆碱药,每片含东莨菪碱 0.2 mg,巴比妥钠 0.03 mg,阿托品 0.15 mg。抗胆碱药能阻断胆碱能受体,使神经介质乙酰胆碱不能与受体结合而呈现与拟胆碱药相反的作用,可抑制腺体分泌,松弛胃肠道平滑肌,阻断骨骼肌运动终板内 N-胆碱能受体,使其松弛,对大脑皮层有镇静作用,治疗与预防眩晕有一定效果。不良反应有口干、嗜睡、扩瞳。青光眼患者禁用。

血管扩张剂:内耳微血管障碍是本病原因,故改善微循环,对控制眩晕、耳聋、耳鸣效果良好。

倍他司汀:其结构与磷酸组胺相似,商品名为倍他定,有毛细血管扩张作用,改善脑及内耳循环,可抑制组胺的负反馈调节,产生抗过敏作用,控制内耳性眩晕效果较好。口服:4～8 mg,每天 3 次,1 个月后可停药观察疗效;静脉用倍他司汀氯化钠液 500 mL,含倍他司汀 20 mg,10～15 天为 1 个疗程。不良反应有口干,胃不适,心悸,但很少发生。

氟桂利嗪:新型选择性钙通道阻滞剂,WHO 将其归入第四类钙通道阻滞剂,可阻滞缺氧条件下 Ca^{2+} 跨膜进入胞内,造成细胞死亡。保护脑及迷路血管内皮细胞完整性,减少血小板释放之 5-羟色胺及前列腺素对细胞破坏。另可抑制血管收缩降低血管阻力,降低血管通透性减轻膜迷路积水,增加耳蜗内辐射小动脉血流量,改善内耳微循环,对中枢及末梢性眩晕均有疗效,该药由肠道吸收,2～4 小时血浓度达峰值,血中 90% 药与血浆蛋白结合,主要代谢器官为肝脏,80% 经粪便排除。10 mg 口服,每天 1 次,持续服药 1 个月。

碳酸氢钠($NaHCO_3$):动物试验证明,中、小动脉痉挛时,静脉滴注 $NaHCO_3$ 后血管扩张,常用浓度有 4%～7%,7% 可按 2 mL/kg 给药;通常用 4%$NaHCO_3$ 200～400 mL 静脉滴注。用药机制为药物吸收后中和病变区的酸性代谢产物,释放 CO_2,局部 CO_2 分压增加,可扩张毛细血管,改善微循环;提高机体碱储备,促进营养过程正常化。

磷酸组胺:该药静脉注射前作皮试,观察无反应方可静脉滴注,皮试方法:1 mg 磷酸组胺稀释 10 倍,作皮丘试验,红晕不明显方可静脉滴注,1～2 mg 加入 5% 葡萄糖溶液 200 mL 中静脉滴注,每分钟 10～20 滴,至患者面部开始潮红为止,每天 1 次,7 次为 1 个疗程。滴注时须定期测心率及血压,皮肤微红、轻度瘙痒为适宜量,若皮肤明显发红、心慌、胸闷,应减量或停药。以后每周用组胺 1 mg 作皮下注射 1 次。

盐酸罂粟碱:对血管平滑肌有松弛作用,使脑血管阻力降低,用于脑血管痉挛及栓塞,能控制 MD 引起之眩晕,每次 30～60 mg 口服每天 3 次;皮下、肌肉及静脉注射量每次 30～60 mg,每天不宜超过 300 mg。

5%CO_2 混合氧吸入:CO_2 吸入使内耳微循环改善,还可影响血管纹中碳酸酐酶,将氢离子吸入蜗管,降低内淋巴 pH,可减轻症状,每次吸入 15 分钟,每天 3 次。

灯盏花黄酮注射剂:可使内耳微血管扩张,增加血流量降低外周血管阻力,5 mg/mL,用 12～20 mg 加入 5% 葡萄糖静脉滴注,每天 1 次,14 次为 1 个疗程,休息 7 天作第二疗程,病情轻可只作 1 个疗程。

降低血液黏稠度：①川芎嗪有抗血小板聚集作用，对已聚集血小板有解聚作用，抑制平滑肌痉挛，扩张小血管，改善微循环，能通过血-脑屏障，有抗血栓和溶血栓作用。口服 100 mg，每天 3 次；肌内注射 40～80 mg，每天 1～2 次，可静脉滴注 40～80 mg 加入 5％～10％葡萄糖 250～500 mg 中，每天 1 次，7～10 次为 1 个疗程；②复方丹参制剂能活血化瘀，具有扩张小血管、抑制凝血、促进组织修复作用，实验证明复方丹参针剂能增强缺氧耐受力，使脑及冠状动脉血流量增加，聚集的红细胞有不同程度解聚，降低血液黏稠度，减少纤维蛋白原含量。口服每次 3 片，每天 3 次；肌内注射 2 mL，每天 2 次；以本品 8～16 mL 加入右旋糖酐-40 或 5％葡萄糖液 100～500 mL 静脉滴注，每天 1 次，2 周为 1 个疗程。

利尿剂：病理证实 MD 病理改变为膜迷路积水，故可采用利尿剂脱水治疗。依他尼酸、呋塞米对内耳有损害，可引起感音神经性聋，不适用于治疗 MD。常用之利尿剂有以下 3 种。乙酰唑胺：为常用利尿剂，已有许多医师用其治疗 MD，为碳酸酐酶抑制剂，使肾小球 H^+ 与 Na^+ 交换减慢，水分排泄增快，消除内耳水肿。250 mg 口服，每天 1～2 次，早餐后服药疗效最高，服药后作用可持续 6～8 小时，急性发作疗效较好，长期服用，可同时用氯化钾缓释片 0.5 g 每天 3 次，连服 10 天，也可用 500 mg 乙酰唑胺加入 10％葡萄糖 250 mL 静脉滴注，每天 2 次。动物试验证明静脉注射乙酰唑胺后外淋巴渗透压明显降低，血清渗透压无改变。此药主要用于眩晕发作之急性发作期，不可长期应用。氢氯噻嗪（双氢克尿塞）：直接作用肾髓袢升支和远曲小管，抑制 Na^+ 的再吸收，促进氯化钠和水分排泄，也增加钾的排泄，口服 1 小时出现利尿作用，2 小时达高峰持续 12 小时；每天量 25～75 mg，每天 2～3 次，口服 1 周后停药或减量，长服此药可引起低血钾故应补钾，可同时服氯化钾缓释片 0.5 g，每天 3 次。50％甘油溶液：口服 50～60 mL 每天 2 次，连续服用 7 天，能增加外淋巴渗透压，以减轻膜迷路积水，为减轻甘油对胃肠刺激可加入少许橙汁或柠檬汁调味。

其他辅助治疗：①右旋糖酐-40 能降低血液黏稠度，防止凝血，本品输入血管内，能吸附在损伤的血管内膜、红细胞、血小板表面，改变其表面负电荷，根据"同性相斥"原理，防止血小板向血管壁贴附，红细胞相斥不易凝聚，阻止血栓形成，能提高血浆胶体渗透压，其平均分子量约 4 万的多糖体，因分子量较小使组织液进入血管，增加血容量，降低血液黏稠度，有血液稀释作用，在体内停留时间较短，易从尿中排出，有渗透性利尿作用，还可改善耳蜗微循环。用于眩晕早期有一定疗效，250～500 mL/d 静脉滴注，10～14 次为 1 个疗程。③三磷腺苷及代谢产物腺苷，可直接使血管平滑肌舒张，降低血压，参与体内脂肪、蛋白、糖核苷酸代谢,并在体内释放能量,供细胞利用。10～20 mg 肌内注射或加入右旋糖酐-40 静脉滴注每天 1 次,1～2 周为 1 个疗程。③类固醇治疗,若拟诊与自身免疫或变态反应因素有关的 MD,可口服或静脉滴注类固醇,如地塞米松片 0.75 mg 口服每天 3 次,1 周后递减;或地塞米松 5～10 mg 静脉滴注,3 天后可递减。Ariyasu(1990)观察 20 例前庭性眩晕患者,10 例服类固醇,10 例服安慰剂,服类固醇组,9 例明显减轻,安慰剂组仅 3 例缓解,7 例改服类固醇后 6 例缓解,证明类固醇有减轻内淋巴积水作用,其疗效明显优于安慰组。

(2)间歇期的治疗:若无症状无须任何治疗,有平衡障碍、耳聋、耳鸣者,可根据症状特点进行相应治疗,目的是防止眩晕发作及听力进一步下降。

防止眩晕急性发作:生活规律,减少精神、情绪刺激,低盐饮食,每天限定盐在 1.5 g 以下,建议患者避免 CATS(咖啡、酒、烟和紧张),可防止眩晕发作。对耳聋、耳鸣等耳蜗症状的治疗常选用神经营养剂及血管扩张剂,改善内耳微循环,当拟诊内淋巴高压者可加服利尿剂可以按上述方法进行。

(3)氨基糖苷类抗生素(AmAn)在 MD 的应用:半个世纪以来 MD 内外科治疗不尽如人意,为了寻找疗效佳操作简单方法,现纷纷利用 AmAn 的不良反应破坏前庭终器,消除顽固眩晕之目的。Fowler(1948)首先肌内注射链霉素治疗双侧 MD;Schuknecht(1957)改用该药鼓室内注射治疗单侧致残性梅尼埃病,Beck(1978)改用庆大霉素鼓室内注射取得良好效果;此种方法简单、安全、创伤小,可在门诊进行,是控制眩晕较好的治疗方法。现统称为"化学性迷路切除术",庆大霉素治疗的另一优点是多数患者感耳鸣减轻。

治疗机制:Kimura(1988)认为庆大霉素能同时损害前庭和耳蜗毛细胞,对前庭的损害重于耳蜗,从生物性质看,庆大霉素含氨基和胍基带正电荷,与带负电荷的前庭毛细胞相吸,与带正电的耳蜗毛细胞相斥,即对前庭毛细胞有亲和力易受损害。Hayashida(1985)认为Ⅰ型前庭毛细胞是庆大霉素靶细胞,该细胞受损后不向中枢传递病理性兴奋,达到消除眩晕目的;Pender 认为庆大霉素除破坏毛细胞外,还损害前庭系暗细胞分泌功能,且暗细胞破坏发生在毛细胞之前,鼓室注射庆大霉素经过圆窗膜、前庭窗环韧带、微小血管淋巴管、中耳及内耳间骨缝进入外淋巴液,再渗透到内淋巴及毛细胞,历时 48～72 小时,而内淋巴液及毛细胞向外排泄药物很缓慢,很少剂量就足以破坏前庭功能。

治疗方法:AmAn 药物中,庆大霉素较链霉素安全系数大,即有较大治疗窗,治疗量与中毒量差别较大,该药 1964 年问世,以其良好的危险/疗效比而成为主要的 AmAn 类药,耳聋的出现率低于链霉素,又因本身就是水剂,注射入中耳腔疼痛轻等优点,现多数采用庆大霉素鼓室注射。它是一种酸性药物 pH 为 5,使用前用碳酸氢钠中和,配制方法为 $4×10^4$ 相当于 40 mg/mL 庆大霉素加入 5% 碳酸氢钠 0.5 mL 缓冲至 1.5 mL,安瓿庆大霉素终末浓度为 30 mg/mL,pH 为 6.8。患者取仰卧位,头向健侧转 15°,在手术显微镜下,表麻鼓膜后下或前下象限,用细腰穿针将配制好的庆大霉素溶液注射入鼓室内 0.3~0.5 mL,尽可能保证液平面超过圆窗和前庭窗,保持头位 30~60 分钟,治疗过程中告诫患者避免吞咽动作。一般分为急性与慢性两种给药模式,急性给药为每天鼓室注射 1 次,连续 3~5 次为 1 个疗程。为保存听力 Toth 和 parnes 提出慢性给药法,每周注射 1 次可减少听力损害,2~4 周后若出现振动性幻觉、眩晕、共济失调、眼震、耳聋、耳鸣等症状之一则停药。Guaranta 及 Lon grid(2000)提出小剂量给药法,庆大霉素为 20 mg/mL,治疗前及治疗后 1~3 个月每月进行听及前庭功能检查,治疗结果按 1995 年制订标准评价。Blakley(1997)综合 11 篇公开发表关于鼓室注射庆大霉素的文章,认为眩晕控制率达 90%,高于内淋巴囊手术,听力损失率约 30%。

化学性迷路切除术的适应证、禁忌证及并发症。

适应证:①MD 正规药物治疗及低盐饮食 6 个月仍频繁发作眩晕,纯音测听言语频率下降>60 dB,对侧为正常耳者;②接受手术治疗包括内淋引流术、前庭神经切断术后仍残留眩晕症状,可用庆大霉素鼓室注射作为补救性治疗;③药物保守治疗未能奏效,因全身情况不能耐受手术者;④MD 后期,源于耳石器兴奋,产生 Tumarkin 耳石危象,发作猝倒者。

禁忌证:①双侧 MD 以保守治疗为主;②老年患者,Odkivist(1997)认为超过 70 岁者,外周前庭功能损伤后很难代偿,易引起慢性前庭功能低下。若眩晕发作频繁,易倾倒,对患者生命有威胁,亦可小剂量,长间隔庆大霉素鼓室注射,故年老属相对禁忌证;③患耳进行客观检查:对冷热无反应者列为相对禁忌证;④外耳道有炎症存在,待治愈后再进行鼓室庆大霉素注射。

并发症:①听力下降是最主要的并发症,Murofushi(1997)认为都有不同程度听力下降,一般为轻、中度,很少严重听力损害;②耳膜穿孔,各家报道的鼓膜穿孔不一,若仅鼓膜注射不作切口或置管,可降低穿孔率;③慢性前庭功能低下,有的患者出现共济失调和振动幻觉,靠中枢及健侧代偿,2~4 周后症状可消失,长期平衡功能障碍者可行前庭习服治疗;④急性前庭功能低下,在治疗过程中出现眩晕、恶心、呕吐、失衡等症状,一般在末次注射后 2~10 天内发生,停止注射后症状可消失;⑤眩晕症状加重或消失后又复发。化学性迷路切除是近年来采用较多的治疗方法,亟待解决问题是如何保存听力及停药指征。

(二)良性阵发性位置性眩晕

良性阵发性位置性眩晕(benign paroxysmal positional vertigo,BPPV),是指某一特定头位诱发的短暂性眩晕。Dix 和 Hallpike(1952)首先描述了 BPPV 的特征,包括典型病史及临界头位试验方法,向患侧卧出现旋转性眼震,直立头位时有反向眼震。多见于中年患者。本病为自限性疾病,大多于数天至数月后渐愈,故称之为"良性",但亦有长期不愈,超出 3 个月者称为顽固性位置性眩晕。本病常为特发性,但也可继发于其他疾病,如头部外伤、病毒性迷路炎、镫骨手术或化脓性中耳炎及内耳供血不足等。Froehling(1991)报道 BPPV 发病率,每年 64/100 000,临床很常见,约占眩晕患者的 1/3。

1.病因

病因不详,原发或持发占 50%～70%,也可继发于其他疾病

(1)外伤:轻度头颅外伤后如挥鞭样损伤可诱发本病,镫骨手术后亦可有耳石脱落进入半规管,诱发体位性眩晕。

(2)耳部疾病:中耳乳突感染如病毒性迷路炎、化脓性中耳炎,MD 缓解期,外淋巴瘘等。

(3)内耳供血不足:因动脉硬化、高血压致内耳供血不足,囊斑之胶质膜变薄,耳石脱落进入半规管;老年迷路发生退行性变时,椭圆囊斑之耳石进入半规管常沉积于后半规管壶腹嵴处,若找不出原因则称特发性 BPPV。

2.发病机制

特发性 BPPV 发病有多种学说,多数倾向 Schuknecht(1969)提出的嵴顶结石症和 Hall(1979)提出的管结石症学说,头位改变时重力作用于耳石牵引壶腹嵴而产生眩晕和眼震。

半规管及嵴顶上存在的物质是耳石还是其他物质尚有不同看法。Welling(1997)及 Parnes(1992)在进行后半规管阻塞时,发现管中飘浮颗粒是嗜碱性的,认为是移位的耳石;Mariarty(1992)观察 566 例颞骨切片,22%嵴顶有嗜碱性颗粒沉积,后半规管较外、上半规管多见,认为其除耳石外,可能还有细胞碎片、迷路微小出血发展为碎片,其中白细胞、吞噬细胞聚积于半规管可形成与移位耳石相同作用。

3.临床表现及诊断

(1)后半规管性 BPPV:发病突然,通常发生于在床上头部突然向一侧活动或作伸颈动作时出现眩晕和眼震,改变头位后眩晕可减轻或消失。在坐位迅速

改变至激发头位时,3～6秒潜伏期后出现旋转性眼震,易疲劳,病程可为数小时或数天,可伴恶心、呕吐,但一般无听力障碍、耳鸣等症状,无中枢神经症状及体征,缓解期可无任何不适。

(2)水平半规管性 BPPV:眩晕发作亦较短暂,常在床上向患侧翻身时发作眩晕及眼震,垂直运动如抬头或弯腰后不引起眩晕。与后半规管性眼震相比,其潜伏期稍短,2～3秒,持续时间则可能略长。眼震与头转动方向一致,称为向地性变位水平性眼震,而少部分眼震向健侧,即背离地面,称为向天性变位水平性眼震。

4.治疗

虽多数学者认为 BPPV 是自限性疾病,自愈率很高,但自愈时间可达数月或数年,严重者丧失工作能力,应尽早查出患病原因,对原发病进行病因及对症治疗。

(1)药物治疗。改善内耳微循环常用药:都可喜(甲磺酸阿米三嗪＋萝巴新)能增加动脉血氧分压及血氧饱和度,1片,每天 2 次,服 1 个月后可停药观察;银杏叶制剂为自由基清除剂,血小板活化因子抑制剂,故可抑制血管壁通透性,抑制血小板聚集,可防止脑组织细胞破坏,增加缺血组织血流量,降低血液黏稠度,银可络、金纳多 40～80 mg,每天 3 次,服 1 个月后停药观察,根据眩晕情况决定是否继续服药,最长不超过 2 个月;倍他司汀为组胺类药,可抑制前庭神经核的多突触神经元活动,使血管扩张,改善脑及内耳微循环,且可减少膜迷路之内淋巴量,对控制眩晕效果较好,用量为 6～12 mg,口服每天 3 次,一般口服 1～2 个月为 1 个疗程。抗眩晕药及抗胆碱能药:可抑制前庭神经减轻眩晕及恶心呕吐等伴发自主神经症状。同 MD 治疗中所述。

(2)耳石症体位治疗:患者闭目坐立,向一侧卧至枕部接触检查床,保持该位置直至眩晕消失后坐起,30 秒后再向另一侧侧卧,两侧交替进行直至眩晕症状消失。此法可由患者自己每 3 小时进行 1 次,患者的症状多在 1～2 天内减轻,通常于 7～14 天内消失。此法系依据嵴顶结石症学说而提出,体位变换的机械力有助于分散、溶解半规管嵴顶处的微粒,使半规管耳石复位,从而加快恢复。

(3)前庭习服治疗:通过前庭体操增强前庭系对抗眩晕的耐力,常用 Cawthore 前庭训练操,疗效可达 80％以上。

(三)前庭神经炎或前庭神经元炎

前庭神经炎又称前庭神经元炎。首先由 Ruttin(1909)报道,为突然眩晕发作而无耳蜗及其他神经系统症状的疾病。Nylen(1924)称此病为前庭神经炎。

Dix 及 Hallpike(1952)总结本病临床表现后改名为前庭神经元炎。直到 1981 年 Schuknecht 对 4 名患者进行组织病理学研究,发现前庭神经和外周感受器同时受损,又定名为前庭神经炎,目前两种命名均被沿用。

(1)发病机制:前庭神经炎的病因现仍不够明确,可能与病毒感染或病灶感染性疾病有关,80％患者发病时有上感、扁桃体炎、鼻旁窦炎史,亦有学者认为与血管因素有关,前庭神经小动脉的循环紊乱可能为本病的另一病因。Magnusson(1993)对 24 例符合本病患者的观察结果,发现其中 6 例有小脑动脉梗死,故考虑血管因素亦可能为本病的病因。Matsuo(1989)认为身体其他部位病毒感染后,血-脑屏障受损,病毒直接侵犯前庭神经或神经节而使其受损;或病毒感染后的免疫性神经损害。

(2)临床表现:前庭神经炎多发于中年人,无性别差异多见于单侧。表现为突发性眩晕及平衡失调,多为摇摆不稳感,偶有旋转性眩晕,常伴有恶心,呕吐。向健侧自发性眼震,患侧半规管功能低下。通常持续数天后逐渐减轻,3～4 周后转为位置性眩晕,6 个月后症状全消失。诊断本病需除外 MD 及中枢性眩晕。

(3)治疗:发作时可服用或注射前庭神经抑制剂,如地西泮、地芬尼多等;自主神经症状重者服用抗胆碱能制剂东莨菪碱等,同时用血管扩张剂、神经营养剂,用法用量同 MD 治疗所述。拟诊前庭神经炎者,可用抗病毒制剂,吗啉胍(病毒灵)抗病毒谱较广,100 mg 或 200 mg,口服,每天 3 次,至病毒感染症状消除;阿昔洛伟(ACV)对 5 种疱疹病毒有选择性抑制作用,对细胞毒性小,适用于单纯疱疹病毒感染、带状疱疹、EB 病毒感染。口服或静脉滴注均可达抑制病毒的复制,静脉注射后可分布于肾、脑、皮肤、心、肺,大部分以原形从肾排泄。静脉滴注 5～20 mg/kg,每天 3 次,5～10 天为 1 个疗程;口服 200～600 mg,每天4～6 次,7 天为 1 个疗程。静脉滴注过快,或量过大可引起肾功能损伤,故对肾功能不全、老年人、婴幼儿及孕妇慎用。恢复期可进行前庭功能训练。

(4)预后:以往认为本病预后良好,3～6 个月不治可自愈,但 Takeda(1995)曾对 10 例发病后两年有半规管麻痹患者进行随诊,4 例恢复,6 例持续位置性眩晕。Okinaka(1993)对 60 例患者随访 8 周～18 年,发现起病后 1 个月仍有漂浮感者占 70％,随时间推移百分比下降,1 年后为 51％,3 年后仍有者占 33％,5 年后占 27％,10 年后仍残留有主观症状者 2 人。患者年龄越小,恢复越快、越完全。

(四)颈源性眩晕

本病也称 Barre-Lieou 综合征。Barre(1926)、Lieou(1928)首先报告颈椎关

节病变可引起眩晕，Gray(1956)报告颈椎病、肌肉韧带损伤可引起眩晕。眩晕患者有颈椎病者，并非皆为颈源性眩晕，其发病率各家报道不一，20％～50％。当头突然转动或处于一定头位可诱发出短暂眩晕，数秒至数十分钟不等，常为旋转性眩晕，可伴或不伴耳聋、耳鸣。

1.发病机制

Biesinger 提出颈源性眩晕的机制如下。

(1)颈交感神经受刺激：颈关节病可刺激交感神经，使内耳动脉痉挛，可引起眩晕、头痛、耳鸣，切断交感神经可消除眩晕。

(2)颈椎骨质损害：如颈椎退行性改变，骨质增生横突孔压迫椎动脉，炎症、外伤使颈椎节段出现异常活动，称颈椎节段性不稳。Hensinger(1991)提出寰枢关节不稳随年龄增长而加重，是产生颈源性眩晕的重要因素。颈部软组织病变，如颈肌损伤、风湿性颈肌炎、椎间盘突出，使有关肌群痉挛，压迫血管或导致相应关节段不稳。

(3)椎动脉本身病变：动脉粥样硬化性狭窄、畸形等，症状更易发生。

(4)神经反射机制：颈椎 1～3 节段本体觉功能紊乱，向前庭神经脊髓核发出异常冲动，而诱发眩晕。

2.临床表现及检查

(1)眩晕的形式：可为运动错觉性眩晕，发病年龄多在 40 岁以上，也可为头昏、晃动、站立不稳、沉浮感等多种感觉，亦可有两种以上的眩晕感同时存在。眩晕反复发作，其发生与头部突然转动有明显关系。一般发作时间短暂，数秒至数分钟不等，亦有持续时间较长者。部分患者有自发性和位置性眼震，为水平型或水平旋转型。出现率高达 90％以上，多数呈反复发作性且和头颈活动关系密切。有 50％以上伴耳鸣，约 1/3 病例有渐进性耳聋。部分病例有自发及位置性眼震。

(2)头痛：出现率 60％～80％，呈发作性跳痛，多局限于项枕部，重者伴以恶心呕吐、出汗、流涎等自主神经症状，易误诊为偏头痛。

(3)视觉症状：可有视觉先兆，眼前一过性黑矇或闪光，40％病例可有视力减退、复视、一过性视野缺损及不成形幻视。

(4)颈神经根症：约 30％病例可有颈神经根压迫症状，上肢串行性麻木或感觉异常，无力持物不自主坠落，枕小或耳大神经压痛；部分病例有颈部活动受限，晨起颈项痛。

(5)意识障碍：发作性意识障碍占 25％～30％，常于头颈转动时突发；可伴肢体张力低下、口周麻木、耳鸣、眼前火花、猝倒发作；意识障碍可持续 10～15 分钟，但少数病例可达 2～3 小时。

检查：①颈部触诊可发现棘突、横突、棘旁项肌、枕外隆凸下方，肩胛上区有压痛、僵硬感。个别患者在按压某一部位时可出现眩晕及眼震或扣诊颈部时眩晕明显减轻。②颈扭曲试验可呈阳性，但应再作位置试验以排除耳石器病变及良性位置性眼震。有严重颈椎病者应慎用或禁用此法。③其他的激发性眼震电图检查可无异常，或出现头位性眼震，少数可有冷热试验增强。④颈椎 X 线检查有助于了解颈椎病变。⑤超声多普勒颈椎血流检查，可有血管受压、血流减少征象。⑥脑血管数字减影或磁共振血管造影（MRA），可清楚观察颈、椎-基底动脉及其分支的走行及血管粗细改变。

3.诊断

眩晕与颈部运动有关，表现出椎-基底动脉供血不全的症状，前庭功能检查、X 线检查及超声多普勒检查有异常表现，并排除引起眩晕的其他疾病。

4.治疗

（1）病因治疗主要以颈椎的外科治疗为主，包括颈石膏固定，颈牵引，必要时手术治疗。

（2）理疗、普鲁卡因椎旁注射、按摩等。

（3）嘱患者避免诱发眩晕的头位，进行适当的体育锻炼。睡眠时枕头不能过高或过低，且应使肩上部也着枕。

（4）可适当使用抗眩晕药及钙通道阻滞剂或血管扩张剂，维生素类等药物治疗。

（五）血管性眩晕

血管性眩晕是老年人常见疾病，指前庭系统（核或终器）血液灌注不足而引发眩晕，供血情况取决于血管状态、血液成分及血液灌注压三因素。内耳及前庭神经主要由椎-基底动脉（VBA）供血，常见疾病有：①内听动脉综合征，又称迷路卒中，发病可能有情绪因素，表现为突发严重眩晕、恶心、呕吐，10～20 天后表现为位置性眩晕，伴或不伴耳聋或耳鸣，检查有自发性眼震及平衡障碍。②椎-基底动脉短暂缺血性眩晕（VBTIV）是眩晕门诊中最常见疾病，Caplan(1981)称为椎-基底动脉供血不足（VBI），Millikam(1955)已清楚将 VBI 定为"无梗死的短暂的脑血液减少所致短暂的不能满足脑代谢所需血运的结果"。1990 年 Toole 才将 VBTIA 与脑血管疾病分开成单独疾病，其原因可能是单一的也可能是多方面的，微栓子致动脉栓塞，血流动力学改变；当侧支循环健全时能维持脑局部供血,一时性血压下降,心排血量减少等血流动力学改变,造成脑灌注不足,体位改变时可突然出现眩晕。

1.临床表现

与受累部位、血流量减少程度、个体耐受能力有关。

(1)眩晕与平衡障碍为常见症状,且可长时间内为唯一症状,孤立症状出现率为 10%～62%,作为首发症状约 48%,常于 2～5 分钟内达高峰,持续 30 分钟至数小时。

(2)视觉障碍:视力模糊、水平或垂直复视、黑矇、眼前闪光样发作。

(3)肢体麻木、构音困难(口吃)。

(4)经颅多普勒(TCD)可了解脑血流情况,单光子发射断层扫描(SPECT)测定脑局部血流量,敏感度为 88%。

(5)脑 CT 及 MRI,常显示有腔隙性梗死。根据临床症状及客观检查在排除其他疾病基础上,诊断本病。

2.治疗

(1)治疗原发病:如高血压、糖尿病、高脂血症、心脑综合征等应积极处理。

(2)钙通道阻滞剂:常用药物尼莫地平,口服 20～40 mg,每天 3 次。可选择性阻断病理状态下细胞膜的钙通道,减少平滑肌痉挛,增加脑血管血流量,服 2～3 周后停药观察。

(3)抗血小板聚集剂:病理状态下血小板可相互黏着,聚集形成微栓。

阿司匹林:对血小板凝聚有强大抑制作用,抑制血小板的前列腺素合成酶,减少血小板凝聚,阻止血栓形成,75 mg,口服,每天 1 次。以肠溶片为佳,减少胃黏膜刺激症状,在长期应用治疗期间注意观察脑及内脏出血情况。

双嘧达莫(潘生丁):可抑制磷酸二酯酶,以阻止环磷酸腺苷(cAMP)的降解,抑制肾上腺素、低浓度凝血酶诱导的血小板凝聚,防止血栓形成。25 mg,口服,每天 3 次,长期服用,可和阿司匹林合用。

阿司匹林和双嘧达莫(潘生丁)缓释剂(阿司潘)的联合应用比单独使用其中一种药物的预防效果更好,且不增加出血等不良反应。常用量为 0.125 mg,口服,每天 2 次服用。

(4)改善脑组织代谢剂。

甲磺酸阿米三嗪＋萝巴新(都可喜)可增加脑组织血氧含量及血氧饱和度,可再建有氧代谢。常用量 1 片,口服,每天 2 次。

复方麦角异碱口服溶液(活血素)是二氢麦角隐亭与咖啡因的合剂,可同时

阻断肾上腺素 α_1 和 α_2 受体,改善微循环增加脑血流量,促进脑组织对葡萄糖的摄取,防止血小板及红细胞聚集,口服吸收快半小时达第一高峰,血浆半衰期长达 7.56～18.00 小时。2～4 mL,饭前或饭后口服,每天 2 次,据临床观察有效率达 80%～90%,不良反应有消化道不适、头痛等。本药应用方便、安全,对心功能不全慎用静脉滴注者尤为适用。服用 15～30 天后可停药观察。

　　巴曲酶注射液(东菱迪芙)是单一成分巴曲酶,不含任何可能有药理作用的杂质。其作用有以下几种。①系统调节凝血-纤溶两大系统的失衡:迅速分解纤维蛋白原,降低血纤维蛋白原浓度,抑制血栓形成,迅速诱发组织纤溶酶原激活剂的释放,增加纤溶系统活性,促进血栓溶解,对其他凝血因子及血小板数无影响。②显著改善血液流变学诸因素:降低全血黏度,抑制红细胞的聚集,增强红细胞的变形能力,降低灌注状态下的血管压力(如脑、心及耳蜗的),显著改善微循环。③抑制缺血和缺血再灌注导致的系列细胞损伤:保护神经细胞(减少死亡及凋亡)及其他脏器细胞减少死亡以及血管内皮细胞(减少梗死后的出血发生率)。实验证实:通过降低缺血及缺血再灌注后自由基、兴奋性氨基酸和神经源性一氧化氮(NO)及内皮素的生成,降低乳酸及减轻水肿,增加成纤维细胞生长因子的生成起到神经细胞的保护及修复作用。还通过封闭白细胞表面的 CD11a/CD18,CD11b/CD18 黏附分子显著增加缺血脑组织的血流量,起到神经保护作用,降低红细胞与血管内皮细胞的黏附。也通过改善红细胞的变形能力,降低红细胞的聚集力,降低血浆纤维蛋白原浓度,使红细胞与内皮细胞黏附所需的连接作用减弱,并且抑制其表面黏附因子而实现其神经保护作用。用法及用量:5 BU 溶于 100～200 mL 的生理盐水,静脉点滴 1 小时以上,隔天 1 次,每次 5 BU,共 10 次为 1 个疗程。用药期间,观察血纤维蛋白原,如有出血倾向应立即停药,一般很安全。

第三节 发 热

一、概述

　　正常人体的体温在体温调节中枢的控制下,人体的产热和散热处于动态平衡之中,维持人体的体温在相对恒定的范围之内,腋窝下所测的体温为 36～

37 ℃;口腔中舌下所测的体温为36.3～37.2 ℃;肛门内所测的体温为36.50～37.7 ℃。在生理状态下,不同的个体、不同的时间和不同的环境,人体体温会有所不同。①不同个体间的体温有差异:儿童由于代谢率较高,体温可比成年人高;老年人代谢率低,体温比成年人低。②同一个体体温在不同时间有差异:正常情况下,人体体温在早晨较低,下午较高;妇女体温在排卵期和妊娠期较高,月经期较低。③不同环境下的体温亦有差异:运动、进餐、情绪激动和高温环境下工作时体温较高,低温环境下工作时体温较低。在病理状态下,人体产热增多,散热减少,体温超过正常时,就称为发热。发热持续时间在 2 周以内为急性发热,超过 2 周为慢性发热。

(一)病因

引起发热的病因很多,按有无病原体侵入人体分为感染性发热和非感染性发热 2 大类。

1.感染性发热

各种病原体侵入人体后引起的发热称为感染性发热。引起感染性发热的病原体有细菌、病毒、支原体、立克次体、真菌、螺旋体及寄生虫。病原体侵入机体后可引起相应的疾病,不论急性还是慢性、局限性还是全身性均可引起发热。病原体及其代谢产物或炎性渗出物等外源性致热原,在体内作用致热原细胞如中性粒细胞、单核细胞及巨噬细胞等,使其产生并释放白细胞介素-1、干扰素、肿瘤坏死因子和炎症蛋白-1 等而引起发热。感染性发热占发热病因的 50％～60％。

2.非感染性发热

由病原体以外的其他病因引起的发热称为非感染性发热。常见于以下原因。

(1)吸收热:由于组织坏死,组织蛋白分解和坏死组织吸收引起的发热称为吸收热。①物理和机械因素损伤:大面积烧伤、内脏出血、创伤、大手术后,骨折和热射病等。②血液系统疾病:白血病、恶性淋巴瘤、恶性组织细胞病、骨髓增生异常综合征、多发性骨髓瘤、急性溶血和血型不合输血等。③肿瘤性疾病:各种恶性肿瘤。④血栓栓塞性疾病:静脉血栓形成,如静脉、股静脉和髓静脉血栓形成。动脉血栓形成,如心肌梗死、脑动脉栓塞、肠系膜动脉栓塞和四肢动脉栓塞等。微循环血栓形成,如溶血性尿毒综合征和血栓性血小板减少性紫癜。

(2)变态反应性发热:变态反应产生时形成外源性致热原抗原抗体复合物,激活了致热原细胞,使其产生并释放白细胞介素-1、干扰素、肿瘤坏死因子和炎症蛋白-1 等引起的发热。如风湿热、药物热、血清病和结缔组织病等。

（3）中枢性发热：有些致热因素不通过内源性致热原而直接损害体温调节中枢，使体温调定点上移后发出调节冲动，造成产热大于散热，体温升高，称为中枢性发热。①物理因素：如中暑等。②化学因素：如重度安眠药中毒等。③机械因素：如颅内出血和颅内肿瘤细胞浸润等。④功能性因素：如自主神经功能紊乱和感染后低热。

（4）其他：如甲状腺功能亢进，脱水等。

发热都是由于致热因素的作用使人体产生的热量超过散发的热量，引起体温升高超过正常范围。

（二）发生机制

1.外源性致热原的摄入

各种致病的微生物或它们的毒素、抗原抗体复合物、淋巴因子、某些致炎物质（如尿酸盐结晶和硅酸盐结晶）、某些类固醇、肽聚糖和多核苷酸等外源性致热原多数是大分子物质，侵入人体后不能通过血-脑屏障作用于体温调节中枢，但可通过激活血液中的致热原细胞产生白细胞介素-1 等。白细胞介素-1 等的产生：在各种外源性致热原侵入人体内后，能激活血液中的中性粒细胞，单核-巨噬细胞和嗜酸性粒细胞等，产生白细胞介素-1，干扰素、肿瘤坏死因子和炎症蛋白-1。其中研究最多的是白细胞介素-1。

2.白细胞介素-1 的作用部位

（1）脑组织：白细胞介素-1 可能通过下丘脑终板血管器（此处血管为有孔毛细血管）的毛细血管进入脑组织。

（2）POAH 神经元：白细胞介素-1 亦有可能通过下丘脑终板血管器毛细血管到达血管外间隙（即血脑屏腌外侧）的 POAH 神经元。

3.发热的产生

白细胞介素-1 作用于 POAH 神经元或在脑组织内再通过中枢介质引起体温调定点上移，体温调节中枢再对体温重新调节，发出调节命令，一方面可能通过垂体内分泌系统使代谢增加和域通过运动神经系统使骨骼肌阵缩（即寒战），引起产热增加；另一方面通过交感神经系统使皮肤血管和立毛肌收缩，排汗停止，散热减少。这几方面作用使人体产生的热量超过散发的热量，体温升高，引起发热，一直达到体温调定点的新的平衡点。

二、发热的诊断

(一)发热的程度诊断

(1)低热:人体的体温超过正常,但低于 38 ℃。

(2)中度热:人体的体温为 38.1~39 ℃。

(3)高热:人体的体温为 39.1~41 ℃。

(4)过高热:人体的体温超过 41 ℃。

(二)发热的分期诊断

1.体温上升期

此期为白细胞介素-1 作用于 POAH 神经元或在脑组织内再通过中枢介质引起体温调定点上移,体温调节中枢对体温重新调节,发出调节命令,可通过代谢增加,骨骼肌阵缩(寒战),使产热增加;皮肤血管和立毛肌收缩,使散热减少。因此产热超过散热使体温升高。体温升高的方式有骤升和缓升两种。

(1)骤升型:人体的体温在数小时内达到高热或以上,常伴有寒战。

(2)缓升型:人体的体温逐渐上升在几天内达高峰。

2.高热期

此期为人体的体温达到高峰后的时期,体温调定点已达到新的平衡。

3.体温下降期

此期由于病因已被清除,体温调定点逐渐降到正常,散热超过产热,体温逐渐恢复正常。与体温升高的方式相对应的有 2 种体温降低的方式。

(1)骤降型:人体的体温在数小时内降到正常,常伴有大汗。

(2)缓降型:人体的体温在几天内逐渐下降到正常。体温骤升和骤降的发热常见疟疾、大叶性肺炎、急性肾盂肾炎和输液反应。体温缓升缓降的发热常见于伤寒和结核。

(三)发热的分类诊断

1.急性发热

发热的时间在两周以内为急性发热。

2.慢性发热

发热的时间超过两周为慢性发热。

(四)发热的热型诊断

把不同时间测得的体温数值分别记录在体温单上,将不同时间测得的体温数值按顺序连接起来,形成体温曲线,这些曲线的形态称热型。

1.稽留热

人体的体温维持在高热和以上水平达几天或几周。常见大叶性肺炎和伤寒高热期。

2.弛张热

人体的体温在一天内都在正常水平以上,但波动范围在 2 ℃以上。常见化脓性感染,风湿热,败血症等。

3.间歇热

人体的体温骤升到高峰后维持几小时,再迅速降到正常,无热的间歇时间持续一到数天,反复出现。常见于疟疾和急性肾盂肾炎等。

4.波状热

人体的体温缓升到高热后持续几天后,再缓降到正常,持续几天后再缓升到高热,反复多次。常见于布鲁杆菌病。

5.回归热

人体的体温骤升到高热后持续几天后,再骤降到正常,持续几天后在骤升到高热,反复数次。常见恶性淋巴瘤和部分恶性组织细胞病等。

6.不规则热

人体的体温可高可低,无规律性。常见于结核病,风湿热等。

三、发热的诊断方法

(一)详细询问病史

1.现病史

(1)起病情况和患病时间:发热的急骤和缓慢,发热持续时间。急性发热常见细菌、病毒、肺炎支原体、立克次体、真菌、螺旋体及寄生虫感染。其他有结缔组织病、急性白血病、药物热等。长期发热的原因,除中枢性原因外,还可包括以下四大类:①感染是长期发热最常见的原因,常见于伤寒、副伤寒、亚急性感染性心内膜炎、败血症、结核病、阿米巴肝病、黑热病、急性血吸虫病等。在各种感染中,结核病是主要原因之一,特别是某些肺外结核,如深部淋巴结结核、肝结核。②造血系统的新陈代谢率较高,有病理改变时易引起发热,如非白血性白血病、深部恶性淋巴瘤、恶性组织细胞病等。③结缔组织疾病如播散性红斑狼疮、结节性多动脉炎、风湿热等疾病,可成为长期发热的疾病。④恶性肿瘤增长迅速,当肿瘤组织崩溃或附加感染时则可引起长期发热,如肝癌、结肠癌等早期常易漏诊。

（2）病因和诱因：常见的有流行性感冒、其他病毒性上呼吸道感染、急性病毒性肝炎、流行性乙型脑炎、脊髓灰质炎、传染性单核细胞增多症、流行性出血热、森林脑炎、传染性淋巴细胞增多症、麻疹、风疹、流行性腮腺炎、水痘、肺炎支原体肺炎、肾盂肾炎、胸膜炎、心包炎、腹膜炎、血栓性静脉炎、丹毒、伤寒、副伤寒、亚急性感染性心内膜炎、败血症、结核病、阿米巴肝病、黑热病、急性血吸虫病、钩端螺旋体病、疟疾、阿米巴肝病、急性血吸虫病、丝虫病、旋毛虫病、风湿热。药热、血清病、系统性红斑狼疮、皮肌炎、结节性多动脉炎、急性胰腺炎、急性溶血、急性心肌梗死、脏器梗死或血栓形成，体腔积血或血肿形成，大面积烧伤，白血病、恶性淋巴瘤、癌、肉瘤、恶性组织细胞病、痛风发作、甲状腺危象、重度脱水、热射病、脑出血、白塞病、高温下工作等。

（3）伴随症状：有寒战、结膜充血、口唇疱疹、肝脾大、淋巴结肿大、出血、关节肿痛、皮疹和昏迷等。发热的伴随症状越多，越有利于诊断或鉴别诊断，所以应尽量询问和采集发热的全部伴随症状。寒战常见于大叶肺炎、败血症、急性胆囊炎、急性肾盂肾炎、流行性脑脊髓膜炎、疟疾、钩端螺旋体病、药物热、急性溶血或输血反应等。结膜充血多见于麻疹、咽结膜热、流行性出血热、斑疹伤寒、钩端螺旋体病等。口唇单纯疱疹多出现于急性发热性疾病，如大叶肺炎、流行性脑脊髓膜炎、间日疟、流行性感冒等。淋巴结肿大见于传染性单核细胞增多症、风疹、淋巴结结核、局灶性化脓性感染、丝虫病、白血病、淋巴瘤、转移癌等。

肝脾大常见于传染性单核细胞增多症、病毒性肝炎、肝及胆管感染、布鲁杆菌病、疟疾、结缔组织病、白血病、淋巴瘤及黑热病、急性血吸虫病等。出血可见于重症感染及某些急性传染病，如流行性出血热、病毒性肝炎、斑疹伤寒、败血症等。也可见于某些血液病，如急性白血病、重型再生障碍性贫血、恶性组织细胞病等。关节肿痛常见于败血症、猩红热、布鲁杆菌病、风湿热、结缔组织病、痛风等。皮疹常见于麻疹、猩红热、风疹、水痘、斑疹伤寒、风湿热、结缔组织病、药物热等。昏迷发生在发热之后者常见于流行性乙型脑炎、斑疹伤寒、流行性脑脊髓膜炎、中毒性菌痢、中暑等；昏迷发生在发热前者见于脑出血、巴比妥类中毒等。

2.既往史和个人史

如过去曾患的疾病、有无外伤、做过何种手术、预防接种史和过敏史等。个人经历：如居住地、职业、旅游史和接触感染史等。职业：如工种、劳动环境等。发病地区及季节，对传染病与寄生虫病特别重要。某些寄生虫病如血吸虫病、黑热病、丝虫病等有严格的地区性。斑疹伤寒、回归热、白喉、流行性脑脊髓膜炎等流行于冬春季节;伤寒、乙型脑炎、脊髓灰质炎则流行于夏秋;钩端螺旋体病的流行常见于夏收与秋收季节。麻疹、猩红热、伤寒等急性传染病病愈后常有较牢固的免疫力,第二次发病的可能性甚少。中毒型菌痢、食物中毒的患者发病前多有进食不洁饮食史;疟疾、病毒性肝炎可通过输血传染。阿米巴肝病可有慢性痢疾病史。

(二)仔细全面体检

(1)记录体温曲线:每天记录 4 次体温以此判断热型。

(2)细致、精确、规范、全面和有重点的体格检查。

(三)准确的实验室检查

1.常规检查

包括三大常规(即血常规、尿常规和大便常规)、血沉和肺部 X 线片。

2.细菌学检查

可根据病情取血、骨髓、尿、胆汁、大便和脓液进行培养。

(四)针对性的特殊检查

1.骨髓穿刺和骨髓活检

对血液系统的肿瘤和骨髓转移癌有诊断意义。

2.免疫学检查

免疫球蛋白电泳、类风湿因子、抗核抗体、抗双链 DNA 抗体等。

3.影像学检查

如超声波、电子计算机 X 线体层扫描(CT)和磁共振成像(MRI)下摄像仪检查。

4.淋巴结活检

对淋巴组织增生性疾病的确诊有诊断价值。

5.诊断性探查术

对经过以上检查仍不能诊断的腹腔内肿块可慎重采用。

四、鉴别诊断

(一)急性发热

急性发热指发热在 2 周以内者。病因主要是感染,其局部定位症状常出现在发热之后。准确的实验室检查和针对性的特殊检查对鉴别诊断有很大的价值。如果发热缺乏定位,白细胞计数不高或减低难以确定诊断的大多为病毒感染。

(二)慢性发热

1.长期发热

长期发热指中高度发热超过2周者。常见的病因有4类:感染、结缔组织疾病、肿瘤和恶性血液病。其中以感染多见。

(1)感染:常见的原因有伤寒、副伤寒、结核、败血症、肝脓肿、慢性胆囊炎、感染性心内膜炎、急性血吸虫病、传染性单核细胞增多症、黑热病等。

感染所致发热的特点:①常伴畏寒和寒战。②白细胞数>10×10⁹/L、中性粒细胞>80%、杆状核粒细胞>5%,常为非结核感染。③病原学和血清学的检查可获得阳性结果。④抗生素治疗有效。

(2)结缔组织疾病:常见的原因有系统性红斑狼疮、风湿热、皮肌炎、贝赫切特综合征、结节性多动脉炎等。

结缔组织疾病所致发热的特点:①多发于生育期的妇女。②多器官受累、表现多样。③血清中有高滴度的自身抗体。④抗生素治疗无效且易过敏。⑤水杨酸或肾上腺皮质激素治疗有效。

(3)肿瘤:常见各种恶性肿瘤和转移性肿瘤。肿瘤所致发热的特点:无寒战、抗生素治疗无效、伴进行性消瘦和贫血。

(4)恶性血液病:常见于恶性淋巴瘤和恶性组织细胞病。恶性血液病所致发热的特点:常伴于肝脾大、全血细胞计数减少和进行性衰竭,抗生素治疗无效。

2.慢性低热

慢性低热指低度发热超过3周者,常见的病因有器质性和功能性低热。

(1)器质性低热:①感染,常见的病因有结核、慢性泌尿系统感染、牙周脓肿、鼻旁窦炎、前列腺炎和盆腔炎等。注意进行有关的实验室检查和针对性的特殊检查对鉴别诊断有很大的价值。②非感染性发热,常见的病因有结缔组织疾病和甲亢,凭借自身抗体和毛发的检查有助于诊断。

(2)功能性低热:①感染后低热,急性传染病等引起高热在治愈后,由于体温调节中枢的功能未恢复正常,低热可持续数周,反复的体检和实验室检查未见异常。②自主神经功能紊乱,多见于年轻女性,一天内体温波动不超过0.5℃,体力活动后体温不升反降,常伴颜面潮红、心悸、手颤、失眠等。并排除其他原因引起的低热后才能诊断。

第四节 咳嗽与咳痰

咳嗽是一种保护性反射动作,借以将呼吸道的异物或分泌物排出。但长期、频繁、剧烈的咳嗽影响工作与休息,则失去其保护性意义,属于病理现象。咳痰是凭借咳嗽动作将呼吸道内病理性分泌物或渗出物排出口腔外的病态现象。

一、咳嗽常见病因

主要为呼吸道与胸膜疾病。

(一)呼吸道疾病

从鼻咽部到小支气管整个呼吸道黏膜受到刺激时均可引起咳嗽,而刺激效应以喉部杓状间腔和气管分叉部的黏膜最敏感。呼吸道各部位受到刺激性气体、烟雾、粉尘、异物、炎症、出血、肿瘤等刺激时均可引起咳嗽。

(二)胸膜疾病

胸膜炎、胸膜间皮瘤、胸膜受到损伤或刺激(如自发性或外伤性气胸、血胸、胸膜腔穿刺)等均可引起咳嗽。

(三)心血管疾病

如二尖瓣狭窄或其他原因所致左心功能不全引起的肺淤血与肺水肿,或因右心或体循环静脉栓子脱落引起肺栓塞时,肺泡及支气管内有漏出物或渗出物,刺激肺泡壁及支气管黏膜,出现咳嗽。

(四)胃食管反流病

胃反流物对食管黏膜的刺激和损伤,少数患者以咳嗽与哮喘为首发或主要症状。

(五)神经精神因素

呼吸系统以外器官的刺激经迷走、舌咽和三叉神经与皮肤的感觉神经纤维传入,经喉下、膈神经与脊神经分别传到咽、声门、膈等,引起咳嗽;神经官能症,如习惯性咳嗽、癔症等。

二、咳痰的常见病因

主要见于呼吸系统疾病。如急慢性支气管炎、支气管哮喘、支气管肺癌、支气管扩张、肺部感染（包括肺炎、肺脓肿等）、肺结核、过敏性肺炎等。另外，心功能不全所致肺淤血、肺水肿以及白血病、风湿热等所致的肺浸润等。

三、咳嗽的临床表现

为判断其临床意义，应注意详细了解下述内容。

(一)咳嗽的性质

咳嗽无痰或痰量甚少，称为干性咳嗽，常见于急性咽喉炎、支气管炎的初期、胸膜炎、轻症肺结核等。咳嗽伴有痰液时，称为湿性咳嗽，常见于肺炎、慢性支气管炎、支气管扩张、肺脓肿及空洞型肺结核等疾病。

(二)咳嗽出现的时间与规律

突然出现的发作性咳嗽，常见于吸入刺激性气体所致急性咽喉炎与气管-支气管炎、气管与支气管异物、百日咳、支气管内膜结核、气管或气管分叉部受压迫刺激等。长期慢性咳嗽，多见于呼吸道慢性病，如慢性支气管炎、支气管扩张、肺脓肿和肺结核等。

周期性咳嗽可见于慢性支气管炎或支气管扩张，且往往于清晨起床或夜晚卧下时（即体位改变时）咳嗽加剧；卧位咳嗽比较明显的可见于慢性左心功能不全；肺结核患者常有夜间咳嗽。

(三)咳嗽的音色

音色指咳嗽声音的性质和特点。

(1)咳嗽声音嘶哑：多见于喉炎、喉结核、喉癌和喉返神经麻痹等。

(2)金属音调咳嗽：见于纵隔肿瘤、主动脉瘤或支气管癌、淋巴瘤、结节病压迫气管等。

(3)阵发性连续剧咳伴有高调吸气回声（犬吠样咳嗽）：见于百日咳、会厌、喉部疾病和气管受压等。

(4)咳嗽无声或声音低微：可见于极度衰弱的患者或声带麻痹。

四、痰的性状及临床意义

痰的性质可分为黏液性、浆液性、脓性、黏液脓性、血性等。急性呼吸道炎症时痰量较少，多呈黏液性或黏液脓性；慢性阻塞性肺疾病时，多为黏液泡沫痰，当痰量增多且转为脓性，常提示急性加重；支气管扩张、肺脓肿、支气管胸膜瘘时痰量较多，清晨与晚睡前增多，且排痰与体位有关，痰量多时静置后出现分层现象：上层为泡沫、中层为浆液或浆液脓性、底层为坏死组织碎屑；肺炎链球菌肺炎可咳铁锈色痰;肺厌氧菌感染,脓痰有恶臭味;阿米巴性肺脓肿咳巧克力色痰;肺水肿为咳粉红色泡沫痰;肺结核、肺癌常咳血痰;黄绿色或翠绿色痰,提示铜绿假单胞菌(绿脓杆菌)感染;痰白黏稠、牵拉成丝难以咳出,提示有白色念珠菌感染。

五、咳嗽与咳痰的伴随症状

(1)咳嗽伴发热:见于呼吸道(上、下呼吸道)感染、胸膜炎、肺结核等。

(2)咳嗽伴胸痛:多见于肺炎、胸膜炎、自发性气胸、肺梗死和支气管肺癌。

(3)咳嗽伴呼吸困难:见于喉炎、喉水肿、喉肿瘤、支气管哮喘、重度慢性阻塞性肺疾病、重症肺炎和肺结核、大量胸腔积液、气胸、肺淤血、肺水肿、气管与支气管异物等。呼吸困难严重时引起动脉血氧分压降低(缺氧)出现发绀。

(4)咳嗽伴大量脓痰:见于支气管扩张症、肺脓肿、肺囊肿合并感染和支气管胸膜瘘等。

(5)咳嗽伴咯血:多见于肺结核、支气管扩张、支气管肺癌、二尖瓣狭窄、肺含铁血黄素沉着症、肺出血肾炎综合征等。

(6)慢性咳嗽伴杵状指(趾):主要见于支气管扩张、肺脓肿、支气管肺癌和脓胸等。

(7)咳嗽伴哮鸣音:见于支气管哮喘、慢性支气管炎喘息型、弥漫性支气管炎、心源性哮喘、气管与支气管异物、支气管肺癌引起气管与大气管不完全阻塞等。

(8)咳嗽伴剑突下烧灼感、反酸、饭后咳嗽明显:提示为胃-食管反流性咳嗽。

第五节　呼　吸　困　难

正常人平静呼吸时,其呼吸运动无须费力,也不易察觉。呼吸困难尚无公认的明确定义,通常是指伴随呼吸运动所出现的主观不适感,如感到空气不足、呼吸费劲等。体格检查时可见患者用力呼吸,辅助呼吸肌参加呼吸运动,如张口抬肩,并可出现呼吸频率、深度和节律的改变。严重呼吸困难时,可出现鼻翼翕动、发绀,患者被迫采取端坐位。许多疾病可引起呼吸困难,如呼吸系统疾病、心血管疾病、神经肌肉疾病、肾脏疾病、内分泌疾病(包括妊娠)、血液系统疾病、类风湿疾病以及精神情绪改变等。正常人运动量大时也会出现呼吸困难。

一、呼吸困难的临床类型

(一)肺源性呼吸困难

肺源性呼吸困难的两个主要原因是肺或胸壁顺应性降低引起的限制性缺陷和气流阻力增加引起的阻塞性缺陷。限制性呼吸困难的患者(如肺纤维化或胸廓变形)在休息时可无呼吸困难,但当活动使肺通气接近其最大受限的呼吸能力时,就有明显的呼吸困难。阻塞性呼吸困难的患者(如阻塞性肺气肿或哮喘),即使在休息时,也可因努力增加通气而致呼吸困难.且呼吸费力而缓慢,尤其是在呼气时。尽管详细询问呼吸困难感觉的特性和类型有助于鉴别限制性和阻塞性呼吸困难,然而这些肺功能缺陷常是混合的,呼吸困难可显示出混合和过渡的特征。体格检查和肺功能测定可补充得之于病史的详细信息。体格检查有助于显示某些限制性呼吸困难的原因(如胸腔积液、气胸),肺气肿和哮喘的体征有助于确定其基础的阻塞性肺病的性质和严重程度。肺功能检查可提供限制性或气流阻塞存在的数据,可与正常值或同一患者不同时期的数据做比较。

(二)心源性呼吸困难

在心力衰竭早期,心排血量不能满足活动期间的代谢增加,因而组织和大脑酸中毒使呼吸运动大大增强,患者过度通气。各种反射因素,包括肺内牵张感受器,也可促成过度通气,患者气短,常伴有乏力、窒息感或胸骨压迫感。其特征是"劳力性呼吸困难",即在体力运动时发生或加重,休息或安静状态时缓解或减轻。

在心力衰竭后期,肺充血水肿,僵硬的肺脏通气量降低,通气用力增加。反射因素,特别是肺泡-毛细血管间隔内毛细血管旁感受器,有助于肺通气的过度增加。心力衰竭时,循环缓慢是主要原因,呼吸中枢酸中毒和低氧起重要作用。端坐呼吸是在患者卧位时发生的呼吸不舒畅,迫使患者取坐位。其原因是卧位时回流入左心的静脉血增加,而衰竭的左心不能承受这种增加的前负荷,其次是卧位时呼吸用力增加。端坐呼吸有时发生于其他心血管疾病,如心包积液。急性左心功能不全,患者常表现为阵发性呼吸困难。其特点是多在夜间熟睡时,因呼吸困难而突然憋醒,胸部有压迫感,被迫坐起,用力呼吸。轻者短时间后症状消失,称为夜间阵发性呼吸困难。病情严重者,除端坐呼吸外,尚可有冷汗、发绀、咳嗽、咳粉红色泡沫样痰,心率加快,两肺出现哮鸣音、湿性啰音,称为心源性哮喘。它是由于各种心脏病发生急性左心功能不全,导致急性肺水肿所致。

(三)中毒性呼吸困难

糖尿病酸中毒产生一种特殊的深大呼吸类型,然而,由于呼吸能力储存完好,故患者很少主诉呼吸困难。尿毒症患者由于酸中毒、心力衰竭、肺水肿和贫血联合作用造成严重气喘,患者可主诉呼吸困难。急性感染时呼吸加快,是由于体温增高及血中毒性代谢产物刺激呼吸中枢引起的。吗啡、巴比妥类药物急性中毒时,呼吸中枢受抑制,使呼吸缓慢,严重时出现潮式呼吸或间停呼吸。

(四)血源性呼吸困难

由于红细胞携氧量减少,血含氧量减低,引起呼吸加快,常伴有心率加快。发生于大出血时的急性呼吸困难是一个需立即输血的严重指征。呼吸困难也可发生于慢性贫血,除非极度贫血,否则呼吸困难仅发生于活动期间。

(五)中枢性呼吸困难

颅脑疾病或损伤时,呼吸中枢受到压迫或供血减少,功能降低,可出现呼吸频率和节律的改变。如病损位于间脑及中脑上部时出现潮式呼吸;中脑下部与脑桥上部受累时出现深快均匀的中枢型呼吸;脑桥下部与延髓上部病损时出现间停呼吸;累及延髓时出现缓慢不规则的延髓型呼吸,这是中枢呼吸功能不全的晚期表现;叹气样呼吸或抽泣样呼吸常为呼吸停止的先兆。

(六)精神性呼吸困难

癔症时,其呼吸困难主要特征为呼吸浅表频速,患者常因过度通气而发生胸痛、呼吸性碱中毒。易出现手足搐搦症。

二、呼吸困难的诊断思维

根据呼吸困难多种多样的临床表现可引导出对某些疾病的诊断思维。以下可供参考。

(一)呼吸频率

每分钟呼吸超过 24 次称为呼吸频率加快,见于呼吸系统疾病、心血管疾病、贫血、发热等。每分钟呼吸少于 10 次称为呼吸频率减慢,是呼吸中枢受抑制的表现,见于麻醉安眠药物中毒、颅内压增高、尿毒症、肝性脑病等。

(二)呼吸深度

呼吸加深见于糖尿病及尿毒症酸中毒;呼吸变浅见于肺气肿、呼吸肌麻痹及镇静剂过量。

(三)呼吸节律

潮式呼吸和间停呼吸见于中枢神经系统疾病和脑部血液循环障碍如颅内压增高、脑炎、脑膜炎、颅脑损伤、尿毒症、糖尿病昏迷、心力衰竭、高山病等。

(四)年龄性别

儿童呼吸困难应多注意呼吸道异物、先天性疾病、急性感染等;青壮年则应想到胸膜疾病、风湿性心脏病、结核;老年人应多考虑冠心病、肺气肿、肿瘤等。癔症性呼吸困难较多见于年青女性。

(五)呼吸时限

吸气性呼吸困难多见于上呼吸道不完全阻塞如异物、喉水肿、喉癌等,也见于肺顺应性降低的疾病如肺间质纤维化、广泛炎症、肺水肿等。呼气性呼吸困难多见于下呼吸道不完全阻塞,如慢性支气管炎、支气管哮喘、肺气肿等。大量胸腔积液、大量气胸、呼吸肌麻痹、胸廓限制性疾病则呼气、吸气均感困难。

(六)起病缓急

呼吸困难缓起者包括心肺慢性疾病,如肺结核、尘肺、肺气肿、肺肿瘤、肺纤维化、冠心病、先心病等。呼吸困难发生较急者有肺水肿、肺不张、呼吸系统急性感染、迅速增长的大量胸腔积液等。突然发生严重呼吸困难者有呼吸道异物、张力性气胸、大块肺梗死、成人呼吸窘迫综合征等。

(七)患者姿势

端坐呼吸见于充血性心力衰竭患者;一侧大量胸腔积液患者常喜卧向患侧;重度肺气肿患者常静坐而缓缓吹气;心肌梗死患者常叩胸作痛苦貌。

(八)劳力活动

劳力性呼吸困难是左心衰竭的早期症状,肺尘埃沉着症、肺气肿、肺间质纤维化、先天性心脏病往往也以劳力性呼吸困难为早期表现。

(九)职业环境

接触各类粉尘的职业是诊断尘肺的基础;饲鸽者、种蘑菇者发生呼吸困难时应考虑外源性过敏性肺泡炎。

(十)伴随症状

伴咳嗽、发热者考虑支气管-肺部感染;伴神经系统症状者注意脑及脑膜疾病或转移性肿瘤;伴何纳综合征者考虑肺尖瘤;伴上腔静脉综合征者考虑纵隔肿块;触及颈部皮下气肿时立即想到纵隔气肿。

第六节 恶心与呕吐

一、概述

恶心、呕吐是临床上最常见的症状之一。恶心是一种特殊的主观感觉,表现为胃部不适和胀满感,常为呕吐的前奏,多伴有流涎与反复的吞咽动作。呕吐是一种胃的反射性强力收缩,通过胃、食管、口腔、膈肌和腹肌等部位的协同作用,能迫使胃内容物由胃食管经口腔急速排出体外。恶心、呕吐可由多种迥然不同的疾病和病理生理机制引起。两者可或不相互伴随。

二、病因

引起恶心、呕吐的病因很广泛,包括多方面因素,几乎涉及各个系统。

(一)感染

急性病毒性胃肠炎、急性细菌性胃肠炎、急性病毒性肝炎、急性阑尾炎、胆囊炎、腹膜炎、急性输卵管炎、盆腔炎等。

(二)腹腔其他脏器疾病

1.脏器疼痛

胰腺炎、胆石症、肾结石、肠缺血、卵巢扭转。

2.胃肠道梗阻

幽门梗阻。

3.溃疡病、胃癌、腔外肿物压迫

胃及十二指肠溃疡、十二指肠梗阻、十二指肠癌、胰腺癌、肠粘连、肠套叠、克罗恩病、肠结核、肠道肿瘤、肠蛔虫、肠扭转、肠系膜上动脉压迫综合征、输出袢综合征;胃肠动力障碍(糖尿病胃轻瘫、非糖尿病胃轻瘫)、假性肠梗阻(结缔组织病、糖尿病性肠神经病、肿瘤性肠神经病、淀粉样变等)。

(三)内分泌代谢性疾病

低钠血症、代谢性酸中毒、营养不良、维生素缺乏症、糖尿病酸中毒、甲状腺功能亢进、甲状腺功能低下、甲状旁腺功能亢进症、垂体功能低下、肾上腺功能低下、各种内分泌危象、尿毒症等。

（四）神经系统疾病

中枢神经系统感染（脑炎、脑膜炎）、脑瘤、脑供血不足、脑出血、颅脑外伤。

（五）药物等理化因素

麻醉剂、洋地黄类、化学治疗（以下简称化疗）药物、抗生素、多巴胺受体激动剂、非甾体抗炎药、茶碱、乙醇、放射线等。

（六）精神性呕吐

神经性多食、神经性厌食。

（七）前庭疾病

晕动症、梅尼埃病、内耳迷路炎。

（八）妊娠呕吐

妊娠剧吐、妊娠期急性脂肪肝。

（九）其他

心肺疾病（心肌梗死、肺梗死、高血压、急性肺部感染、肺源性心脏病）、泌尿系统疾病（急性肾炎、急性肾盂肾炎、尿毒症）、周期性呕吐、术后恶心呕吐、青光眼等。

三、发病机制

恶心是人体一种神经精神活动，多种因素可引起恶心，如内脏器官疼痛、颅内高压、迷路刺激、某些精神因素等。恶心发生时，胃蠕动减弱或消失，排空延缓，十二指肠及近端空肠紧张性增加，出现逆蠕动，导致十二指肠内容物反流至胃内。恶心常是呕吐的前兆。

呕吐是一种复杂的病理生理反射过程。反射通路包括以下几个。

（一）信息传入

由自主神经传导（其中迷走神经纤维较交感神经纤维起的作用大）。

（二）呕吐反射中枢

目前认为中枢神经系统的两个区域与呕吐反射密切相关。一是延髓呕吐中枢，二是化学感受器触发区（chemoreceptor trigger zone，CTZ）。通常把内脏神经末梢传来的冲动，引起的呕吐称为反射性呕吐，把 CTZ 受刺激后引起的呕吐称为中枢性呕吐。延髓呕吐中枢位于延髓外侧网状结构背外侧,迷走神经核附近。主要接受来自消化道和内脏神经、大脑皮质、前庭器官、视神经、痛觉感受器和CTZ的传入冲动。CTZ位于第四脑室底部的后极区,为双侧性区域,有密集多巴胺受体。多巴按受体在CTZ对呕吐介导过程中起重要作用,因为应用阿扑吗啡、左旋多巴、澳隐停等多巴胺受体激动剂可引起呕吐,而其拮抗剂、甲氧氯普胺、吗丁啉等药物有止呕作用。化学感受器触发区的5-羟色胺、去甲肾上腺素、神经胺物质和一氨基丁酸等神经递质也可能参与呕吐反射过程。CTZ主要接受来自血液循环中的化学等方面的呕吐刺激信号,并发出引起呕吐反应的神经冲动。但CTZ本身不能直接引起呕吐,必须在延髓呕吐中枢完整及其介导下才能引起呕吐,但两者的关系尚不明了。CTZ位于血-脑屏障之外,许多药物或代谢紊乱均可作用于CTZ。麻醉剂类药物麦角衍生物类药物、吐根糖浆等及体内某些多肽物质如甲状腺激素释放激素、P物质、血管紧张素、促胃液素、加压素、血管肠肽等均作用于CTZ引起恶心、呕吐。此外,某些疾病如尿毒症、低氧血症、酮症酸中毒、放射病、晕动症等引起的恶心、呕吐也与CTZ有关。

(三)传出神经

包括迷走神经、交感神经、体神经和脑神经。上述传出神经将呕吐信号传至各效应器官,引起恶心、呕吐过程,呕吐开始时,幽门口关闭,胃内容物不能排到十二指肠。同时,贲门口松弛,贲门部上升,腹肌、膈肌和肋间肌收缩,胃内压及腹内压增高,下食管括约肌松弛,导致胃内容排出体外。

四、诊断

恶心、呕吐的病因广泛,正确的诊断有赖于详尽的病史 及全面的体检和有针对性的实验室检查。

(一)病史

1.呕吐的伴随症状

呕吐伴发热者,须注意急性感染。呕吐伴有不洁饮食或同食者集体发病者,应考虑食物或药物中毒。呕吐伴胸痛,常见于急性心肌梗死或急性肺梗死等。呕吐伴有腹痛者,常见于腹腔脏器炎症、梗阻和破裂。腹痛于呕吐后暂时缓解者,提示消化性溃疡、急性胃炎及胃肠道梗阻疾病。呕吐后腹痛不能缓解者,常见于胆管疾病、泌尿系统疾病、急性胰腺炎等。呕吐伴头痛,除考虑颅内高压的疾病外,还应考虑偏头痛、鼻炎、青光眼及屈光不正等疾病。呕吐伴眩晕,应考虑前庭、迷路疾病、基底-椎动脉供血不足、小脑后下动脉供血不足以及某些药物

（如氨基糖苷类抗生素）引起的脑神经损伤。

2.呕吐的方式和特征

喷射性呕吐多见于颅内炎症、水肿出血、占位性病变、脑膜炎症粘连等所致颅内压增高，通常不伴有恶心。此外，青光眼和第Ⅷ对脑神经病变也可出现喷射性呕吐。呕吐不费力，餐后即发生，呕吐物量少，见于精神性呕吐。

应注意呕吐物的量、性状和气味等。呕吐物量大，且含有腐烂食物提示幽门梗阻、胃潴留、胃轻瘫及回肠上段梗阻等。呕吐物为咖啡样或血性，见于上消化道出血；含有未完全消化的食物则提示食管性呕吐（贲门失弛缓症、食管憩室、食管癌等）和神经性呕吐；含有胆汁者，常见于频繁剧烈呕吐、十二指肠乳头以下的十二指肠或小肠梗阻、胆囊炎、胆石症及胃大部切除术后等，有时见于妊娠剧吐、晕动症。呕吐物有酸臭味者，说明为胃内容物。有粪臭味提示小肠低位梗阻、麻痹性肠梗阻、结肠梗阻、回盲瓣关闭不全或胃结肠瘘等。

3.呕吐和进食的时相关系

进食过程或进食后早期发生呕吐常见于幽门管溃疡或精神性呕吐；进食后期或积数餐后呕吐，见于幽门梗阻、肠梗阻、胃轻瘫或肠系膜上动脉压迫导致十二指肠淤积。晨间呕吐多见于妊娠呕吐，有时亦见于尿毒症、慢性酒精中毒和颅内高压症等。

4.药物或放射线接触史

易引起呕吐的常用药物有抗生素、洋地黄、茶碱、化疗药物、麻醉剂、乙醇等。深部射线治疗，镭照射治疗和 ^{60}Co 照射治疗亦常引起恶心、呕吐。

5.其他

呕吐可为许多系统性疾病的表现之一，包括糖尿病、甲状腺功能亢进或减退、肾上腺功能减退等内分泌疾病；硬皮病等结缔组织病；脑供血不足、脑出血、脑瘤、脑膜炎、脑外伤等中枢神经疾病；尿毒症等肾脏疾病。

（二）体格检查

1.一般情况

应注意神志、营养状态、脱水、循环衰竭、贫血及发热等。

2.腹部伴症

应注意胃型、胃蠕动波、振水声等幽门梗阻表现；肠鸣音亢进、肠型等急性肠梗阻表现；腹肌紧张、压痛、反跳痛等急腹症表现，此外，还应注意有无腹部肿块、疝气等。

3.其他

眼部检查注意眼球震颤、眼压测定、眼底有无视盘水肿等;有无病理反射及腹膜刺激征等。

（三）辅助检查

主要包括与炎症、内分泌代谢及水、电解质代谢紊乱等有关的实验室检查。必要时可做 CT、磁共振、B 超、胃镜等特殊检查以确定诊断。

五、鉴别诊断

（一）急性感染

急性胃肠炎有许多病因,常见有细菌感染、病毒感染,化学性和物理性刺激,过敏因素和应激因素作用等,其中急性非伤寒沙门菌感染是呕吐的常见原因。急性胃肠炎所引起的呕吐常伴有发热、头痛、肌痛、腹痛、腹泻等。另外,恶心、呕吐也是急性病毒性肝炎的前驱症状。某些病毒感染可引起流行性呕吐。其主要的临床特征有:突然出现频繁的恶心、呕吐,多见于早晨发生,常伴有头晕、头痛、肌肉酸痛、出汗等。该病恢复较快,通常 10 天左右呕吐停止,但 3 周后有可能复发。

（二）脏器疼痛所致恶心、呕吐

脏器疼痛所致恶心、呕吐属反射性呕吐。如急性肠梗阻、胆管结石、输尿管结石、肠扭转、卵巢囊肿扭转等。急性内脏炎症（阑尾炎、胰腺炎、胆囊炎、憩室炎、腹膜炎、重症克罗恩病及溃疡性结肠炎等）常伴有恶心、呕吐。患者多有相应的体征,如腹肌紧张、压痛、反跳痛、肠鸣音变化等。实验室检查可见白细胞计数升高,有的患者血清淀粉酶升高（胰腺炎）或胆红素升高（胆石症）。

（三）机械性梗阻

1.幽门梗阻

急性幽门管或十二指肠球部溃疡可使幽门充血水肿、括约肌痉挛引起幽门梗阻,表现为恶心、呕吐、腹痛。呕吐于进食早期（餐后 3～4 小时后）发生,呕吐后腹痛缓解。经抗溃疡治疗及控制饮食后,恶心、呕吐症状可消失。慢性十二指肠溃疡瘢痕引起的幽门梗阻表现为进食后上腹部饱胀感,迟发性呕吐,呕吐物量大、酸臭、可含隔夜食物。上腹部可见扩张的胃型和蠕动波并可闻及振水声。胃窦幽门区晚期肿瘤也可引起幽门梗阻,表现为恶心、呕吐、食欲缺乏、贫血、消瘦、乏力、上腹疼痛等。

2.十二指肠压迫或狭窄

引起十二指肠狭窄的病变有十二指肠癌、克罗恩病、肠结核等,引起腔外压迫的疾病有胰头、胰体癌及肠系膜上动脉压迫综合征。这类呕吐的特点是餐后迟发性呕吐,伴有上腹部饱胀不适,有时伴有上腹部痉挛性疼痛,呕吐物中常含胆汁,呕吐后腹部症状迅速缓解。肠系膜上动脉压迫综合征,多发生于近期消瘦、卧床、脊柱前凸患者,前倾位或胸膝位时呕吐可消失;胃肠造影示十二指肠水平部中线右侧呈垂直性锐性截断,胃及近端十二指肠扩张,患者有时需做松解或短路手术。

3.肠梗阻

肠腔的肿瘤、结核及克罗恩病等,或肠外粘连压迫均可引起肠道排空障碍,导致肠梗阻。常表现为:腹痛、腹胀、恶心、呕吐和肛门停止排便、排气。呕吐反复发作,较剧烈。早期呕吐为食物、胃液或胆汁,之后呕吐物呈棕色或浅绿色,晚期呈粪质样,带恶臭味。呕吐后腹痛常无明显减轻。检查可见肠型,压痛明显,可扪及包块,肠鸣音亢进。结合腹部 X 线片等检查,可做出诊断。

(四)内分泌或代谢性疾病

许多内分泌疾病可出现恶心、呕吐,如胃轻瘫,结缔组织病性甲亢危象、甲低危象、垂体肾上腺危象、糖尿病酸中毒等。低钠血症可以反射性地引起恶心、呕吐。另外,恶心、呕吐常出现于尿毒症的早期,伴有食欲缺乏、嗳气、腹泻等消化道症状。根据各种疾病的临床特征及辅助检查,可明确恶心、呕吐的病因。

(五)药物性呕吐

药物是引起恶心、呕吐的最常见原因之一,药物或及其代谢产物,一方面可通过刺激 CTZ 受体(如多巴胺受体),由此产生冲动并传导至呕吐中枢而引起恶心、呕吐。如化疗药物、麻醉药物、洋地黄类药物等;另一方面药物可刺激胃肠道,使胃肠道神经兴奋并发出冲动传入呕吐中枢,引起呕吐中枢兴奋,出现恶心、呕吐。如部分化疗药物、非甾体抗炎药及某些抗生素等。

(六)中枢神经系统疾病

脑血管病、颈椎病及各种原因所致的颅内压增高均可引起恶心、呕吐。

1.脑血管病

常见疾病有偏头痛和基底、椎动脉供血不足。偏头痛可能与 5-羟色胺、缓激肽等血管活性物质引起血管运动障碍有关。常见的诱因有情绪激动、失眠、饮酒及过量吸烟等。主要临床表现为阵发性单侧头痛,呕吐常呈喷射状,呕吐胃内容物,呕吐后头痛可减轻,还伴有面色苍白、出冷汗、视觉改变及嗜睡等症状,应用麦角衍生物制剂可迅速缓解症状。椎-基底动脉供血不足也可出现恶心、呕吐,且有眩晕、视力障碍、共济失调、头痛、意识障碍等表现。

2.颅内压增高

脑血管破裂或阻塞,中枢神经系统感染(如急性脑炎、脑膜炎)和颅内肿瘤均可引起颅内压增高而出现呕吐,其特点为呕吐前常无恶心或仅有轻微恶心,呕吐呈喷射状且与饮食无关,呕吐物多为胃内容物,常伴有剧烈头痛和不同程度的意识障碍,呕吐后头痛减轻不明显。脑血管病变常出现剧烈头痛、呕吐、意识障碍、偏瘫等;颅内感染者除头痛、呕吐外,还伴有畏寒、发热,严重可出现神志、意识障碍。脑肿瘤的呕吐常在头痛剧烈时发生,呕吐后头痛可暂时减轻,常伴有不同程度颅神经损害的症状。

(七)妊娠呕吐

恶心、呕吐是妊娠期最常见的临床表现之一,50％～90％的妊娠妇女有恶心,25％～55％的孕妇出现呕吐。恶心、呕吐常发生于妊娠的早期,于妊娠15周后消失。呕吐多见于早晨空腹时,常因睡眠紊乱、疲劳、情绪激动等情况而诱发。孕妇若为第一次怀孕时,更易出现呕吐。妊娠呕吐一般不引起水、电解质平衡或营养障碍,也不危及孕妇和胎儿的安全和健康。约3.5％的妊娠妇女有妊娠剧吐,可引起严重的水、电解质紊乱和酮症酸中毒。妊娠剧吐较易发生于多胎妊娠、葡萄胎及年轻而精神状态欠稳定的妇女。关于妊娠呕吐的发生机制目前尚不清楚,可能与内分泌因素和精神因素有关。

(八)精神性呕吐

精神性呕吐常见于年轻女性,有较明显的精神心理障碍,包括神经性呕吐、神经性厌食和神经性多食。其特点为呕吐发作与精神受刺激密切相关。呕吐常发生于进食开始或进食结束时,无恶心,呕吐不费力,呕吐物不多,常为食物或黏液,吐毕又可进食,患者可自我控制或诱发呕吐。除少数神经性厌食者因惧怕或拒绝进食可有极度消瘦和营养不良、闭经外,许多神经性呕吐患者食欲及营养状态基本正常。有时患者甚至多食导致营养过剩。

(九)内耳前庭疾病

内耳前庭疾病所致恶心、呕吐的特点是呕吐突然发作,较剧烈,有时呈喷射状,多伴眩晕、头痛、耳鸣、听力下降等。常见疾病有晕动症、迷路炎和梅尼埃病等。

晕动症主要临床表现为头晕、恶心、呕吐等。恶心常较明显,呕吐常于头晕后发生,多呈喷射状,并伴上腹部不适,出冷汗,面色苍白、流涎等。晕动症的发生机制尚不清楚,可能是由于某些因素刺激内耳前庭部,反射性引起呕吐中枢兴奋所致。迷路炎是急慢性中耳炎的常见并发症,主要临床表现除了恶心呕吐外,还伴有发作性眩晕,眼球震颤等。梅尼埃病最突出的临床表现为发作性旋转性眩晕,伴恶心呕吐,耳鸣、耳聋、眼球震颤等。呕吐常于眩晕后发生,可呈喷射状,伴恶心、呕吐后眩晕无明显减轻。团块样堵塞感,但往往不能明确指出具体部位,且进食流质或固体食物均无困难,这类患者常伴有神经官能症的其他症状。

第七节 腹 痛

一、急性腹痛

(一)病因

1.腹腔脏器疾病引起的急性腹痛

(1)炎症性:急性胃炎、急性胃肠炎、急性胆囊炎、急性胰腺炎、急性阑尾炎、急性出血坏死性肠炎、急性局限性肠炎、急性末端回肠憩室炎(Meckel 憩室炎)、急性结肠憩室炎、急性肠系膜淋巴结炎、急性原发性腹膜炎、急性继发性腹膜炎、急性盆腔炎、急性肾盂肾炎。

(2)穿孔性:胃或十二指肠急性穿孔、急性肠穿孔。

(3)梗阻(或扭转)性:胃黏膜脱垂症、急性胃扭转、急性肠梗阻、胆道蛔虫病、胆石症、急性胆囊扭转、肾与输尿管结石、大网膜扭转、急性脾扭转、卵巢囊肿扭转、妊娠子宫扭转。

(4)内出血性:肝癌破裂、脾破裂、肝破裂、腹主动脉瘤破裂、肝动脉瘤破裂、脾动脉瘤破裂、异位妊娠破裂、卵巢破裂(滤泡破裂或黄体破裂)。痛经为常见病因。

(5)缺血性:较少见,如由于心脏内血栓脱落,或动脉粥样硬化血栓形成所引起的肠系膜动脉急性闭塞、腹腔手术后或盆腔炎并发的肠系膜静脉血栓形成。

2.腹腔外疾病引起的急性腹痛

(1)胸部疾病:大叶性肺炎、急性心肌梗死、急性心包炎、急性右心衰竭、膈胸膜炎、肋间神经痛。

（2）神经源性疾病：神经根炎、带状疱疹、腹型癫痫。脊髓肿瘤、脊髓痨亦常有腹痛。

（3）中毒及代谢性疾病：铅中毒、急性铊中毒、糖尿病酮中毒、尿毒症、血紫质病、低血糖状态、原发性高脂血症、低钙血症、低钠血症。细菌（破伤风）毒素可致剧烈腹痛。

（4）变态反应及结缔组织疾病：腹型过敏性紫癜、腹型荨麻疹、腹型风湿热、结节性多动脉炎、系统性红斑狼疮。

（5）急性溶血：可由药物、感染、食物（如蚕豆）或误输异型血引起。

(二)诊断

（1）首先区别急性腹痛起源于腹腔内疾病或腹腔外疾病，腹腔外病变造成的急性腹痛属于内科范畴，常在其他部位可发现阳性体征。不能误认为外科急性腹痛而盲目进行手术。

（2）如已肯定病变在腹腔脏器，应区别属外科（包括妇科）抑或内科疾病。外科性急腹痛一般具有下列特点：①起病急骤，多无先驱症状。②如腹痛为主症，常先有腹痛，后出现发热等全身性中毒症状。③有腹膜激惹体征（压痛、反跳痛、腹肌抵抗）。造成内科性急腹痛的腹部脏器病变主要是炎症，其特点：①急性腹痛常是各种临床表现中的一个症状，或在整个病程的某一阶段构成主症。②全身中毒症状常出现在腹痛之前。③腹部有压痛，偶有轻度腹肌抵抗，但无反跳痛。

（3）进一步确定腹部病变脏器的部位与病因。①详尽的病史和细致的体检仍然是最重要、最基本的诊断手段。一般应询问最初痛在何处及发展经过怎样，阵发性痛或是持续性痛，轻重程度如何，痛与排便有无关系，痛时有无呕吐，呕吐物性质如何，有无放射痛，痛与体位、呼吸的关系等。腹痛性质的分析，常与确定诊断有很大帮助。阵发性绞痛是空腔脏器发生梗阻或痉挛，如胆管绞痛，肾、输尿管绞痛，肠绞痛。阵发性钻顶样痛是胆道、胰管或阑尾蛔虫梗阻的特征。持续性腹痛多是腹内炎症性疾病，如急性阑尾炎、腹膜炎等。结肠与小肠急性炎症时也常发生绞痛，但常伴有腹泻。持续性疼痛伴阵发性加剧，多表明炎症同时伴有梗阻，如胆石症伴发感染。腹痛部位一般即病变部位，但也有例外，如急性阑尾炎初期疼痛在中上腹部或脐周。膈胸膜炎、急性心肌梗死等腹外病变也可能以腹痛为首发症状。中上腹痛伴右肩背部放射痛者，常为胆囊炎、胆石症。上腹痛伴腰背部放射痛者，常为胰腺炎。②体检重点在腹部，同时也必须注意全身检查,如面容表情、体位、心、肺,有无过敏性皮疹及紫癜等。肛门、直肠指检应列为常规体检内容,检查时注意有无压痛、膨隆、波动及肿块等,并注意指套上有无血和黏液。一般根据病史和体检查已能作出初步诊断。③辅助检查应视病情需要与许可,有目的地选用。检验:炎症性疾病白细胞计数常增加。急性胰腺炎患者血与尿淀粉酶增高。排除糖尿病酮中毒须查尿糖和尿酮体。X线检查:胸片可以明确或排除肺部和胸膜病变。腹部平片可观察有无气液面和游离气体,有助于肠梗阻和消化道穿孔的诊断。右上腹出现结石阴影提示胆结石或肾结石。下腹部出现结石阴影可能是输尿管结石。腹主动脉瘤的周围可有钙化壳。CT、MRI检查:较X线检查有更高的分辨力,所显示的影像更为清晰。超声波检查:有助于提示腹腔内积液,并可鉴别肿块为实质性或含有液体的囊性。腹腔穿刺和腹腔灌洗:在疑有腹膜炎及血腹时,可做腹腔穿刺。必要时可通过穿刺将透析用导管插入腹腔,用生理盐水灌洗,抽出液体检查可提高阳性率。穿刺液如为血性,说明腹内脏器有破裂出血。化脓性腹膜炎为混浊黄色脓液,含大量中性多核白细胞,有时可镜检和/或培养得细菌。急性胰腺炎为血清样或血性液体,淀粉酶含量早期升高,超过血清淀粉酶。胆囊穿孔时,可抽得感染性胆汁。急性腹痛的病因较复杂,病情大多危重,且时有变化,诊断时必须掌握全面的临床资料,细致分析。少数难以及时确定诊断的病例,应严密观察,同时采取相应的治疗措施,但忌用镇痛剂,以免掩盖病情,贻误正确的诊断与治疗。

二、慢性腹痛

(一)病因

慢性腹痛是指起病缓慢、病程较长或急性发作后时发时愈者,其病因常与急性腹痛相仿。

1.慢性上腹痛

(1)食管疾病:如反流性食管炎、食管裂孔疝、食管炎、食管溃疡、食管贲门失弛缓症、贲门部癌等。

(2)胃十二指肠疾病:如胃或十二指肠溃疡、慢性胃炎、胃癌、胃黏膜脱垂、胃下垂、胃神经官能症、非溃疡性消化不良、十二指肠炎、十二指肠壅滞症、十二指肠憩室炎等。

(3)肝、胆疾病:如慢性病毒性肝炎、肝脓肿、肝癌、肝片形吸虫病、血吸虫病、华支睾吸虫病、慢性胆囊炎、胆囊结石、胆囊息肉、胆囊切除后综合征、胆道运动功能障碍、原发性胆囊癌、胆系贾第虫病等。

（4）其他：如慢性胰腺炎、胰腺癌、胰腺结核、肝（脾）曲综合征、脾周围炎、结肠癌等。

2.慢性中下腹痛

（1）肠道寄生虫病：如蛔虫、姜片虫、鞭虫、绦虫等以及其他较少见的肠道寄生虫病。

（2）回盲部疾病：如慢性阑尾炎、局限性回肠炎、肠阿米巴病、肠结核、盲肠癌等。

（3）小肠疾病：如肠结核、局限性肠炎、空肠回肠憩室炎、原发性小肠肿瘤等。

（4）结肠、直肠疾病：如慢性结肠炎、结肠癌、直肠癌、结肠憩室炎等。

（5）其他：如慢性盆腔炎、慢性前列腺炎、肾下垂、游离肾、肾盂肾炎、泌尿系统结石、前列腺炎、精囊炎、肠系膜淋巴结结核等。

3.慢性广泛性或不定位性腹痛

如结核性腹膜炎、腹腔内或腹膜后肿瘤、腹型肺吸虫病、血吸虫病、腹膜粘连、血紫质病、腹型过敏性紫癜、神经官能性腹痛等。

（二）诊断

应注意询问过去病史，并根据腹痛部位和特点，结合伴随症状、体征，以及有关的检验结果，综合分析，作出判断。

1.过去史

注意有无急性阑尾炎、急性胰腺炎、急性胆囊炎等急性腹痛病史，以及腹部手术史等。

2.腹痛的部位

常是病变脏器的所在位置，有助于及早明确诊断。

3.腹痛的性质

如消化性溃疡多为节律性上腹痛，呈周期性发作；肠道寄生虫病呈发作性隐痛或绞痛，可自行缓解；慢性结肠病变多为阵发性痉挛性胀痛，大便后常缓解；癌肿的疼痛常呈进行性加重。

4.腹痛与伴随症状、体征的关系

如伴有发热者，提示有炎症、脓肿或恶性肿瘤；伴有吞咽困难、反食者，多见于食管疾病；伴有呕吐者，见于胃十二指肠梗阻性病变；伴有腹泻者，多见于慢性肠道疾病或胰腺疾病；伴有腹块者，应注意是肿大的脏器或炎性包块或肿瘤。

5.辅助检查

如胃液分析对胃癌和消化性溃疡的鉴别诊断有一定价值；十二指肠引流检查、胆囊及胆道造影可了解胆囊结石及胆道病变；疑有食管、胃、小肠疾病可做X线钡餐检查，结肠病变则须钡剂灌肠检查，消化道X线气钡双重造影可提高诊断率；各种内镜检查除可直接观察消化道内腔、腹腔和盆腔病变外，并可采取活组织检查；超声波检查可显示肝、脾、胆囊、胰等脏器及腹块的大小和轮廓等；CT、MRI具有较高的分辨力，并可自不同角度和不同方向对病变部位进行扫描，获得清晰影像，对鉴别诊断有很大帮助。

第二章

神经内科常见疾病

第一节 短暂性脑缺血发作

短暂性脑缺血发作（transient ischemic attack，TIA）是脑或视网膜局灶缺血引起的短暂性神经功能缺失，症状突然发生又迅速消失，不留任何后遗症，无急性脑梗死的证据。TIA 常反复发作，虽然部分 TIA 患者可自然缓解，但其结局无法预测，TIA 是脑梗死的重要危险因素和报警信号，需紧急干预。

一、病因

TIA 是一种多病因的综合征，可能与下列因素有关。

（一）脑小血管阻塞

来自于颈动脉及脑动脉狭窄处的粥样硬化斑块碎片，或来自于心脏及大血管的附壁血栓碎片脱落阻塞脑小血管。

（二）局部血流减少

脑动脉狭窄导致的局部血流量减少，尤其在血压下降时。

（三）颈动脉受压

颈动脉受压多见于椎基底动脉系统。

（四）盗血现象

盗血现象常见于椎基底动脉系统。

（五）其他原因

如动脉痉挛、血黏度增加、血液高凝状态等。

二、诊断

(一)临床表现

1.发作特点

TIA 好发于中老年人,突然发作,症状突然发生又迅速消失,症状常在 1 分钟内即达高峰,少数于数分钟内进行性发展,一般持续时间不超过 15 分钟,部分可达数小时,最长绝不超过 24 小时。常反复发作,每次发作症状相对恒定。

2.症状和体征

(1)颈内动脉系统 TIA:最常见的症状为单侧上肢或下肢无力、麻木,主侧半球受累可引起感觉性或运动性失语。一侧眼动脉病变出现患侧单眼一过性黑矇,为颈内动脉 TIA 所特有。

(2)椎基底动脉系统 TIA:最常见的症状为眩晕、平衡失衡、视野缺损和复视。一过性脑神经麻痹伴对侧肢体瘫痪或麻木为椎基底动脉系统 TIA 的典型表现。

(3)下部脑干网状结构缺血可导致跌倒发作,颞叶海马缺血可导致短暂性全面性遗忘症。

(二)辅助检查

1.头颅弥散 MRI/CT 检查

检查可见多数正常,部分可见脑内小的陈旧性梗死灶。

2.颅内外血管无创检查

如颈部血管彩超/经颅多普勒超声、CT 血管成像(CTA)、MR 血管成像(MRA),检查可见血管狭窄、动脉粥样硬化斑块。

3.动态心电监护、心动超声检查

检查可发现心律失常、心脏瓣膜病变或附壁血栓。

4.血常规、生化、血脂、凝血功能检查

此检查有时也可提供病因线索。

(三)诊断标准

(1)症状突然发生,又迅速消失。

(2)局限于脑某一局部的功能障碍。

(3)无神经后遗症。

(4)头颅弥散 MRI/CT 检查未见新鲜梗死灶。

(5)常伴有脑血管病危险因素。

三、病情判断

所有 TIA 患者都应接受 ABCD^2 评分(表 2-1),如 TIA 患者在发病后 72 小时内就诊,且符合下列标准,需考虑住院:①ABCD^2 评分≥3 分;②ABCD^2 评分 0～2 分,但门诊无法在 3 天内完成全部辅助检查;③ABCD^2 评分 0～2 分,但其他证据提示 TIA 是由局灶缺血所致。

表 2-1 TIA 患者的 ABCD^2 评分

特征	ABCD^2
年龄:≥60 岁	1
血压:收缩压>18.7 kPa 或舒张压>12.0 kPa	1
临床特征:单侧无力	2
语言障碍但无肢体无力	2
持续时间:≥60 分钟	2
10～59 分钟	1
糖尿病:现在或过去	1
总分	7

四、治疗

(一)病因治疗

积极治疗高血压、糖尿病、心脏病、高脂血症等脑血管病危险因素,对颈动脉有明显狭窄且伴有 TIA 反复发作者,可行颈动脉内膜剥离术或血管内介入治疗。

(二)抗血小板聚集药物治疗

对非心源性 TIA 患者,首选阿司匹林(50～325 mg/d)或氯吡格雷(75 mg/d)单药治疗,不推荐常规应用双重抗血小板药物。但发病在 24 小时内,ABCD^2 评分>4 分的非心源性 TIA 患者,应尽早给予阿司匹林联合氯吡格雷治疗 21 天。发病 30 天内伴有症状性颅内动脉严重狭窄(狭窄率 70%～99%)的 TIA 患者,应尽早给予阿司匹林联合氯吡格雷治疗 90 天。

(三)他汀治疗

对非心源性 TIA 患者,无论是否伴有其他动脉粥样硬化证据,都应给予强化他汀治疗。

(四)抗凝治疗

对伴有心房颤动的 TIA 患者,应给予华法林或新型口服抗凝药治疗。

五、预防保健

(1)戒烟、限酒、定期体检。

(2)控制血压:目标血压＜18.7/12.0 kPa,合并糖尿病时,目标血压＜17.3/10.7 kPa。

(3)控制血糖:目标糖化血红蛋白＜7.0%。

(4)调整血脂:对非心源性 TIA 患者,推荐低密度脂蛋白胆固醇下降＞50%或＜1.8 mmol/L。

第二节 脑 梗 死

任何原因(血管狭窄、闭塞、血栓形成、栓塞、炎症等)所致脑动脉血液供应不足,引起相应部位脑组织缺血缺氧而坏死软化称为脑梗死。脑血栓形成是指在脑动脉本身病变的基础上继发血液凝聚形成血栓,造成管腔狭窄或闭塞,在无足够侧支循环供血的情况下,该动脉所供应的脑组织发生缺血缺氧而坏死。脑栓塞是指来自于身体各部位的栓子随血流进入颈动脉或椎基底动脉系统阻塞脑血管,使其供血区域缺血缺氧而坏死。脑血栓形成与脑栓塞可以单独存在,也可以合并存在。可以在脑血栓基础上发生栓塞,也可在脑栓塞的基础上形成血栓。脑梗死常常导致明显而持久的局灶神经功能缺失症状,甚至昏迷死亡,但症状也可以轻微而短暂,甚至完全无症状。脑梗死与 TIA 的区别不是症状的轻重、持续时间的长短,而是在病理学上有没有缺血坏死灶。

一、病因

脑梗死实际上是一个多病因的临床综合征。脑梗死的 TOAST 分型在临床上被广泛应用,脑梗死的病因包括下面几种:①大动脉粥样硬化(栓塞/血栓形成);②心源性栓塞;③小血管闭塞(腔隙性梗死);④其他病因(如脑动脉炎症);⑤未明原因。

二、诊断

(一)临床表现

1.发病特点

脑梗死好发于中老年,常突然起病。

2.症状和体征

(1)一侧大脑半球受累:最常见的症状是对侧中枢性瘫痪、面瘫、舌瘫和对侧感觉减退,如优势半球损害,尚可出现失语。

(2)一侧眼动脉受累:出现患侧单眼失明。

(3)大脑前动脉皮层支受累:出现对侧下肢运动和感觉障碍、排尿障碍。

(4)大脑前动脉深穿支受累:出现上肢瘫和面瘫,上肢瘫以近端为重。

(5)大脑前动脉主干受累:出现皮层支和深穿支受累的症状。

(6)大脑中动脉皮层支受累:出现对侧偏瘫(上肢重于下肢)、对侧感觉障碍、对侧同向偏盲,失语(优势半球)、头眼偏向病灶侧。

(7)大脑中动脉深穿支受累:出现对侧偏瘫和感觉障碍。

(8)大脑中动脉主干受累:出现皮质支和深穿支受累的症状。

(9)脑干和小脑受累:出现交叉性瘫痪、多个脑神经麻痹、交叉性感觉障碍和共济失调等症状。

(二)辅助检查

1.头颅 CT 检查

在起病 24 小时内头颅 CT 多无改变,24～48 小时后可见低密度梗死灶;弥散 MRI 可在发病后 1～2 小时显示新鲜梗死灶。

2.颅内外血管无创检查

如颈部血管彩超/经颅多普勒超声、CTA、MRA,检查可见血管狭窄、动脉粥样硬化斑块。

3.动态心电监护、心动超声检查

检查可发现心律失常、心脏瓣膜病变或附壁血栓。

4.血常规、生化、血脂、凝血功能检查

此检查有时也可提供病因线索。

(三)诊断标准

(1)急性起病。

（2）局灶神经功能缺损（一侧面部或肢体无力或麻木，语言障碍等），少数为全面神经功能缺损。

（3）症状或体征持续时间不限（当影像学显示有责任梗死灶时），或持续24 小时以上（当缺乏影像学责任病灶时）。

（4）排除非血管性病因。

（5）脑 CT、MRI 排除脑出血。

三、治疗

（一）一般治疗

（1）保持气道通畅，维持血氧饱和度＞94％，必要时吸氧。

（2）心电图与心电监护。

（3）体温控制在 38 ℃以内。

（4）血压控制在合理范围，溶栓治疗前血压应控制在 24.0/13.3 kPa 以内。

（5）常规检测血糖，维持血糖在 7.7～10.0 mmol/L。

（6）维持水、电解质平衡，评估吞咽功能和营养风险，及时给予营养支持。

（二）特殊治疗

1.溶栓治疗

对符合适应证的患者，在有条件的医院可进行静脉溶栓治疗或动脉取栓及溶栓治疗。

2.抗血小板治疗

（1）对不符合溶栓适应证且无抗血小板禁忌证的脑梗死患者应在发病后尽早给予口服阿司匹林 150～325 mg/d，急性期后可改为预防剂量（50～150 mg/d）。

（2）对溶栓治疗者，阿司匹林等抗血小板药物应在溶栓 24 小时后开始使用。

（3）对阿司匹林不能耐受者，可考虑选用氯吡格雷等抗血小板治疗，不推荐常规应用双重抗血小板药物。

（4）对发病在 24 小时内，具有脑卒中高复发风险的轻型脑梗死患者，应尽早给予阿司匹林联合氯吡格雷治疗 21 天。

（5）对发病 30 天内伴有症状性颅内动脉严重狭窄（狭窄率 70％～99％）的脑梗死患者，应尽早给予阿司匹林联合氯吡格雷治疗 90 天，此后可单用阿司匹林或氯吡格雷长期二级预防。

3.抗凝治疗

不建议脑梗死急性期抗凝治疗，伴有心房颤动的脑梗死二级预防可选用华法林或新型口服抗凝药。

（三）急性期并发症的处理

（1）及时处理颅内压增高。

（2）防治梗死后出血转化。

（3）防治卒中后癫痫。

（4）及时评估吞咽功能，防治肺部感染。

（5）及时处理排尿障碍，防治尿路感染。

（6）防治深静脉血栓和肺栓塞。

（四）康复治疗

脑梗死病情稳定后尽早开始康复治疗。

四、预防保健

脑梗死的预防十分重要，尤其是脑梗死后的二级预防。

（1）戒烟、限酒。

（2）控制血压：目标血压＜18.7/12.0 kPa，合并糖尿病时，目标血压＜17.3/10.7 kPa。

（3）控制血糖：目标糖化血红蛋白＜7.0％。

（4）调整血脂：对非心源性 TIA 患者，推荐低密度脂蛋白胆固醇下降＞50％或＜1.8 mmol/L。

（5）按抗凝、抗血小板指南治疗颅内外动脉狭窄。

第三节　脑　出　血

脑出血分外伤性脑出血和非外伤性脑出血 2 种，后者又称原发性或自发性脑出血，为颅内或全身疾病引起的脑实质内出血。

一、病因

（一）高血压病

高血压病是最常见的病因，脑内动脉壁薄弱，长期高血压使脑细、小动脉玻璃样变及纤维素样坏死,血压骤然升高使微小动脉破裂出血;高血压也会导致微小动脉瘤形成,当血压剧烈波动时,微小动脉破裂出血。

(二)脑血管病变

脑出血常继发于脑血管病变,包括脑血管畸形、脑膜动静脉畸形、淀粉样脑血管病、囊性血管瘤、颅内静脉血栓形成、特异性动脉炎、真菌性动脉炎。

(三)其他病因

使用抗凝药物、抗血小板治疗、溶栓治疗、血液疾病、肝脏疾病、嗜血杆菌感染等。

二、诊断

(一)临床表现

1.发病特点
脑出血常发生于 50 岁以上的患者,起病突然,常无先兆。

2.常见诱发因素
情绪波动、体力劳动、饭后酒后、性生活、用力排便和气候变化等。

3.症状和体征
患者常突感头痛、头胀,随之呕吐,可很快出现意识和神经功能障碍,并进行性加重;脑叶出血者常表现为癫痫。发病时血压常明显升高。

(二)辅助检查

(1)CT:确诊脑出血的首选检查,早期血肿表现为圆形或椭圆形的高密度影,边界清楚。

(2)MRI、MRA、CTA、脑血管造影:可以排除继发性脑血管病和肿瘤等。

(3)血、尿常规,血糖,肝、肾功能,凝血功能及心电图:有助于了解患者的全身状态。

(4)腰椎穿刺术(简称腰穿):无条件做脑 CT 扫描或脑 MRI 检查时,腰穿仍有一定的诊断价值。

(三)诊断标准

根据突然发病、剧烈头痛、呕吐、出现神经功能障碍等临床症状、体征,结合CT 等影像学检查,脑出血一般不难诊断。但要排除各种继发性脑出血疾病,避免误诊,作出最后诊断需达到以下全部标准。

（1）确切的高血压病史。

（2）典型的出血部位,包括基底节区、脑室、丘脑、脑干、小脑半球。

（3）减影血管造影、MRA、动脉血管成像排除继发性脑血管病。

（4）早期(72 小时内)或晚期(血肿消失 3 周后)增强 MRI 检查排除脑肿瘤或海绵状血管畸形等疾病。

（5）排除各种凝血功能障碍性疾病。

三、治疗

（一）动态监测

监测心电、血压、指脉氧饱和度及体温;监测神经功能变化。发病后 8 小时、最迟 24 小时内再次复查头部 CT。

（二）一般治疗

（1）保持安静、绝对卧床。

（2）保持呼吸道通畅:吸痰、吸氧,必要时气管插管或气管切开。

（3）维持生命体征,维持水、电解质、酸碱平衡,控制液体、能量和营养的摄入量。

（4）控制血压:收缩压＞26.7 kPa 或平均动脉压＞20.0 kPa,建议持续静脉应用降压药物快速降压;收缩压＞24.0 kPa 或平均动脉压＞17.3 kPa,且可能存在颅内高压,可考虑监测颅内压,并静脉应用降压药物以降压,保持脑灌注压不低于 8.0 kPa;收缩压＞24.0 kPa 或平均动脉压＞17.3 kPa,且没有颅内高压的证据,可考虑间断或持续应用降压药物温和降压。

（5）控制血糖:监测血糖,维持血糖在 4.4～6.1 mmol/L。

（6）体温控制:一般控制体温在正常范围。

（7）纠正凝血功能异常:对于凝血因子缺陷或严重血小板减少的患者,应该适当补充凝血因子或输注血小板;正在接受抗凝剂治疗者出现致命性脑出血,应该停用华法林,补充维生素 K 依赖的凝血因子,并静脉应用维生素 K;出血 8 小时内可以适当应用止血药预防血肿扩大,使用一般不超过 48 小时;对于凝血功能正常的患者,一般不建议常规使用止血药。

（三）并发症的治疗

1.控制脑水肿、脱水降颅压

不推荐所有脑出血患者均使用脱水剂。若患者具有颅内压增高的临床或影像学表现,可应用脱水剂,如 20％甘露醇、甘油果糖、清蛋白、利尿剂等。

2.癫痫发作的预防和处理

不推荐所有患者早期预防性治疗癫痫,但是可以选择性应用于脑叶出血的患者。对于其他的患者,当癫痫发作时再给予治疗。

(四)内科并发症的防治

1.应激性溃疡

脑出血急性期可有消化道出血症状,可应用质子泵抑制剂、H_2 受体阻滞剂等。

2.泌尿系统感染、肺部感染和压疮

加强基础护理,定时更换体位,保持呼吸道通畅,保持皮肤干燥清洁,对昏迷时间较长或已经发生感染的患者,应给予相应细菌培养和抗生素治疗。

3.深静脉血栓和肺栓塞

鼓励患者尽早活动、腿抬高;尽可能避免穿刺下肢静脉输液,特别是瘫痪侧肢体;可联合使用弹力袜和间歇性空气压缩装置预防下肢深静脉血栓及相关栓塞事件。

(五)脑出血的手术治疗

对于 CT、MRI 等影像学检查显示中线结构明显移位、颞叶钩回疝及小脑出血超过 10 mL 的患者,可考虑紧急手术。

(六)早期康复

推荐早期康复治疗,除非有颅内压升高的表现。康复计划包括卒中机体功能障碍的康复、脑卒中后继发障碍的康复及日常生活活动能力和生活质量的康复。

四、预防保健

控制血压是降低自发性脑出血发病率、死亡率和预防复发的最有效的方法;脑出血后应根据治疗的耐受水平,使用利尿剂和血管紧张素转换酶抑制剂,进行降压治疗;体重指数增高的患者应该服用减肥食谱;对于高血压患者,应减少盐的摄入;吸烟者应戒烟,不鼓励过度饮酒;脑出血后,一方面根据缺血性血管疾病或其危险性,另一方面根据预测的脑出血复发的危险性,个体化应用抗血小板治疗。

第四节 蛛网膜下腔出血

蛛网膜下腔出血是指各种原因出血致血液流入蛛网膜下腔的统称。临床上可分自发性与外伤性2类,自发性又分为原发性与继发性2种。一般所谓的蛛网膜下腔出血仅指原发性蛛网膜下腔出血。

一、病因

(一)颅内动脉瘤

最常见的病因,占50%～85%,好发于脑底Willis环的大动脉分支处。

(二)脑血管畸形

主要是动静脉畸形,多见于青少年,占2%左右,动静脉畸形多位于大脑半球大脑中动脉分布区。

(三)其他

脑底异常血管网病夹层动脉瘤、血管炎、颅内静脉系统血栓形成、结缔组织病、血液病、颅内肿瘤、凝血障碍性疾病、抗凝治疗并发症等。部分患者出血原因不明,其主要指经过各种方法检查后,甚至尸检后仍未发现出血原因者。

二、诊断

(一)临床表现

典型表现为体力劳动或激动时,突然出现剧烈的头痛,可伴有恶心、呕吐、癫痫和脑膜刺激征,严重者可有意识障碍甚至很快死亡。少数患者症状表现可不典型或头痛不严重,容易导致误诊。

(二)辅助检查

1.头颅CT

头颅CT是诊断蛛网膜下腔出血的首选方法,CT显示蛛网膜下腔内高密度影可以确诊蛛网膜下腔出血。根据CT结果可以初步判断或提示颅内动脉瘤的位置。

2.头颅MRI

当病后数天CT的敏感性降低时,MRI可发挥较大作用。

3.腰穿

通常 CT 检查已确诊者,腰穿不作为临床常规检查。如果出血量少或者起病时间较长,CT 检查可无阳性发现,而临床可疑下腔出血需要行腰穿检查脑脊液。最好于发病 12 小时后进行腰穿,以便于穿刺误伤鉴别。

4.脑血管造影

脑血管造影是目前明确蛛网膜下腔出血病因、诊断颅内动脉瘤的金标准。阳性率达 95%,可以清楚显示动脉瘤的位置、大小、与载瘤动脉的关系、有无血管痉挛等,血管畸形和烟雾病也能清楚显示。条件具备、病情许可时应争取尽早行全脑血管造影检查以确定出血原因和决定治疗方法、判断预后。

5.CTA、MRA

CTA 和 MRA 是无创性的脑血管显影方法,但敏感性、准确性不如脑血管造影,主要用于动脉瘤患者的随访以及急性期不能耐受脑血管造影检查的患者。

6.其他

血常规、凝血功能、钩端螺旋体抗体及免疫学检查有助于寻找出血的其他原因。心电图有助于发现蛛网膜下腔出血引起的心肌受损。

(三)诊断标准

突然发生的剧烈头痛、恶心、呕吐和脑膜刺激征阳性的患者,无局灶性神经缺损体征,伴或不伴意识障碍,应高度怀疑本病,结合 CT 证实脑池与蛛网膜下腔内有高密度征象,可诊断为蛛网膜下腔出血。但是在表现不典型时,如在老年患者发病或出血量不多时,其头痛、呕吐和脑膜刺激征常不明显,容易漏诊或误诊。如果 CT 检查未发现异常或没有条件进行 CT 检查时,可根据临床表现结合腰穿脑脊液呈均匀一致血性、压力增高等特点作出蛛网膜下腔出血的诊断。

三、治疗

一旦确诊为蛛网膜下腔出血,应积极控制出血和降低颅内压,防治动脉痉挛、内科严重并发症和再出血。

(一)一般处理及对症处理

(1)监测生命体征和神经系统体征变化。

(2)保持气道通畅,维持呼吸、循环稳定。

(3)安静卧床,避免激动及用力,保持大便通畅。

(4)对症应用镇静、镇咳及抗癫痫类药物。

(5)监测血压,保持收缩压<21.3 kPa 和平均动脉压>12.0 kPa。

（6）心电监护，保护心功能。

（7）维持水、电解质平衡，纠正低钠血症。

（8）控制血糖，空腹血糖维持在 10 mmol/L 以下。

（二）动脉瘤介入和外科手术治疗

外科手术夹闭或弹簧圈栓塞均可降低动脉瘤性蛛网膜下腔出血的再出血风险。与完全性栓塞相比，包埋或覆盖动脉瘤、不完全夹闭或栓塞都会增加再出血风险，应尽可能选择完全栓塞治疗动脉瘤。对于同时适用于介入栓塞和外科手术的患者，应首先考虑介入栓塞。早期治疗可降低再出血风险，且新技术可提高早期动脉瘤治疗的有效性。

（三）预防再出血的药物和其他治疗

明确病因，针对病因治疗是预防再出血的根本措施。早期、短程抗纤溶药物治疗结合早期动脉瘤治疗，可减少再出血的发生。卧床休息有助于减少再出血。

（四）血管痉挛的治疗

血管痉挛在出血后 3～5 天内出现，5～14 天达到高峰，2～4 周后逐渐缓解。新发的局灶性神经功能缺损，难以用脑积水或再出血解释时，应首先考虑症状性血管痉挛。平均动脉压增高可能间接提示血管痉挛的发生。动脉瘤性蛛网膜下腔出血的患者应静脉滴注或口服尼莫地平，可有效改善预后。扩容治疗是症状性血管痉挛合理的治疗方法，高血容量、诱导血压增高以及血液稀释的"3-H"治疗是主要的方法。可根据临床具体情况选择脑血管成形术和/或动脉内注射血管扩张剂治疗血管痉挛。

（五）脑积水的治疗

伴有第三、四脑室积血的急性脑积水患者可考虑行脑室引流。有症状的慢性脑积水患者需临时或永久的脑脊液分流术。脑室引流对脑室扩张的患者有益，并可减轻急性蛛网膜下腔出血的意识障碍水平。

（六）痫样发作的治疗

不推荐长期使用抗癫痫药物。但对痫样发作的高风险人群，如既往有癫痫史、实质血肿或梗死、大脑中动脉动脉瘤的患者，可考虑长期使用。

四、预防保健

蛛网膜下腔出血的危险因素包括高血压、吸烟、酗酒及滥用药物（如可卡因和苯丙醇胺)等。所以,预防措施包括积极治疗高血压、戒烟、限酒。如果一级亲属中有 2 例以上动脉瘤性蛛网膜下腔出血者,建议行 CTA 或 MRA 进行动脉瘤筛查。

第五节　癫　痫

癫痫以脑神经元异常放电引起反复痫性发作为特征,是一种慢性反复发作性短暂脑功能失调综合征。癫痫的发病率与年龄有关。一般认为 1 岁以内患病率最高,其次为 1～10 岁,以后逐渐降低。我国男女之比为 1.15∶1～1.7∶1。种族患病率无明显差异。

一、病因

癫痫病因极其复杂,可分 3 大类,并存在多种影响发病的因素。

(一)特发性癫痫

可有遗传倾向,无其他明显病因,常在某特殊年龄段起病,有特征性临床及脑电图表现,诊断较明确。

(二)症状性癫痫

中枢神经系统病变影响结构或功能等,如局灶性或弥漫性脑部疾病,以及某些系统性疾病。

(三)隐源性癫痫

此类型较多见,临床表现提示症状性癫痫,但未找到明确病因,可在特殊年龄段起病,无特定临床和脑电图表现。

二、诊断

(一)临床表现

1.全面强直-阵挛发作

全面强直-阵挛发作是指全身肌肉抽动及意识丧失的发作。以产伤、脑外伤、脑瘤等较常见。强直-阵挛发作可发生在任何年龄,是各种癫痫中最常见的发作类型。其典型发作可分为先兆期、强直期、阵挛期、恢复期 4 个临床阶段。

2.单纯部分发作

单纯部分发作是指脑的局部皮质放电而引起的与该部位的功能相对应的症状,包括运动、感觉、自主神经、精神症状及体征。可将其分为 4 组:①伴运动症状者;②伴躯体感觉或特殊感觉症状者;③伴自主神经症状和体征者;④伴精神症状者。

3.复杂部分发作

复杂部分发作习惯上又称精神运动发作,伴有意识障碍。先兆多在意识丧失前或即将丧失时发生,故发作后患者仍能回忆。

4.失神发作

其典型表现为短暂的意识障碍,而不伴先兆或发作后症状。

5.癫痫持续状态

癫痫持续状态是指单次癫痫发作超过 30 分钟,或者癫痫频繁发作,以致患者尚未从前一次发作中完全恢复而又有另一次发作,总时间超过 30 分钟者。癫痫持续状态是一种需要抢救的急症。

(二)辅助检查

1.脑电图

脑电图检查已成为癫痫诊断和分型必不可少的检查方法,还广泛应用于指导选用抗癫痫药、估计预后、手术前定位,并用于阐明癫痫的病理生理。发作时记录的脑电图诊断意义最大,但这种机会甚少,大多只能在发作间歇期对患者进行脑电图检测。

2.神经影像学检查

CT 和 MRI 可帮助癫痫病灶结构异常的诊断。

3.其他检查

血、尿、大便常规检查及血糖、电解质(钙、磷)测定。

(三)诊断标准

癫痫诊断主要根据发作史,目击者对发作过程提供可靠的详细描述,辅以脑电图痫性放电证据即可确诊。

三、治疗

癫痫的治疗可分为控制发作、病因治疗、外科治疗等方面。其中最重要的是控制发作,目前以药物治疗为主。

临床上可根据癫痫发作类型选用抗癫痫药物,一般应于发作完全控制后,如无不良反应再继续服用 3～5 年,方可考虑停药。目前多主张用一种药物,确认单药治疗失败后,方可加用第 2 种药物。如失神发作或肌阵挛发作无法用单药控制者,可合用乙琥胺和丙戊酸钠,或其一加用苯二氮䓬类可有效。对混合型癫痫可以根据发作类型联合用药,但以不超过 3 种药物为宜。

用药宜从小剂量开始,然后逐渐增量,以既能控制发作、又不产生毒性反应的最小有效剂量为宜。换药宜采取加用新药及递减旧药的原则。不能骤然停药。

有些器质性脑病的癫痫患者可能需要终生服药;有学者主张发病年龄＞30 岁者需谨慎停药,因其停药后复发率较高,需长期服药或终生服药。但仍有 10％～15％的患者难以控制发作,可以采用外科治疗。

四、预防保健

预防癫痫发作复发,应主要注意以下几方面:生活规律,按时休息,保证充足睡眠,避免熬夜、疲劳等。避免长时间看电视、打游戏机等。按时、规律服药,定期门诊随诊。

第六节 帕 金 森 病

帕金森病是一种常见的神经系统退行性疾病,在我国 65 岁以上人群的患病率为 1700/10 万,并随年龄增长而升高,给家庭和社会带来沉重的负担。绝大多数的研究认为男性的患病率较女性稍高。多数研究证实,吸烟与帕金森病呈负相关,即吸烟者患帕金森病的风险显著减少。

一、病因

病因及发病机制尚未明确,可能与社会、药物、患者等因素有关。

二、诊断

(一)临床表现

帕金森病起病隐袭,进展缓慢。

1.运动症状

首发症状通常是一侧肢体的震颤或活动笨拙,进而累及对侧肢体。临床上主要表现为静止性震颤、运动迟缓、肌强直和姿势步态障碍。

2.非运动症状

近年来人们越来越多地注意到抑郁、便秘和睡眠障碍等非运动症状也是帕金森病患者常见的主诉,它们对患者生活质量的影响甚至超过运动症状。

(二)辅助检查

血常规、脑脊液检查多无异常。头颅 CT、MRI 也无特征性改变。嗅觉检查多可发现帕金森病患者存在嗅觉减退。用示踪剂行多巴胺转运体功能显像可显示多巴胺转运体数量减少,在疾病早期甚至亚临床期即可显示降低,可支持诊断。

根据《中国帕金森病的诊断标准》(图 2-1)的诊断标准,帕金森综合征诊断的确立是诊断帕金森病的先决条件。诊断帕金森综合征基于 3 个核心运动症状,即必备运动迟缓和至少存在静止性震颤或肌强直 2 项症状的 1 项。

一旦患者被明确诊断存在帕金森综合征表现,可按照以下标准进行临床诊断。

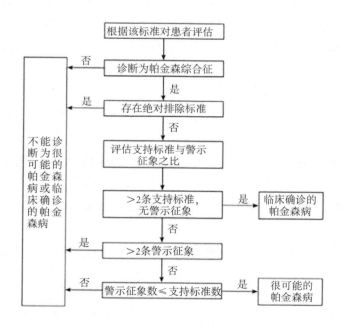

图 2-1 帕金森病诊断流程

1.临床确诊的帕金森病

(1)不存在绝对排除标准。

（2）至少存在 2 条支持标准。

（3）没有警示征象。

2.临床很可能的帕金森病

（1）不符合绝对排除标准。

（2）如果出现警示征象则需要通过支持标准来抵消：如果出现 1 条警示征象，必须需要至少 1 条支持标准抵消；如果出现 2 条警示征象，必须需要至少 2 条支持标准抵消；如果出现 2 条以上警示征象，则诊断不能成立。

3.支持标准

（1）患者对多巴胺能药物的治疗明确且显著有效。在初始治疗期间，患者的功能可恢复或接近至正常水平。在没有明确记录的情况下，初始治疗的显著应答可定义为下面的情况。①药物剂量增加时症状显著改善，剂量减少时症状显著加重；②存在明确且显著的开关期症状波动，并在某种程度上包括可预测的剂末现象。

（2）出现左旋多巴诱导的异动症。

（3）临床体检观察到单个肢体的静止性震颤（既往或本次检查）。

（4）以下辅助检测阳性有助于鉴别帕金森病与非典型性帕金森综合征：存在嗅觉减退或丧失，或头颅超声显示黑质异常高回声（＞20 mm²），或心脏间碘苄胍闪烁显像法显示心脏去交感神经支配。

4.绝对排除标准

出现下列任何 1 项即可排除帕金森病的诊断（但不应将有明确其他原因引起的症状算入其中，如外伤等）。

（1）存在明确的小脑性共济失调，或者小脑性眼动异常（持续的凝视诱发的眼震、巨大方波跳动、超节律扫视）。

（2）出现向下的垂直性核上性凝视麻痹，或者向下的垂直性扫视选择性减慢。

（3）在发病后 5 年内，患者被诊断为高度怀疑的行为变异型额颞叶痴呆或原发性进行性失语。

（4）发病 3 年后仍局限于下肢的帕金森样症状。

（5）多巴胺受体阻滞剂或多巴胺耗竭剂治疗诱导的帕金森综合征，其剂量和时程与药物性帕金森综合征相一致。

（6）尽管病情为中等严重程度，但患者对高剂量（不少于 600 mg/d）的左旋多巴治疗缺乏显著的治疗应答。

（7）存在明确的皮质复合感觉丧失（如在主要感觉器官完整的情况下出现皮肤书写觉和实体辨别觉损害），以及存在明确的肢体观念运动性失用或进行性失语。

（8）分子神经影像学检查突触前多巴胺能系统功能正常。

（9）存在明确可导致帕金森综合征或疑似与患者症状相关的其他疾病，或者基于全面诊断评估，由专业医师判断其可能为其他综合征，而非帕金森病。

5.警示征象

（1）发病后 5 年内出现快速进展的步态障碍，以至于需要经常使用轮椅。

（2）运动症状或体征在发病后 5 年内或 5 年以上完全不进展，除非这种病情的稳定是与治疗相关。

（3）发病后 5 年内出现球麻痹症状，表现为严重的发音困难、构音障碍或吞咽困难（需进食较软的食物，或通过鼻胃管、胃造瘘进食）。

（4）发病后 5 年内出现吸气性呼吸功能障碍，即在白天或夜间出现吸气性喘鸣或者频繁的吸气性叹息。

（5）发病后 5 年内出现严重的自主神经功能障碍，包括以下表现：①直立性低血压，即在站起后 3 分钟内，收缩压下降至少 4.0 kPa 或舒张压下降至少 2.7 kPa。②发病后 5 年内出现严重的尿潴留或尿失禁（不包括女性长期存在的低容量压力性尿失禁），且不是简单的功能性尿失禁（如不能及时如厕）。对于男性患者，尿潴留必须不是由前列腺疾病所致，且伴发勃起障碍。

（6）发病后 3 年内由于平衡障碍导致反复（＞1 次/年）跌倒。

（7）发病后 10 年内出现不成比例的颈部前倾或手足挛缩。

（8）发病后 5 年内不出现任何一种常见的非运动症状，包括嗅觉减退、睡眠障碍（睡眠维持性失眠、日间过度嗜睡、快动眼期睡眠行为障碍）、自主神经功能障碍（便秘、日间尿急、症状性直立性低血压）、精神障碍（抑郁、焦虑、幻觉）。

（9）出现其他原因不能解释的锥体束征。

（10）起病或病程中表现为双侧对称性的帕金森综合征症状，没有任何侧别优势，且客观体检亦未观察到明显的侧别性。

三、治疗

（一）综合治疗

应采取综合治疗，包括药物治疗、手术治疗、康复治疗、心理治疗及护理等。药物治疗作为首选，是整个治疗过程中的主要治疗手段，而手术治疗则是药物治疗的一种有效补充手段。

(二)药物治疗

治疗应遵循一般原则,也应强调个体化特点。用药原则以提高生活质量为目标,坚持"剂量滴定""以最小剂量达到满意效果"。尽量避免或减少药物的不良反应和并发症,药物治疗时特别是使用左旋多巴不能突然停药,以免发生左旋多巴撤药恶性综合征。

1.保护性治疗

保护性治疗目的是延缓疾病的发展,改善患者的症状。原则上,帕金森病一旦被诊断就应及早予以保护性治疗。目前临床上作为保护性治疗的药物主要是单胺氧化酶B型抑制剂。

2.症状性治疗

(1)早期帕金森病治疗:疾病早期若病情未影响患者的生活和工作能力,应鼓励患者坚持工作及社会活动,可暂缓给予症状性治疗用药;若疾病影响患者的日常生活和工作能力,则应开始症状性治疗。<65岁且不伴智能减退的患者可选择:①非麦角类多巴胺受体激动剂;②单胺氧化酶B型抑制剂或加用维生素E;③金刚烷胺,若震颤明显而其他抗帕金森病药物效果不佳,则可选用抗胆碱能药;④复方左旋多巴联合儿茶酚-氧位-甲基转移酶抑制剂;⑤复方左旋多巴一般在①、②、③方案治疗效果不佳时加用。>65岁或伴智能减退的患者首选复方左旋多巴,必要时可加用多巴胺受体激动剂、单胺氧化酶B型抑制剂或儿茶酚-氧位-甲基转移酶抑制剂。苯海索因有较多不良反应尽可能不要用,尤其老年男性患者,除非有严重震颤并明显影响患者的日常生活能力。

(2)中期帕金森病治疗:早期阶段首选多巴胺受体激动剂、单胺氧化酶B型抑制剂或金刚烷胺/抗胆碱能药治疗的患者,发展至中期阶段,则症状改善已不明显,此时应添加复方左旋多巴治疗;早期阶段首选低剂量复方左旋多巴治疗的患者,至中期阶段其症状改善也不显著,此时应适当加大剂量或添加多巴胺受体激动剂、单胺氧化酶B型抑制剂、金刚烷胺、儿茶酚-氧位-甲基转移酶抑制剂。

(3)晚期帕金森病治疗:晚期帕金森病的临床表现极其复杂,其中有疾病本身的进展,也有药物不良反应或并发症的因素参与。晚期帕金森病患者的治疗,一方面继续力求改善运动症状,另一方面处理一些可能产生的运动并发症和非运动症状。

(三)手术治疗

手术方法主要有2种,包括神经核毁损术和脑深部电刺激术。脑深部电刺激术因其微创、安全、有效,已作为手术治疗的首选。神经核毁损术费用低,且也有一定疗效,因此在一些地方仍有应用。帕金森病患者出现明显疗效减退或异动症,经药物调整不能很好地改善症状者可考虑手术治疗。

四、预防保健

目前尚无有效的预防措施阻止疾病的发生和进展。早期发现临床前患者,并采取有效的预防措施阻止多巴胺能神经元的变性死亡,才能阻止疾病的发生与进展。流行病学研究提示绿茶可能降低患帕金森病的风险。

第七节 偏 头 痛

偏头痛是临床常见的原发性头痛类型,女性多发,发病率为男性的 3～4 倍,人群中患病率为 5％～10％,常有遗传背景。该病多在青春期起病,发病年龄为25～34 岁。

一、病因

偏头痛的病因仍不明确。约 50％的患者有家族史,女性患者倾向于在月经来潮前后发病,有 15％的女性偏头痛患者仅在月经前后发生,即所谓"真性经期偏头痛",至怀孕以后发作减少,其中 75％～80％在孕期停止发作,提示发作可能与内分泌或水潴留有关。精神紧张、过度劳累、强光刺激、烈日照射、低血糖、应用扩血管药物,或食用高酪胺食物(如巧克力、乳酪、柑橘)及酒精类饮料,均可诱发偏头痛发作。

二、诊断

(一)临床表现

偏头痛主要包括有先兆的偏头痛和无先兆的偏头痛 2 大类。

1.有先兆的偏头痛

有先兆的偏头痛也称典型偏头痛,占偏头痛的 15％～18％,多有家族史。典型病例发病过程分为以下阶段。

(1)先兆期:发作前出现短暂的先兆,如视觉先兆,会出现闪光、闪烁的锯齿形线条、暗点、黑矇和偏盲等,还可有视物变形和物体颜色改变等。其次为躯体感觉先兆,如一侧肢体或面部麻木、感觉异常等;运动先兆如轻偏瘫和失语等,但相对少见。先兆可持续数分钟至 1 小时。

(2)头痛期:在先兆同时或随后出现一侧颞部或眶后搏动性头痛。约 2/3 的患者为单侧,1/3 为双侧或两侧交替,也可表现为全头痛、单侧或双侧额部头痛及不常见的枕部头痛等。头痛常从额部、颞部及眶后部开始,向半侧或全头部扩散。典型有颞浅动脉明显搏动感,常伴有恶心、呕吐、畏光或畏声、易激惹、气味恐怖及疲劳感等。患者喜静卧于暗室,睡眠后减轻。头痛持续 2~10 小时,少数可达 1~2 天。

(3)头痛后期:头痛消退后患者常表现疲劳、倦怠、无力和食欲差等,1~2 天好转。

2.无先兆的偏头痛

无先兆的偏头痛也称普通偏头痛,是最常见的类型,约占偏头痛的 80%。相对于有先兆的偏头痛,缺乏典型先兆,常为双侧颞部及眶周疼痛,可为搏动性,头痛反复发作,伴呕吐。头痛持续时间较长,可达数天,疼痛持续时伴颈肌收缩可使症状复杂化。发作时常有头皮触痛,呕吐偶可使头痛终止。

(二)辅助检查

如血、尿常规,电解质,脑脊液检查及神经影像学检查,排除器质性病变。

(三)诊断标准

1.无先兆的(普通型)偏头痛

符合下述 2~4 项,发作至少 5 次以上。

(1)每次发作持续 4~72 小时(未经治疗或治疗无效者)。

(2)具有以下至少 2 项特征:①单侧性;②搏动性;③中重度疼痛(影响日常生活);④上楼或其他类似日常活动使之加重。

(3)发作期间至少有下列 1 项:①恶心或呕吐;②畏光和畏声。

(4)病史和体格检查提示无器质性及其他系统代谢性疾病证据,或经相关检查已排除;或虽有某种器质性疾病,但偏头痛初次发作与该病无密切关系。

2.有先兆的(典型)偏头痛

下述 2 项至少有 2 次发作。

(1)具有以下至少 3 项特征:①有一次或多次完全可逆的先兆症状,表现局灶性大脑皮质和/或脑干功能障碍。②至少有一个先兆症状逐渐发展,持续 4 分钟以上;或相继发生 2 个或 2 个以上症状。③先兆症状持续时间<60 分钟,但有

一个以上先兆症状时,持续时间相应延长。④头痛发生在先兆后,间隔＜60分钟(头痛可与先兆症状同时发生)。

(2)病史和体格检查提示:无器质性及其他系统代谢性疾病证据,或经相关检查已排除;或虽有某种器质性疾病,但偏头痛初次发作与该病无密切关系。

三、治疗

(一)急性期药物治疗

急性发作期治疗药物的选择应根据头痛严重程度、伴随症状、既往用药情况和患者的个体情况而定。对轻中度头痛患者,可单用非甾体抗炎药如对乙酰氨基酚、萘普生、布洛芬等可有效,如无效再用偏头痛特异性治疗药物。对中重度头痛患者,可直接选用偏头痛特异性治疗药物如麦角类制剂和曲坦类药物,以尽快改善症状。

(二)预防性药物治疗

目前应用于偏头痛预防性治疗领域的药物主要包括:β受体阻滞剂、钙通道阻滞剂、抗癫痫药物、抗抑郁剂、非甾体抗炎药及其他种类的药物。

四、预防保健

部分患者发现其偏头痛由某些因素诱发,避免其中某些因素可降低发生偏头痛的概率。鼓励患者记录"偏头痛日历",即写下每次的偏头痛发作,以及发作前都吃了什么和做了什么,以便发现是否有需要避免的饮食或行为。

第八节　三叉神经痛

三叉神经痛为临床常见的脑神经疾病,人群患病率为182/10万,年发病率为(3～5)/10万,多发生于成年及老年人,发病年龄在28～89岁,70%～80%的病例发生在40岁以上,高峰年龄在48～59岁。

一、病因

三叉神经痛可分为原发性与继发性2种。

(一)原发性三叉神经痛

病因及发病机制尚不清楚,多认为病变位于三叉神经半月节及其感觉神经根内,也可能与血管压迫、岩骨部位的骨质畸形等因素导致对神经的机械性压迫、牵拉及营养代谢障碍有关。

(二)继发性三叉神经痛

继发性三叉神经痛又称症状性三叉神经痛,常由小脑脑桥角及其邻近部位的肿瘤、炎症、外伤以及三叉神经分支部位的病变所引起。

二、诊断要点

(一)临床表现

1.典型三叉神经痛特点

典型三叉神经痛特点包括:①疼痛为阵发性、反复发作;②有明确的间歇期且间歇期完全正常;③有"扳机点"和明确的诱发动作;④三叉神经功能正常。原发性三叉神经痛多为典型三叉神经痛。

2.非典型三叉神经痛特点

非典型三叉神经痛特点包括:①疼痛时间延长甚至为持续性疼痛,但可有阵发性加重;②无"扳机点"现象;③出现了三叉神经功能受累表现,如面部麻木、感觉减退、角膜反射迟钝、咀嚼肌无力和萎缩等。继发性三叉神经痛多为非典型三叉神经痛。

(二)辅助检查

影像学检查(MRI、CT 等)有助于确诊继发性三叉神经痛。

(三)诊断标准

依据典型的临床表现可以诊断三叉神经痛,区别原发性三叉神经痛和继发性三叉神经痛建议参考以下几点。

(1)三叉神经反射电生理学检测可能有助于诊断原发性三叉神经痛。

(2)存在三叉神经感觉减退或双侧同时起病可能为继发性三叉神经痛,但是由于特异度较差,不存在上述特征的患者也不能排除继发性三叉神经痛。

(3)术前影像学检查(MRI、CT 等)有助于确诊继发性三叉神经痛,但对于原发性三叉神经痛,术前影像学检查(MRI、CT 等)并不能确诊或者排除是否存在责任血管对三叉神经的压迫,但是仍然推荐三叉神经痛患者术前行影像学检查。

(4)患者起病年龄较轻、异常的三叉神经诱发电位、药物治疗效果不佳及三叉神经第一支分布区域疼痛者并不提示为原发三叉神经痛。

三、治疗

(一)内科治疗

药物治疗对原发性三叉神经痛的疗效确切,但对继发性三叉神经痛的疗效不确切。卡马西平疗效确切,奥卡西平可能有效。加巴喷丁、拉莫三嗪、匹莫齐特可以考虑用于辅助治疗原发性三叉神经痛疼痛。其他用于镇痛的药物(如 5-羟色胺、去甲肾上腺素再摄取抑制剂和三环类抗抑郁药)在治疗三叉神经痛中的疗效尚缺乏循证医学证据。

(二)外科治疗

当药物治疗的疗效减退或者出现患者无法耐受的不良反应而导致药物治疗失败时,应尽早考虑外科手术治疗。外科手术方式有多种,包括经皮三叉神经半月神经节射频温控热凝术、Meckel 囊球囊压迫术、Meckel 囊甘油注射、伽马刀治疗及微血管减压手术。

四、预防保健

三叉神经痛患者平时应保持情绪稳定,不宜激动,在洗脸或者刷牙的时候动作要轻柔,注意头、面部保暖,避免局部受冻、受潮,不要用过冷或过热的水洗脸,另外注意避免直接的风吹或日晒等。

第九节 吉兰-巴雷综合征

吉兰-巴雷综合征(guillain-barre syndrome,GBS)是一类免疫介导的急性炎性周围神经病。GBS 在全球均有发生,每年总发病率为 $1/100\,000\sim2/100\,000$。所有年龄段均可受累,但从 10 岁开始,年龄每增加 10 岁,发病率约增加 20%,男性发病率稍高于女性。该病包括急性炎性脱髓鞘性多发神经根神经病(acute inflammatory demyelinating polyneuropathies,AIDP)、急性运动轴索性神经病、急性运动感觉轴索性神经病、Miller Fisher 综合征等亚型。本节主要讨论 AIDP 类型。

一、病因

目前多认为 GBS 发病机制是前驱感染诱发了免疫应答,由于病原体与外周神经成分存在共同的交叉反应性表位,机体免疫系统对后者也产生了交叉免疫反应(分子模拟机制),最终导致急性多发性神经病。

二、诊断要点

(一)临床表现

GBS 的主要临床特征是进行性、对称性的肌无力,伴深腱反射减弱或消失。患者通常在出现症状后数天至 1 周就诊。肌无力表现各异,轻则轻微行走困难,重则所有肢体肌、呼吸肌及延髓肌几乎完全受累。

(二)辅助检查

1.脑脊液检查

脑脊液蛋白、细胞分离是 GBS 的特征之一,多数患者在发病几天内蛋白含量正常,2～4 周内脑脊液蛋白不同程度升高。

2.血清学检查

部分患者血清可检测到抗空肠弯曲菌抗体、抗巨细胞病毒抗体等。

3.神经电生理检查

主要根据运动神经传导测定,提示周围神经存在脱髓鞘性病变。如果继发轴索损害,在发病 10 天～2 周后肌电图可出现异常自发电位。随着神经再生则出现运动单位电位时限增宽、高波幅、多相波增多及运动单位丢失。

(三)诊断标准

《中国吉兰-巴雷综合征诊治指南》中对 GBS 最常见类型 AIDP 的诊断标准:①常有前驱感染史,呈急性起病,进行性加重,多在 2 周左右达高峰;②对称性肢体和延髓支配肌肉、面部肌肉无力,重症者可有呼吸肌无力,四肢腱反射减低或消失;③可伴轻度感觉异常和自主神经功能障碍;④脑脊液出现蛋白-细胞分离现象;⑤电生理检查提示远端运动神经传导潜伏期延长、传导速度减慢、F 波异常、传导阻滞、异常波形离散等;⑥病程有自限性。

三、病情判断

GBS 病情一般在 2 周左右达到高峰,继而持续数天至数周后开始恢复,少数患者在病情恢复过程中出现波动。多数患者神经功能在数周至数月内基本恢复,少数遗留持久的神经功能障碍。GBS 病死率约 3%,主要死于呼吸衰竭、感染、低血压、严重心律失常等并发症。

四、治疗

(一)一般治疗

1.心电监护

有明显的自主神经功能障碍者,应给予心电监护。

2.呼吸道管理

有呼吸困难和延髓支配肌肉麻痹的患者应注意保持呼吸道通畅,尤其注意加强吸痰及防止误吸。对病情进展快、伴有呼吸肌受累者,应该严密观察病情,若有明显呼吸困难、肺活量明显降低、血氧分压明显降低时,应尽早进行气管插管或气管切开,机械辅助通气。

3.营养支持

延髓支配肌肉麻痹者有吞咽困难和饮水呛咳,需给予鼻饲营养。

4.其他对症处理

如出现尿潴留、神经性疼痛、肺部感染、泌尿系统感染、压疮、下肢深静脉血栓形成,注意给予相应的积极处理,以防止病情加重。

(二)免疫治疗

1.静脉注射免疫球蛋白

推荐有条件者尽早应用。

2.血浆置换

推荐有条件者尽早应用。

3.糖皮质激素

国外的 GBS 指南均不推荐应用糖皮质激素治疗 GBS。但在我国,由于经济条件或医疗条件限制,有些患者无法接受 IVIg 或血浆置换治疗,目前许多医院仍在应用糖皮质激素治疗 GBS,尤其在早期或重症患者中使用。对于糖皮质激素治疗 GBS 的疗效还有待于进一步探讨。

(三)神经营养

可应用 B 族维生素治疗。

(四)康复治疗

病情稳定后,早期进行正规的神经功能康复锻炼,以预防失用性肌萎缩和关节挛缩。

五、预防保健

因为 GBS 的症状可能会非常迅速地恶化,患者通常需要住院治疗。在医院内,医师可监测患者的呼吸、心跳等状况,以治疗出现的任何问题。在患者住院期间应注意对其加强护理,避免泌尿系统感染、静脉血栓等卧床并发症。病情稳定后,患者应尽早进行肢体康复锻炼。

第十节 重症肌无力

重症肌无力是由神经-肌肉接头功能障碍引起的一种获得性自身免疫性疾病。年发病率约为 7.40/100 万,患病率约为 1/5 000。该病在各个年龄阶段均可发病,发病率呈现双峰现象,在 40 岁之前,女性发病高于男性(男:女为 3:7),在 40~50 岁男女发病率相当,在 50 岁之后,男性发病率略高于女性(男:女为 3:2)。

一、病因

导致重症肌无力的病因包括自身免疫、被动免疫(暂时性新生儿重症肌无力)、遗传性(先天性肌无力综合征)及药源性(D-青霉胺等)因素。

二、诊断要点

(一)临床表现

主要特征是波动性骨骼肌无力。肌无力可能会整天波动,但通常在一天中较晚些时候或傍晚或者运动后加重,此种现象称为"晨轻暮重"。通常,随着疾病进展,无症状期不复存在;症状将持续存在但轻重程度有所波动。超过 50% 的患者表现为上睑下垂和/或复视的眼部症状。大约 15% 的患者会表现出延髓症状,包括构音障碍、吞咽困难和咀嚼易疲劳。不足 5% 的患者仅表现为近端肢体无力。

(二)辅助检查

1.药理试验

新斯的明试验时,成人皮下注射 1~1.5 mg,可同时皮下注射阿托品 0.5 mg以消除其 M 胆碱样不良反应。记录一次单项肌力情况,注射后每 10 分钟记录一次,持续记录 60 分钟。以改善最显著时的单项绝对分数,依照公式计算相对评分。

2.电生理检查

(1)低频重复电刺激:使用低频重复电刺激(2～5 Hz),第 4 或 5 波与第 1 波相比,波幅衰竭 50％以上。

(2)单纤维肌电图:"颤抖"增宽为异常。

3.血清学检查

(1)乙酰胆碱受体(AChR)抗体:在 30％～50％的单纯眼肌型重症肌无力患者血中可检测到 AChR 抗体,在 80％～90％的全身型重症肌无力患者血中可检测到 AChR 抗体。

(2)抗骨骼肌特异性受体酪氨酸激酶(抗-MuSK)抗体:约在 50％的乙酰胆碱受体抗体阴性的全身型重症肌无力患者血中可检测到抗-MuSK 抗体。

(3)抗横纹肌抗体:包括抗 Titin 抗体、抗 RyR 抗体等。重症肌无力患者伴有胸腺瘤或病情较重且对治疗不敏感的患者此类抗体阳性率较高。

4.胸腺影像学检查

约 15％的重症肌无力患者同时伴有胸腺瘤,约 60％的重症肌无力患者伴有胸腺增生;纵隔 CT 胸腺瘤检出率可达 94％。

(三)诊断标准

1.临床特征

某些特定的横纹肌群肌力表现出波动性和易疲劳性,通常以眼外肌最常受累,肌无力症状晨轻暮重,持续活动后加重,经休息后缓解。

2.药理学特征

皮下注射胆碱酯酶抑制剂甲基硫酸新斯的明后,以改善最显著时的单项绝对分数计算相对评分,各单项相对评分中有一项阳性者,即定为新斯的明试验阳性。

3.电生理学特征

频重复频率刺激可使波幅衰竭 50％以上;单纤维肌电图测定的"颤抖"增宽。

4.血清学特征

可检测到 AChR 抗体,或抗-MuSK 抗体。

临床可能:典型的临床特征,同时具备药理学特征和/或电生理学特征,并排除其他可能疾病。临床确诊:在临床可能的基础上,同时具备血清学特征。

三、病情判断

眼肌型重症肌无力患者中 10％～20％可以自愈,20％～30％始终局限于眼外肌,而在其余的 50％～70％中,绝大多数可能在起病 3 年内逐渐累及延髓和肢体肌肉,发展成为全身型重症肌无力。60％～70％的患者在发病 1 年内疾病严重程度达到高峰,20％的患者在发病 1 年内出现重症肌无力危象。全身型重症肌无力患者一般经历 3 个阶段:活跃期特征性的表现为肌无力症状交替的复发和缓解过程,持续 7 年左右;非活跃期肌无力症状少有波动,持续 10 年左右;终末期肌无力症状对药物治疗不再敏感,并伴有肌肉的萎缩。

四、治疗

(一)胆碱酯酶抑制剂

溴化吡啶斯的明是最常用的胆碱酯酶抑制剂,用于改善临床症状,是所有类型重症肌无力的一线用药。其使用剂量应个体化,不宜单独长期使用,一般应配合其他免疫抑制剂和/或免疫调节剂。

(二)免疫抑制和调节药物

1.糖皮质激素

口服糖皮质激素,如泼尼松等是一线选择药物,可以使 70％～80％的患者得到缓解或显著改善。

2.硫唑嘌呤

与糖皮质激素联合使用比单用糖皮质激素效果更好。

3.甲氨蝶呤

主要用于一线免疫抑制药物无效的患者。

4.环磷酰胺

主要用于糖皮质激素与硫唑嘌呤、甲氨蝶呤、霉酚酸酯或环孢素联合使用不能耐受或无效的患者。

5.环孢素

主要用于硫唑嘌呤不能耐受或无效的患者。

6.霉酚酸酯

可以试用于硫唑嘌呤不能耐受或无效的患者。

(三)血浆交换

适用于短期治疗,主要用于病情急性进展患者、肌无力危象患者、肌无力患者胸腺切除术前和围术期处理,以及免疫抑制治疗初始阶段。

(四)静脉注射用丙种球蛋白

使用适应证与血浆交换相同,主要用于病情急性进展患者、胸腺切除术前准备及作为辅助用药。

(五)胸腺摘除手术

确诊胸腺瘤患者应行胸腺摘除手术。对于不伴有胸腺瘤的重症肌无力患者,相对较重患者,特别是全身型合并抗 AChR 抗体阳性的重症肌无力患者则可能在手术后临床症状得到改善或缓解;对于抗-MuSK 抗体阳性的重症肌无力患者,胸腺摘除手术对肌无力的疗效不佳;而对于抗 AChR 抗体和抗-MuSK 抗体均为阴性的全身型重症肌无力患者,也应早期行胸腺摘除手术治疗。

五、预防保健

重症肌无力患者的症状在某些条件下会有所加重,如上呼吸道感染、疲劳、怀孕、体温升高、精神创伤、甲状腺疾病和使用影响神经肌肉接头的药物(如氨基糖苷类抗生素等)等,患者在生活中需注意避免。

第十一节 多发性硬化

多发性硬化(multiple sclerosis,MS)是一种最常见的中枢神经系统脱髓鞘性疾病,主要临床特征为反复缓解发作的脑、脊髓和/或视神经受损。常于青壮年发病。西北欧、北美洲发病率高达(50~100)/10 万,亚洲属相对低发区。

一、病因

病因不清。自身免疫为本病的重要发病机制,病毒或不明原因的感染可能为诱发因素。

二、诊断要点

(一)临床表现

由于 MS 患者大脑、脑干、小脑、脊髓可同时或相继受累,故其临床症状和体征多种多样,如肢体无力、感觉异常、眼部症状及共济失调等。另外,大多数患者在临床上表现为空间和时间多发性。空间多发性是指病变部位的多发,时间多发性是指缓解-复发的病程。

(二)辅助检查

1.脑脊液检查

脑脊液检查可为 MS 临床诊断提供重要证据。

(1)CSF 单个核细胞数:轻度增高或正常,一般在 $15×10^6/L$ 以内,约 1/3 急性起病或恶化的病例可轻至中度增高,通常不超过 $50×10^6/L$,超过此值应考虑其他疾病而非 MS。约 40% 的 MS 病例脑脊液蛋白轻度增高。

(2)IgG 鞘内合成检测:MS 的脑脊液 IgG 增高主要为中枢神经系统内合成,是脑脊液重要的免疫学检查。①脑脊液 IgG 指数:是 IgG 鞘内合成的定量指标,见于 70% 以上 MS 患者,测定这组指标也可计算中枢神经系统 24 小时 IgG 合成率,意义与 IgG 指数相似;②脑脊液 IgG 寡克隆区带(oligoclonal bands,OB):是 IgG 鞘内合成的定性指标,OB 阳性率可达 95% 以上。但应同时检测脑脊液和血清,只有脑脊液中存在 OB 而血清缺如才支持 MS 诊断。

2.诱发电位

诱发电位包括视觉诱发电位、脑干听觉诱发电位和体感诱发电等,50%～90% 的 MS 患者可有 1 项或多项异常。

3.MRI 检查

MRI 分辨率高,可识别无临床症状的病灶,使 MS 诊断不再只依赖临床标准。检查可见大小不一类圆形的 T_1 低信号、T_2 高信号,常见于侧脑室前角与后角周围、半卵圆中心及胼胝体,或为融合斑,多位于侧脑室体部;脑干、小脑和脊髓可见斑点状不规则 T_1 低信号及 T_2 高信号斑块;病程长的患者多数可伴脑室系统扩张、脑沟增宽等脑白质萎缩征象。

(三)诊断标准

根据最新修订的《Poser 诊断标准》可诊断 MS。

1.临床确诊 MS

(1)临床上有 2 次或 2 次以上发作,并有客观神经体征证实,不需其他辅助检查支持。

(2)2 次或 2 次以上临床发作,仅有 1 个客观的临床体征证据,但有脑脊液寡克隆区带 IgG 阳性,头颅和/或脊髓 MRI 可见多部位播散性白质病变。

(3)1 次临床发作和 1 个部位的阳性神经体征,但头颅 MRI 多部位播散病灶,有 2 个或 2 个以上病灶与体征相对应,以及 MRI 提示有 2 次或 2 次以上发作证据。

2.拟诊 MS

(1)临床起病隐匿,病程逐步进展。

(2)脑脊液中寡克隆区带 IgG 阳性。

(3)MRI 有多部位播散性病变,表现:①脑内发现 9 个或以上病灶;至少一个病灶在幕下;②2 个或以上脊髓病灶;③4 个脑和 1 个脊髓病灶;④视觉诱发电位异常和 4～8 个颅内病灶。

(4)视觉诱发电位异常和 4 个以下脑和 1 个脊髓病灶。

三、病情判断

急性发作后患者至少可部分恢复,但复发的频率和严重程度难于预测。提示预后良好的因素包括女性、40 岁以前发病、临床表现视觉或体感障碍等,出现锥体系或小脑功能障碍提示预后较差。尽管最终可能导致某种程度功能障碍,但大多数 MS 患者预后较乐观,约半数患者发病后 10 年只遗留轻度或中度功能障碍,病后存活期可长达 20～30 年,但少数可于数年内死亡。

四、治疗

(一)急性期

急性期可予免疫抑制剂治疗,常用药物包括下面几种。

1.甲泼尼龙

0.5～1.0 g 或地塞米松 10～20 mg 静脉滴注,每天 1 次,10～14 天后改为口服。

2.丙种球蛋白

0.4 g/(kg·d)静脉滴注,每天 1 次,连续 5 次为 1 疗程。

3.环磷酰胺

200 mg 静脉隔天注射,1～2 周后改为 100 mg/d,口服。

(二)恢复期

1.β 干扰素

为预防复发可予 β 干扰素治疗,每周 3 次,长期应用可以减少发作。

2.硫唑嘌呤

2～4 mg/(kg·d),可长期应用,但应定期血常规检查,注意骨髓抑制。

（三）对症治疗

肢体瘫痪和运动障碍者可予康复治疗；肢体痉挛严重者可口服氯苯氨丁酸；排尿不能者可予保留导尿；阵发性疼痛和癫痫发作者可口服卡马西平等对症治疗。

五、预防保健

目前研究认为，日光暴露、紫外线照射或血清维生素 D 水平与 MS 的风险或患病率呈负相关。另外，MS 病程长，病情易反复，给家庭和患者带来巨大的精神和经济负担，长期的压力导致患者情绪异常，而焦虑、抑郁影响患者的治疗和康复。应嘱患者保持愉悦心情，选择适合自己的减压方式。

第三章

呼吸内科常见疾病

第一节　急性上呼吸道感染

急性上呼吸道感染是指鼻腔、咽或喉部急性炎症的概称。患者不分年龄、性别、职业和地区。全年皆可发病,冬春季节多发,可通过含有病毒的飞沫或被污染的用具传播,多数为散发性,但常在气候突变时流行。由于病毒的类型较多,人体对各种病毒感染后产生的免疫力较弱且短暂,并且无交叉免疫,同时在健康人群中有病毒携带者,故一个人一年内可有多次发病。

急性上呼吸道感染 70%～80% 由病毒引起。主要有流感病毒(甲、乙、丙型)、副流感病毒、呼吸道合胞病毒、腺病毒、鼻病毒、埃可病毒、柯萨奇病毒、麻疹病毒、风疹病毒等。细菌感染可直接或继病毒感染之后发生,以溶血性链球菌为多见,其次为流感嗜血杆菌、肺炎链球菌和葡萄球菌等。偶见革兰氏阴性杆菌。其感染的主要表现为鼻炎、咽喉炎或扁桃体炎。

当有受凉、淋雨、过度疲劳等诱发因素,使全身或呼吸道局部防御功能降低时,原已存在于上呼吸道或从外界侵入的病毒或细菌可迅速繁殖,引起本病,尤其是老幼体弱或有慢性呼吸道疾病,如鼻旁窦炎、扁桃体炎、慢性阻塞性肺疾病患者更易罹患。

本病不仅具有较强的传染性,而且可引起严重并发症,应积极防治。

一、诊断标准

根据病史、流行情况、鼻咽部发生的症状和体征,结合外周血常规和胸部X线检查可做出临床诊断。进行细菌培养和病毒分离,或病毒血清学检查、免疫荧光法、酶联免疫吸附法、血凝抑制试验等,可能确定病因诊断。

(一)临床表现

根据病因不同,临床表现可有不同的类型。

1.普通感冒

普通感冒俗称"伤风",又称急性鼻炎或上呼吸道卡他,以鼻咽部卡他症状为主要表现。成人多为鼻病毒引起,其次为副流感病毒、呼吸道合胞病毒、埃可病毒、柯萨奇病毒等。起病较急,初期有咽干、咽痒或烧灼感,发病同时或数小时后,可有打喷嚏、鼻塞、流清水样鼻涕,2～3天后变稠。可伴咽痛,有时由于耳咽管炎使听力减退,也可出现流泪、味觉迟钝、呼吸不畅、声嘶、轻微咳嗽等。一般无发热及全身症状,或仅有低热、不适、轻度畏寒和头痛。检查可见鼻腔黏膜充血、水肿、有分泌物,咽部轻度充血。如无并发症,一般5～7天后痊愈。

2.流行性感冒

流行性感冒简称流感,是由流感病毒引起的一种急性呼吸道传染病。潜伏期1～2天,最短数小时,最长3天。起病多急骤,症状变化很多,主要以全身中毒症状为主,呼吸道症状轻微或不明显。临床表现和轻重程度差异颇大。

(1)单纯型:最为常见,先有畏寒或寒战、发热,继之全身不适,腰背发酸、四肢疼痛,头昏、头痛。部分患者可出现食欲缺乏、恶心、便秘等消化道症状。发热可高达39～40℃,一般持续2～3天。大部分患者有轻重不同的打喷嚏、鼻塞、流涕、咽痛、干咳或伴有少量黏液痰,有时有胸骨后烧灼感、紧压感或疼痛。年老体弱的患者,症状消失后体力恢复慢,常感软弱无力、多汗,咳嗽可持续1～2周或更长。体格检查:患者可呈重病容,衰弱无力,面部潮红,皮肤上偶有类似麻疹、猩红热、荨麻疹样皮疹,软腭上有时有点状红斑,鼻咽部充血水肿。本型中轻者,全身和呼吸道症状均不显著,病程仅1～2天,颇似一般感冒,单从临床表现颇难确诊。

(2)肺炎型:本型常发生在2岁以下的小儿,或原有慢性基础疾病,如二尖瓣狭窄、肺源性心脏病、免疫力低下以及孕妇、年老体弱者。其特点是在发病后24小时内可出现高热、烦躁、呼吸困难、咯血痰和明显发绀。全肺可有呼吸音减低、湿啰音或哮鸣音,但无肺实变体征。X线检查可见双肺广泛小结节性浸润,近肺门较多,肺周围较少。上述症状可进行性加重,抗生素无效。病程1周至1个月余,大部分患者可逐渐恢复,也可因呼吸、循环衰竭在5～10天死亡。

(3)中毒型:较少见。肺部体征不明显,具有全身血管系统和神经系统损害,有时可有脑炎或脑膜炎表现。临床表现为高热不退、神志昏迷,成人常有谵妄,儿童可发生抽搐。少数患者由于血管神经系统紊乱或肾上腺出血,导致血压下降或休克。

(4)胃肠型:主要表现为恶心、呕吐和严重腹泻,病程 2～3 天,恢复迅速。

3.以咽炎为主要表现的感染

(1)病毒性咽炎和喉炎:由鼻病毒、腺病毒、流感病毒、副流感病毒及肠病毒、呼吸道合胞病毒等引起。临床特征为咽部发痒和灼热感,疼痛不持久,也不突出。当有吞咽疼痛时,常提示有链球菌感染,咳嗽少见。急性喉炎多为流感病毒、副流感病毒及腺病毒等引起,临床特征为声嘶、讲话困难、咳嗽时疼痛,常有发热、咽炎或咳嗽。体检可见喉部水肿、充血,局部淋巴结轻度肿大和触痛,可闻及喘鸣音。

(2)疱疹性咽峡炎:常由柯萨奇病毒 A 引起,表现为明显咽痛、发热,病程约为 1 周。检查可见咽充血,软腭、悬腭垂、咽及扁桃体表面有灰白色疱疹及浅表溃疡,周围有红晕。多于夏季发病,多见于儿童,偶见于成人。

(3)咽结膜热:主要由腺病毒、柯萨奇病毒等引起。临床表现有发热、咽痛、畏光、流泪、咽及结膜明显充血。病程 4～6 天,常发生于夏季,游泳中传播。儿童多见。

(4)细菌性咽-扁桃体炎:多由溶血性链球菌引起,次为流感嗜血杆菌、肺炎链球菌、葡萄球菌等引起。起病急,明显咽痛、畏寒、发热、体温可达 39 ℃以上。检查可见咽部明显充血,扁桃体肿大、充血,表面有黄色点状渗出物,颌下淋巴结肿大、压痛,肺部无异常体征。

(二)实验室检查

1.血常规

病毒性感染,白细胞计数多为正常或偏低,淋巴细胞比例升高。细菌感染者白细胞计数和中性粒细胞增多以及核左移。

2.病毒和病毒抗原的测定

视需要可用免疫荧光法、酶联免疫吸附法、血清学诊断和病毒分离鉴定,以判断病毒的类型,区别病毒和细菌感染。细菌培养可判断细菌类型和进行药物敏感试验。

3.血清降钙素原测定

有条件的单位可检测血清降钙素原,有助于鉴别病毒性和细菌性感染。

二、治疗原则

上呼吸道病毒感染目前尚无特殊抗病毒药物,通常以对症处理、休息、忌烟、多饮水、保持室内空气流通、防治继发细菌感染为主。

（一）对症治疗

可选用含有解热镇痛、减少鼻咽充血和分泌物、镇咳的抗感冒复合剂或中成药，如对乙酰氨基酚、双酚伪麻片、美扑伪麻片、银翘解毒片等。儿童忌用阿司匹林或含阿司匹林药物以及其他水杨酸制剂，因为此类药物与流感的肝脏和神经系统并发症（Reye 综合征）相关，偶可致死。

（二）支持治疗

休息、多饮水、注意营养，饮食要易于消化，特别在儿童和老年患者更应重视。密切观察和监测并发症，抗生素仅在明确或有充分证据提示继发细菌感染时有应用指征。

（三）抗流感病毒药物治疗

现有抗流感病毒药物有两类：即离子通道 M_2 阻滞剂和神经氨酸酶抑制剂。其中 M_2 阻滞剂只对甲型流感病毒有效，治疗患者中约有 30% 可分离到耐药毒株，而神经氨酸酶抑制剂对甲、乙型流感病毒均有很好作用，耐药发生率低。

1.离子通道 M_2 阻滞剂

金刚烷胺和金刚乙胺。

（1）用法和剂量：见表 3-1。

表 3-1　金刚烷胺和金刚乙胺用法和剂量

药名	年龄（岁）			
	1～9	10～12	13～16	≥65
金刚烷胺	5 mg/(kg·d)（最高 150 mg/d），分 2 次	100 mg，每天 2 次	100 mg，每天 2 次	≤100 mg/d
金刚乙胺	不推荐使用	不推荐使用	100 mg，每天 2 次	100 mg 或 200 mg/d

（2）不良反应：金刚烷胺和金刚乙胺可引起中枢神经系统和胃肠不良反应。中枢神经系统不良反应有神经质、焦虑、注意力不集中和轻微头痛等，其中金刚烷胺较金刚乙胺的发生率高。胃肠道反应主要表现为恶心和呕吐，这些不良反应一般较轻，停药后大多可迅速消失。

（3）肾功能不全患者的剂量调整：金刚烷胺的剂量在肌酐清除率 ≤50 mL/min 时酌情减少，并密切观察其不良反应，必要时可停药，血透对金刚烷胺清除的影响不大。肌酐清除率 <10 mL/min 时，金刚乙胺推荐减为 100 mg/d。

2.神经氨酸酶抑制剂

目前有 2 个品种,即奥司他韦和扎那米韦。我国目前只有奥司他韦被批准临床使用。

(1)用法和剂量:①奥司他韦,成人 75 mg,每天 2 次,连服 5 天,应在症状出现 2 天内开始用药。儿童用法见表 3-2,1 岁以内不推荐使用。②扎那米韦,6 岁以上儿童及成人剂量均为每次吸入 10 mg,每天 2 次,连用 5 天,应在症状出现 2 天内开始用药。6 岁以下儿童不推荐作用。

表 3-2 儿童奥司他韦用量(mg)

药名	体重(kg)			
	≤15	16~23	24~40	>40
奥司他韦	30	45	60	75

(2)不良反应:奥司他韦不良反应少,一般为恶心、呕吐等消化道症状,也有腹痛、头痛、头晕、失眠、咳嗽、乏力等不良反应的报道。扎那米韦吸入后最常见的不良反应有头痛、恶心、咽部不适、眩晕、鼻出血等。个别哮喘和慢性阻塞性肺疾病(chronic obstructive pulmonary diseases,COPD)患者使用后可出现支气管痉挛和肺功能恶化。

(3)肾功能不全的患者无须调整扎那米韦的吸入剂量。对肌酐清除率 <30 mL/min 的患者,奥司他韦减量至 75 mg,每天 1 次。

(四)抗生素治疗

通常不需要抗生素治疗。如有细菌感染,可根据病原菌选用敏感的抗生素。经验用药,常选青霉素、第一代和第二代头孢菌素、大环内酯类或氟喹诺酮类。

第二节 急性气管-支气管炎

急性气管-支气管炎是由生物、物理、化学刺激或过敏等因素引起的急性气管-支气管黏膜炎症。常发生于寒冷季节或气候突变时,也可由急性上呼吸道感染迁延不愈所致。

一、病因

(一)微生物

病原体与上呼吸道感染类似。

(二)物理、化学因素

冷空气、粉尘、刺激性气体或烟雾。

(三)变态反应

常见的吸入致敏原包括化粉、有机粉尘、真菌孢子、动物毛皮排泄物;或对细菌蛋白质的过敏,钩虫、蛔虫的幼虫在肺内的移行均可引起气管-支气管急性炎症反应。

二、诊断

(一)症状

咳嗽、咳痰,先为干咳或少量黏液性痰,随后转为黏液脓性,痰量增多,咳嗽加剧,偶有痰中带血。伴有支气管痉挛时可有气促、胸骨后发紧感。可有发热(38 ℃左右)与全身不适等症状,但有自限性,3～5 天后消退。

(二)体征

粗糙的干啰音,局限性或散在湿啰音,常于咳痰后发生变化。

(三)实验室检查

(1)血常规检查:一般白细胞计数正常,细菌性感染较重时白细胞总数升高或中性粒细胞计数增多。

(2)痰涂片或培养可发现致病菌。

(3)胸部 X 线检查大多正常或肺纹理增粗。

(四)鉴别诊断

(1)流感:流感可引起咳嗽,但全身症状重,发热、头痛和全身酸痛明显,血白细胞数量减少。根据流行病史、补体结合试验和病毒分离可鉴别。

(2)急性上呼吸道感染:鼻咽部症状明显,咳嗽轻微,一般无痰。肺部无异常体征。胸部X线正常。

(3)其他:如支气管肺炎、肺结核、肺癌、肺脓肿等可表现为类似的咳嗽咳痰的多种疾病表现,应详细检查,以资鉴别。

三、治疗

(一)对症治疗

干咳无痰者可选用喷托维林(咳必清),25 mg,每天 3 次,或美沙芬,15~30 mg,每天 3 次,或可待因,15~30 mg,每天 3 次,或用含中枢性镇咳药的合剂,如联邦止咳露、止咳糖浆,10 mL,每天 3 次。其他中成药如咳特灵、克咳胶囊等均可选用,痰多不易咳出者可选用祛痰药,如溴己新(必嗽平),16 mg,每天 3 次,或用盐酸氨溴索(沐舒坦),30 mg,每天 3 次,或桃金娘油提取物化痰,也可雾化帮助祛痰有支气管痉挛或气道反应性高的患者可选用茶碱类药物,如氨茶碱,100 mg,每天 3 次,或长效茶碱舒氟美 200 mg,每天 2 次,或多索茶碱 0.2 g,每天 2 次或雾化吸入异丙托品,或口服特布他林,1.25~2.5 mg,每天 3 次。头痛、发热时可加用解热镇痛药,如阿司匹林 0.3~0.6 g,每 6~8 小时 1 次。

(二)有细菌感染时选用合适的抗生素

痰培养阳性,按致病菌及药敏试验选用抗菌药。在未得到病原菌阳性结果之前,可选用大环内酯类,如罗红霉素成人每天 2 次,每次 150 mg,或 β-内酰胺类,如头孢拉定 1~4 g/d,分 4 次口服,头孢克洛 2~4 g/d,分 4 次口服。

四、疗效标准与预后

症状体征消失,化验结果正常为痊愈。

第三节 慢性支气管炎

慢性支气管炎是由于感染或非感染因素引起气管、支气管黏膜及其周围组织的慢性非特异性炎症。临床上以慢性咳嗽、咳痰或气喘为主要症状。疾病不断进展,可并发阻塞性肺气肿、肺源性心脏病,严重影响劳动和健康。

一、病因和发病机制

病因尚未完全清楚,一般认为是多种因素长期相互作用的结果,这些因素可分为外因和内因 2 个方面。

(一)吸烟

大量研究证明吸烟与慢性支气管炎的发生有密切关系。吸烟时间越长,量越多,患病率也越高。戒烟可使症状减轻或消失,病情缓解,甚至痊愈。

(二)理化因素

包括刺激性烟雾、粉尘、大气污染(如二氧化硫、二氧化氮、氯气、臭氧等)的慢性刺激。这些有害气体的接触者慢性支气管炎患病率远较不接触者为高。

(三)感染因素

感染是慢性支气管炎发生、发展的重要因素,病毒感染以鼻病毒、黏液病毒、腺病毒和呼吸道合胞病毒为多见。细菌感染常继发于病毒感染之后,如肺炎链球菌、流感嗜血杆菌等。这些感染因素造成气管、支气管黏膜的损伤和慢性炎症。感染虽与慢性支气管炎的发病有密切关系,但目前尚无足够证据说明为首发病因。只认为是慢性支气管炎的继发感染和加剧病变发展的重要因素。

(四)气候

慢性支气管炎发病及急性加重常见于冬天寒冷季节,尤其是在气候突然变化时。寒冷空气可以刺激腺体,增加黏液分泌,使纤毛运动减弱,黏膜血管收缩,有利于继发感染。

(五)过敏因素

主要与喘息性支气管炎的发生有关。在患者痰液中嗜酸性粒细胞数量与组胺含量都有增高倾向,说明部分患者与过敏因素有关。尘埃、尘螨、细菌、真菌、寄生虫、花粉以及化学气体等,都可以成为过敏因素而致病。

(六)呼吸道局部免疫功能减低及自主神经功能失调

其为慢性支气管炎发病提供内在的条件。老年人常因呼吸道的免疫功能减退,免疫球蛋白的减少,呼吸道防御功能退化等导致患病率较高。副交感神经反应增高时,微弱刺激即可引起支气管收缩痉挛,分泌物增多,而产生咳嗽、咳痰、气喘等症状。

综上所述,当机体抵抗力减弱时,呼吸道在不同程度易感性的基础上,有一种或多种外因的存在,长期反复作用,可发展成为慢性支气管炎。如长期吸烟损害呼吸道黏膜,加上微生物的反复感染,可发生慢性支气管炎。

二、病理

由于炎症反复发作,引起上皮细胞变性、坏死和鳞状上皮化生,纤毛变短,参差不齐或稀疏脱落。黏液腺泡明显增多,腺管扩张,杯状细胞也明显增生。支气管壁有各种炎性细胞浸润、充血、水肿和纤维增生。支气管黏膜发生溃疡,肉芽组织增生,严重者支气管平滑肌和弹性纤维也遭破坏以致机化,引起管腔狭窄。

三、临床表现

(一)症状

起病缓慢,病程长,常反复急性发作而逐渐加重。主要表现为慢性咳嗽、咳痰、喘息。开始症状轻微,气候变冷或感冒时,则引起急性发作,这时患者咳嗽、咳痰、喘息等症状加重。

1.咳嗽

主要由支气管黏膜充血、水肿或分泌物积聚于支气管腔内而引起咳嗽。咳嗽严重程度视病情而定,一般晨间和晚间睡前咳嗽较重,有阵咳或排痰,白天则较轻。

2.咳痰

痰液一般为白色黏液或浆液泡沫性,偶可带血。起床后或体位变动可刺激排痰,因此,常以清晨排痰较多。急性发作伴有细菌感染时,则变为黏液脓性,咳嗽和痰量也随之增加。

3.喘息或气急

喘息性慢性支气管炎可有喘息,常伴有哮鸣音。早期无气急。反复发作数年,并发阻塞性肺气肿时,可伴有轻重程度不等的气急,严重时生活难以自理。

(二)体征

早期可无任何异常体征。急性发作期可有散在的干、湿性啰音,多在背部及肺底部,咳嗽后可减少或消失。喘息型可听到哮鸣音及呼气延长,而且不易完全消失。并发肺气肿时有肺气肿体征。

四、实验室和其他检查

(一)X线检查

早期可无异常。病变反复发作,可见两肺纹理增粗、紊乱,呈网状或条索状、斑点状阴影,以下肺野较明显。

(二)呼吸功能检查

早期常无异常。如有小呼吸道阻塞时,最大呼气流速-容积曲线在 75% 和 50%肺容量时,流量明显降低,它比第 1 秒用力呼气容积更为敏感。发展到呼吸道狭窄或有阻塞时,常有阻塞性通气功能障碍的肺功能表现,如第 1 秒用力呼气量占用力肺活量的比值减少(<70%),最大通气量减少(低于预计值的 80%);流速-容量曲线减低更为明显。

(三)血液检查

慢性支气管炎急性发作期或并发肺部感染时,可见白细胞及中性粒细胞计数增多。喘息型者嗜酸性粒细胞计数可增多。缓解期多无变化。

(四)痰液检查

涂片或培养可见致病菌。涂片中可见大量中性粒细胞,已破坏的杯状细胞,喘息型者常见较多的嗜酸性粒细胞。

五、诊断和鉴别诊断

(一)诊断标准

根据咳嗽、咳痰或伴喘息,每年发病持续 3 个月,连续 2 年或以上,并排除其他引起慢性咳嗽的心、肺疾病,可做出诊断。如每年发病持续不足 3 个月,而有明确的客观检查依据(如 X 线片、呼吸功能等)也可诊断。

(二)分型、分期

1.分型

可分为单纯型和喘息型两型。单纯型的主要表现为咳嗽、咳痰;喘息型者除有咳嗽、咳痰外尚有喘息,伴有哮鸣音,喘鸣在阵咳时加剧,睡眠时明显。

2.分期

按病情进展可分为 3 期。急性发作期是指"咳""痰""喘"等症状任何一项明显加剧,痰量明显增加并出现脓性或黏液脓性痰,或伴有发热等炎症表现 1 周之内。慢性迁延期是指有不同程度的"咳""痰""喘"症状迁延 1 个月以上者。临床缓解期是指经治疗或临床缓解,症状基本消失或偶有轻微咳嗽少量痰液,保持 2 个月以上者。

(三)鉴别诊断

慢性支气管炎需与下列疾病相鉴别。

1.支气管哮喘

常于幼年或青年时期突然起病,一般无慢性咳嗽、咳痰史,以发作性、呼气性呼吸困难为特征。发作时两肺布满哮鸣音,缓解后可无症状。常有个人或家族过敏性疾病史。喘息型慢性支气管炎多见于中老年患者,一般以咳嗽、咳痰伴发喘息及哮鸣音为主要症状,感染控制后症状多可缓解,但肺部可听到哮鸣音。典型病例不难区别,但哮喘并发慢性支气管炎和/或肺气肿则难以区别。

2.咳嗽变异性哮喘

以刺激性咳嗽为特征,常由受到灰尘、油烟、冷空气等刺激而诱发,多有家族史或过敏史。抗生素治疗无效,支气管激发试验阳性。

3.支气管扩张

具有咳嗽、咳痰反复发作的特点,合并感染时有大量脓痰,或反复咯血。肺部以湿啰音为主,可有杵状指(趾)。X线检查常见下肺纹理粗乱或呈卷发状。支气管造影或CT检查可以鉴别。

4.肺结核

多有发热、乏力、盗汗、消瘦等结核中毒症状,咳嗽、咯血等以及局部症状。经X线检查和痰结核菌检查可以明确诊断。

5.肺癌

患者年龄常在40岁以上,特别是有多年吸烟史,发生刺激性咳嗽,常有反复发生或持续的血痰,或者慢性咳嗽性质发生改变。X线检查可发现有块状阴影或结节状影或阻塞性肺炎。用抗生素治疗,未能完全消散,应考虑肺癌的可能,痰脱落细胞检查或经纤维支气管镜活检一般可明确诊断。

6.肺尘埃沉着病(尘肺)

有粉尘等职业接触史。X线检查肺部可见硅结节,肺门阴影扩大及网状纹理增多,可做出诊断。

六、治疗

在急性发作期和慢性迁延期应以控制感染和祛痰、镇咳为主。伴发喘息时,应予解痉平喘治疗。对临床缓解期宜加强锻炼,增强体质,提高机体抵抗力,预防复发为主。

(一)急性发作期的治疗

1.控制感染

根据致病菌和感染严重程度或药敏试验选择抗生素。轻者可口服,较重患者用肌内注射或静脉滴注抗生素。常用的有喹诺酮类、头孢菌素类、大环内酯类、β内酰胺类或磺胺类口服,如左氧氟沙星 0.4 g,1 次/天;罗红霉素 0.3 g,2 次/天;阿莫西林 2~4 g/d,分 2~4 次口服;头孢呋辛1.0 g/d,分 2 次口服;复方磺胺甲噁唑 2 片,2 次/天。能单独应用窄谱抗生素应尽量避免使用广谱抗生素,以免二重感染或产生耐药菌株。

2.祛痰、镇咳

可改善患者症状,迁延期仍应坚持用药。可选用氯化铵合剂 10 mL,每天 3 次;也可加用溴己新8~16 mg,每天 3 次;盐酸氨溴索 30 mg,每天 3 次。干咳则可选用镇咳药,如右美沙芬、那可丁等。中成药镇咳也有一定效果。对年老体弱无力咳痰者或痰量较多者,更应以祛痰为主,协助排痰,畅通呼吸道。应避免应用强的镇咳药,如可待因等,以免抑制中枢,加重呼吸道阻塞和炎症,导致病情恶化。

3.解痉、平喘

主要用于喘息明显的患者,常选用氨茶碱 0.1 g,每天 3 次,或用茶碱控释药;也可用特布他林、沙丁胺醇等 β_2 激动药加糖皮质激素吸入。

4.气雾疗法

对于痰液黏稠不易咳出的患者,雾化吸入可稀释气管内的分泌物,有利排痰。目前主要用超声雾化吸入,吸入液中可加入抗生素及痰液稀释药。

(二)缓解期治疗

(1)加强锻炼,增强体质,提高免疫功能,加强个人卫生,注意预防呼吸道感染,如感冒流行季节避免到拥挤的公共场所,出门戴口罩等。

(2)避免各种诱发因素的接触和吸入,如戒烟、脱离接触有害气体的工作岗位等。

(3)反复呼吸道感染者可试用免疫调节药或中医中药治疗,如卡介苗、多糖核酸、胸腺肽等。

第四节 肺炎链球菌肺炎

一、定义

肺炎链球菌肺炎是由肺炎链球菌感染引起的急性肺部炎症,为社区获得性肺炎中最常见的细菌性肺炎。起病急骤,临床以高热、寒战、咳嗽、血痰及胸痛为特征,病理为肺叶或肺段的急性表现。近年来,因抗生素的广泛应用,典型临床和病理表现已不多见。

二、病因

致病菌为肺炎链球菌,革兰氏阳性,有荚膜,复合多聚糖荚膜共有86个血清型。成人致病菌多为Ⅰ型、Ⅴ型。为口咽部定植菌,不产生毒素(除Ⅲ型),主要靠荚膜对组织的侵袭作用而引起组织的炎性反应,通常在机体免疫功能低下时致病。冬春季因带菌率较高(40%~70%)为本病多发季节。青壮年男性或老幼多见。长期卧床、心力衰竭、昏迷和手术后等易发生肺炎链球菌肺炎。常见诱因有病毒性上呼吸道感染史或受寒、酗酒、疲劳等。

三、诊断

(一)临床表现

因患者年龄、基础疾病及有无并发症,就诊是否使用过抗生素等影响因素,临床表现差别较大。

(1)起病:多急骤,短时寒战继之出现高热,呈稽留热型,肌肉酸痛及全身不适,部分患者体温低于正常。

(2)呼吸道症状:起病数小时即可出现,初起为干咳,继之咳嗽,咳黏性痰,典型者痰呈铁锈色,累及胸膜可有针刺样胸痛,下叶肺炎累及膈胸膜时疼痛可放射至上腹部。

(3)其他系统症状:纳差、恶心、呕吐以及急腹症消化道状。老年人精神萎靡、头痛,意识朦胧等。部分严重感染的患者可发生周围循环衰竭,甚至早期出现休克。

(4)体检:急性病容,呼吸急促,体温达 39~40 ℃,口唇单纯疱疹,可有发绀及巩膜黄染,肺部听诊为实变体征或可听到啰音,累及胸膜时可有胸膜摩擦音甚至胸腔积液体征。

(5)并发症及肺外感染表现:①脓胸(5%~10%),治疗过程中又出现体温升高、白细胞计数增高时,要警惕并发脓胸和肺脓肿的可能。②脑膜炎,可出现神经症状或神志改变。③心肌炎或心内膜炎,心率快,出现各种心律失常或心脏杂音,脾大,心力衰竭。

(6)败血症或毒血症(15%~75%):可出现皮肤、黏膜出血点,巩膜黄染。

(7)感染性休克:表现为周围循环衰竭,如血压降低、四肢厥冷、心动过速等,个别患者起病既表现为休克而呼吸道症状并不明显。

(8)麻痹性肠梗阻。

(9)罕见弥散性血管内凝血、急性呼吸窘迫综合征。

(二)实验室检查

(1)血常规:白细胞数为$(10\sim30)\times10^{9}/L$,中性粒细胞计数增多80%以上,分类核左移并可见中毒颗粒。乙醇中毒、免疫力低下及年老体弱者白细胞总数可正常或减少,提示预后较差。

(2)病原体检查:①痰涂片及荚膜染色镜检,可见革兰氏染色阳性双球菌,$2\sim3$次痰检为同一细菌有意义。②痰培养加药敏可助确定菌属并指导有效抗生素的使用,干咳无痰者可做高渗盐水雾化吸入导痰。③血培养致病菌阳性者可做药敏试验。④脓胸者应做胸腔积液菌培养。⑤对重症或疑难病例,有条件时可采用下呼吸道直接采样法做病原学诊断。如防污染毛刷采样、防污染支气管-肺泡灌洗、经胸壁穿刺肺吸引、环甲膜穿刺经气管引。

(三)胸部 X 线

(1)早期病变肺段纹理增粗、稍模糊。

(2)典型表现为大叶性、肺段或亚肺段分布的浸润、实变阴影,可见支气管气道征及肋膈角变钝。

(3)病变吸收较快时可出现浓淡不均假空洞征。

(4)吸收较慢时可出现机化性肺炎。

(5)老年人、婴儿多表现为支气管肺炎。

四、鉴别诊断

(1)干酪样肺炎:常有结核中毒症状,胸部 X 线表现肺实变、消散慢,病灶多在肺尖或锁骨下、下叶后段或下叶背段,新旧不一、有钙化点、易形成空洞并肺内播散。痰抗酸菌染色可发现结核菌,结核菌素试验常阳性,青霉素 G 治疗无效。

(2)其他病原体所致肺炎:①多为院内感染,金黄色葡萄球菌肺炎和克雷伯杆菌肺炎的病情通常较重。②多有基础疾病。③痰或血的细菌培养阳性可鉴别。

(3)急性肺脓肿:早期临床症状相似,病情进展可出现可大量脓臭痰,查痰菌多为金黄色葡萄球菌、克雷伯杆菌、革兰氏阴性杆菌、厌氧菌等。胸部 X 线可见空洞及液平。

(4)肺癌伴阻塞性肺炎:常有长期吸烟史、刺激性干咳和痰中带血史,无明显急性感染中毒症状;痰脱落细胞可阳性;症状反复出现;可发现肺肿块、肺不张或肿大的肺门淋巴结;胸部 CT 及支气管镜检查可帮助鉴别。

(5)其他:急性呼吸窘迫综合征、肺梗死、放射性肺炎和胸膜炎等。

五、治疗

(一)抗菌药物治疗

首先应给予经验性抗生素治疗,然后根据细菌培养结果进行调整。经治疗不好转者,应再次复查病原学及药物敏感试验进一步调整治疗方案。

1.轻症患者

(1)首选青霉素:青霉素每天240万U,分3次肌内注射。或普鲁卡因青霉素每天120万U,分2次肌内注射,疗程5～7天。

(2)青霉素过敏者:可选用大环内酯类,如红霉素每天2g,分4次口服,或红霉素每天1.5g分次静脉滴注;或罗红霉素每天0.3g,分2次口服或林可霉素每天2g,肌内注射或静脉滴注;或克林霉素每天0.6～1.8g,分2次肌内注射,或克林霉素每天1.8～2.4g分次静脉滴注。

2.较重症患者

青霉素每天120万U,分2次肌内注射,加用丁胺卡那每天0.4g分次肌内注射;或红霉素每天1.0～2.0g,分2～3次静脉滴注;或克林霉素每天0.6～1.8g,分3～4次静脉滴注;或头孢噻吩钠(先锋霉素Ⅰ)每天2～4g,分3次静脉注射。

疗程2周或体温下降3天后改口服。老人、有基础疾病者可适当延长。8%～15%青霉素过敏者对头孢菌素类有交叉过敏应慎用。如为青霉素速发性变态反应则禁用头孢菌素。如青霉素皮试阳性而头孢菌素皮试阴性者可用。

3.重症或有并发症患者(如胸膜炎)

青霉素每天1000万～3000万U,分4次静脉滴注;头孢唑啉钠(先锋霉素Ⅴ),每天2～4g,分2次静脉滴注。

4.极重症者如并发脑膜炎

头孢曲松每天1～2g分次静脉滴注;碳青霉烯类如亚胺培南-西司他丁(泰能)每天2g,分次静脉滴注;或万古霉素每天1～2g,分次静脉滴注并加用第3代头孢菌素;或亚胺培南加第3代头孢菌素。

5.耐青霉素肺炎链球菌感染者

近年来,耐青霉素肺炎链球菌感染不断增多,通常最小抑制浓度≥1.0 mg/L为中度耐药,最小抑制浓度≥2.0 mg/L为高度耐药。临床上可选用以下抗生素:克林霉素每天0.6～1.8g分次静脉滴注;或万古霉素每天1～2g分次静脉滴注;或头孢曲松每天1～2 g分次静脉滴注;或头孢噻肟每天2～6 g分次静脉滴注;或氨苄西林/舒巴坦、替卡西林/棒酸、阿莫西林/棒酸。

(二)支持治疗

包括卧床休息、维持液体和电解质平衡等。应根据病情及检查结果决定补液种类。给予足够热量及蛋白和维生素。

(三)对症治疗

胸痛者止痛;刺激性咳嗽可给予可待因,止咳祛痰可用氯化铵或棕色合剂,痰多者禁用止咳剂;发热物理降温,不用解热药;呼吸困难者鼻导管吸氧。烦躁、谵妄者服用地西泮5 mg或水合氯醛1～1.5 g灌肠,慎用巴比妥类。鼓肠者给予缸管排气,胃扩张给予胃肠减压。

(四)并发症的处理

(1)呼吸衰竭:机械通气、支持治疗(面罩、气管插管、气管切开)。

(2)脓胸:穿刺抽液必要时肋间引流。

(五)感染性休克的治疗

(1)补充血容量:右旋糖酐-40和平衡盐液静脉滴注,以维持收缩压12.0～13.3 kPa(90～100 mmHg)。脉压＞4.0 kPa(30 mmHg),尿量＞30 mL/h,中心静脉压0.58～0.98 kPa(4.4～7.4 mmHg)。

(2)血管活性药物的应用:输液中加入血管活性药物以维持收缩压在13.3 kPa(100 mmHg)以上。为升高血压的同时保证和调节组织血流灌注,近年来主张血管活性药物为主,配合收缩性药物,常用的有多巴胺、间羟胺、去甲肾上腺素和山莨菪碱等。

(3)控制感染:及时、有效地控制感染是治疗中的关键。要及时选择足量、有效的抗生素静脉并联合给药。

(4)糖皮质激素的应用:病情或中毒症状重及上述治疗血压不恢复者,在使用足量抗生素的基础上可给予氢化可的松100～200 mg或地塞米松5～10 mg静脉滴注,病情好转立即停药。

(5)纠正水、电解质和酸碱平衡紊乱:严密监测血压,心率,中心静脉压,血气,水、电解质变化,及时纠正。

(6)纠正心力衰竭:严密监测血压、心率、中心静脉压、意识及外周循环状态,及时给予利尿及强心药物,并改善冠状动脉供血。

第五节　支原体肺炎

一、定义

肺炎支原体肺炎是由肺炎支原体引起的急性呼吸道感染和肺部炎症,即"原发性非典型肺炎",占社区获得性肺炎的 15%～30%。

二、病因

支原体是介于细菌与病毒之间能独立生活的微生物,无细胞壁,仅有 3 层膜组成细胞膜,共有 30 余种,部分可寄生于人体,但不致病,至目前为止,仅肯定肺炎支原体能引起呼吸道病变。当其进入下呼吸道后,一般并不侵入肺泡内,当存在超免疫反应时,可导致肺炎和神经系统、心脏损害。

三、诊断

(一)临床表现

(1)病史:本病潜伏期 2～3 周,儿童、青年发病率高,以秋冬季为多发,以散发为主,多由患者急性期飞沫经呼吸道吸入而感染。

(2)症状:起病较细菌性肺炎和病毒性肺炎缓慢,约半数患者并无症状。典型肺炎表现者仅占 10%,还可以咽炎、支气管炎、大泡性耳鼓膜炎形式出现。开始表现为上呼喊道感染症状,咳嗽、头痛、咽痛、低热继之出现中度发热,顽固的刺激性咳嗽常为突出表现,也可有少量黏痰或少量脓性痰。

(3)体征:胸部体检可无胸部体征或仅有少许湿啰音。其临床症状轻,体征轻于胸片 X 线表现是其特点之一。

(4)肺外表现:极少数患者可伴发肺外其他系统的病变,出现胃肠炎、溶血性贫血、心肌炎、心包炎、肝炎。少数还伴发周围神经炎、脑膜炎以及小脑共济失调等神经系统症状。

本病的症状一般较轻,发热持续 1～3 周,咳嗽可延长至 4 周或更久始消失。极少数伴有肺外严重并发症时可能引起死亡。

(二)胸部 X 线表现

胸片表现多样化,但无特异性,肺部浸润多呈斑片状或均匀的模糊阴影,中、下肺野明显,有时呈网状、云雾状、粟粒状或间质浸润,严重者中、下肺结节影,少数病例可有胸腔积液。

(三)实验室检查

血常规显示白细胞总数正常或轻度增加,以淋巴细胞为主。血沉加快。痰、鼻分泌物和咽拭子培养可获肺炎支原体,但检出率较低。目前诊断主要靠血清学检查。可通过补体结合试验、免疫荧光试验、酶联免疫吸附试验测定血清中特异性抗体。补体结合抗体于起病10天后出现,在恢复期滴度高于1∶64,抗体滴度呈4倍增长对诊断有意义。应用免疫荧光技术、核酸探针及PCR技术直接检测抗原有更高的敏感性、特异性及快速性。

(四)诊断依据

肺炎支原体肺炎的诊断需结合临床症状、胸部影像学检查和实验室资料确诊。

四、鉴别诊断

(一)病毒性肺炎

发病以冬春季节多见。免疫力低下的儿童和老年人是易感人群。不同病毒可有其特征性表现。麻疹病毒所致口腔黏膜斑,从耳后开始逐渐波及全身的皮疹。疱疹病毒性肺炎可同时伴发有皮肤疱疹。巨细胞病毒所致伴有迁移性关节痛,肌肉痛的发热。本病肺实变体征少见,这种症状重而体征少胸部X线表现轻不对称性是病毒性肺炎的特点之一。用抗生素治疗无效。确诊有赖于病原学和血清学检查。

(二)肺炎链球菌肺炎

起病急骤,先有寒战,继之高热,体温可达39~41 ℃,多为稽留热,早期有干咳,渐有少量黏痰、脓性痰或典型的铁锈色痰。常有肺实变体征或胸部X线改变,痰中可查到肺炎链球菌。

(三)军团菌肺炎

本病多发生在夏秋季,中老年发病多,暴发性流行,持续性高热,发热约半数超过40 ℃,1/3有相对缓脉。呼吸系统症状相对较少,而精神神经系统症状较多,约1/3患者出现嗜睡、神志模糊、谵语、昏迷、痴呆、焦虑、惊厥、定向障碍、抑郁、幻觉、失眠、健忘、言语障碍、步态失常等。早期部分患者有早期消化道症状,尤其是水样腹泻。从痰、胸液、血液中可直接分离出军团菌,血清学检查有助于诊断。

(四)肺结核

起病缓慢,有结核接触史,病变位于上肺野,短期内不消失,痰中可查到结核分枝杆菌,红霉素治疗无效。

五、治疗

(1)抗感染治疗:支原体肺炎主要应用大环内酯类抗生素,红霉素为首选,剂量为 1.5～2.0 g/d,分3～4 次服用,或用交沙霉素 1.2～1.8 g/d,克拉霉素每次 0.5 g,2 次/天,疗程 10～14 天。新型大环内酯类抗生素,如克拉霉素和阿奇霉素对肺炎支原体感染效果良好。克拉霉素 0.5 g,2 次/天;阿奇霉素第 1 天0.5 g,后 4 天每次 0.25 g,1 次/天。也可应用氟喹诺酮类抗菌药物,如氧氟沙星、环丙沙星或左氧氟沙星等;病情重者可静脉给药,但不宜用于 18 岁以下的患者和孕妇。

(2)对症和支持:如镇咳和雾化吸入治疗。

(3)出现严重肺外并发症,应给予相应处理。

第六节　支气管哮喘

支气管哮喘是全球范围内最常见的慢性呼吸道疾病,是由多种细胞(如嗜酸性粒细胞、肥大细胞、T 细胞、中性粒细胞、气道上皮细胞等)和细胞组分参与的气道慢性炎症性疾病。这种慢性炎症导致气道高反应性的产生,通常出现广泛多变的可逆性气流受限,并引起反复发作的喘息、气急、胸闷或咳嗽等症状,常在夜间和/或清晨发作、加剧,多数患者可自行缓解或经治疗缓解。哮喘的发病率在世界范围内呈上升趋势。据统计,全世界约有 3 亿人患有哮喘,全球患病率为 1%～18%。我国有 1000 万～3000 万哮喘患者。2000 年我国 0～14 岁儿童哮喘患病率为0.12%～3.34%,较 10 年前平均上升了 64.84%。

一、病因

目前认为支气管哮喘是一种有明显家族聚集倾向的多基因遗传性疾病,它的发生既受遗传因素又受环境因素的影响。

(一)遗传

近年来随着分子生物学技术的发展,哮喘相关基因的研究也取得了一定的进展,第 5、6、11、12、13、14、17、19、21 号染色体可能与哮喘有关,但具体关系尚未搞清楚,哮喘的多基因遗传特征为:①外显不全;②遗传异质化;③多基因遗传;④协同作用。这就导致在一个群体中发现的遗传连锁有相关性,而在另一个不同群体中则不能发现这种相关。

国际哮喘遗传学协作研究组曾研究了 3 个种族共 140 个家系,采用 360 个常染色体上短小串联重复多态性遗传标记进行全基因扫描。将哮喘候选基因粗略定位于 5p15、5q23-31、6p21-23、11q13、12q14-24.2、13q21.3、14q11.2-13、17p11、1q11.2、19q13.4、21q21。这些哮喘遗传易感基因大致分 3 类:①决定变态反应性疾病易感的 HLA-Ⅱ类分子基因遗传多态性(如 6p21-23);②T 细胞受体(TCR)高度多样性与特异性 IgE(如 14q11.2);③决定 IgE 调节及哮喘特征性气道炎症发生发展的细胞因子基因及药物相关基因(如 11q13、5q31-33)。而 5q31-33 区域内含有包括细胞因子簇 IL-3、IL-4、IL-9、IL-13、GM-CSF 和 β_2 肾上腺素能受体、淋巴细胞糖皮质激素受体、白三烯 C4 合成酶等多个与哮喘发病相关的候选基因。这些基因对 IgE 调节以及对哮喘的炎症发生发展很重要,因此 5q31-33 又被称为细胞因子基因簇。上述染色体区域的鉴定无一显示有与一个以上种族人群存在连锁的证据,表明特异性哮喘易感基因只有相对重要性,同时表明环境因素或调节基因在疾病表达方面,对于不同种族可能存在差异,也提示哮喘和特应症具有不同的分子基础。这些遗传学染色体区域很大,平均含>2 000 万碱基对的 DNA 和数千个基因,而且目前由于标本量的限制,许多结果不能被重复。因此,寻找并鉴定哮喘相关基因还有大量的工作要做。

(二)变应原

1.变应原

尘螨是最常见的变应原,是哮喘在世界范围内重要的发病因素。常见的有 4 种,即屋尘螨、粉尘螨、宇尘螨和多毛螨。屋尘螨是持续潮湿气候中最主要的螨虫。真菌亦是存在于室内空气中的变应原之一,常见为青霉、曲霉、交链孢霉等。花粉与草粉是最常见的引起哮喘发作的室外变应原,木本植物(树花粉)常引起春季哮喘,而禾本植物的草类花粉常引起秋季哮喘。

2.职业性变应原

常见的变应原有谷物粉、面粉、动物皮毛、木材、丝、麻、木棉、饲料、蘑菇、松香、活性染料、乙二胺等。低分子量致敏物质的作用机制尚不明确,高分子量的致敏物质可能是通过与变应原相同的变态反应机制致敏患者并引起哮喘发作。

3.药物及食物添加剂

药物引起哮喘发作有特异性过敏和非特异性过敏两种,前者以生物制品过敏最常见,而后者发生于交感神经阻滞剂和增强副交感神经作用剂,如普萘洛尔、新斯的明。食物过敏大多属于 I 型变态反应,如牛奶,鸡蛋,鱼、虾、蟹等海鲜及调味类食品等可作为变应原,常可诱发哮喘患者发作。

(三)促发因素

1.感染

哮喘的形成和发作与反复呼吸道感染有关,尤其是呼吸道病毒感染,最常见的是鼻病毒,其次是流感病毒、副流感病毒、呼吸道合胞病毒及冠状病毒等。病毒感染引起气道上皮细胞产生多种炎症介质,使随后吸入的变应原的炎症反应和气道收缩反应增强,亦可诱导速激肽和组胺失活减少,提高迷走神经介导的反射性支气管收缩。细菌感染在急性哮喘中的作用还未确定。近年,衣原体和支原体感染报道有所增多,部分哮喘病例治疗衣原体感染可改善症状。

2.气候改变

当气温、湿度、气压和空气中离子等发生改变时可诱发哮喘,故在寒冷季节或秋冬气候转变时较多发病。

3.环境污染

环境污染与哮喘发病关系密切。诱发哮喘的有害刺激物中,最常见的是煤气(尤其是 SO_2)、油烟、被动吸烟、杀虫喷雾剂等。烟雾可刺激处于高反应状态的哮喘患者的气道,使支气管收缩,甚至痉挛,致哮喘发作。

4.精神因素

患者紧张不安、情绪激动等,也会促使哮喘发作,一般认为是通过大脑皮层和迷走神经反射或过度换气所致。

5.运动

有 70%～80% 的哮喘患者在剧烈运动后诱发哮喘发作,称为运动性哮喘。典型病例是运动 6～10 分钟,在停止运动后 1～10 分钟内出现支气管痉挛,临床表现为咳嗽、胸闷、喘鸣,听诊可闻及哮鸣音,多数患者在 30～60 分钟内可自行缓解。运动后约有 1 小时的不应期,40%～50% 的患者在此期间再进行运动则不发生支气管痉挛。有些患者虽无哮喘症状,但是运动前后的肺功能测定能发现存在支气管痉挛,可能机制为剧烈运动后过度呼吸,使气道黏膜的水分和热量丢失,呼吸道上皮暂时出现渗透压过高,诱发支气管平滑肌痉挛。

6.药物

有些药物可引起哮喘发作,主要有包括阿司匹林在内的非甾体抗炎药(non-steroidal anti-inflammatory drugs,NSAIDs)和含碘造影剂,或交感神经阻滞剂等,如误服普萘洛尔等 β_2 受体阻滞剂可引发哮喘。2.3%～20%的哮喘患者因服用阿司匹林等 NSAID 诱发哮喘,称为阿司匹林哮喘(aspirin induced asthma,ASA)。在 ASA 中部分患者合并有鼻息肉,被称为阿司匹林过敏-哮喘-鼻息肉三联征,其临床特点为:①服用阿司匹林类解热镇痛药诱发剧烈哮喘,多在摄入后 30 分钟到 3 小时内发生;②儿童多在 2 岁之前发病,但大多为 30～40 岁的中年患者;③女性多于男性,男女之比约为 2:3;④发病无明显季节性;⑤病情较重,大多对糖皮质激素有依赖性;⑥半数以上有鼻息肉,常伴有过敏性鼻炎和/或鼻窦炎,鼻息肉切除后有时哮喘症状加重或促发;⑦变应原皮试多呈阴性反应;⑧血清总 IgE 多正常;⑨其家族中较少有过敏性疾病的患者。发病机制尚未完全明确,有人认为患者的支气管环氧化酶可能因一种传染性介质(可能是病毒)的影响,致使环氧化酶易受阿司匹林类药物的抑制,影响了花生四烯酸的代谢,抑制前列腺素的合成及生成不均衡,有气道扩张作用的前列腺素 E_2 和 I_2 明显减少,而有收缩支气管平滑肌作用的前列腺素 $F2\alpha$ 的合成较多,前列腺素 E_2、I_2/前列腺素 $F_{2\alpha}$ 失衡。环氧化酶被抑制后,花生四烯酸的代谢可能被转移到脂氧化酶途径,致使收缩支气管平滑肌的白三烯生成增多,导致支气管平滑肌强而持久的收缩。阿司匹林过敏的患者对其他抑制环氧化酶(COX)的 NSAID 存在交叉过敏(对乙酰氨基酚除外,主要原因考虑为 ASA 抑制COX-1,而对乙酰氨基酚通过抑制 COX-3 发挥作用)。

7.月经、妊娠等生理因素

不少女性哮喘患者在月经前 3～4 天有哮喘加重的现象,可能与经前期孕酮的突然下降有关。如果患者每月必发,且经量不多,适时地注射黄体酮,有时可阻止严重的经前期哮喘。妊娠对哮喘的影响并无规律性,大多病情未见明显变化,妊娠对哮喘的作用主要表现为机械性的影响及哮喘有关的激素变化,如果处理得当,则不会对妊娠和分娩产生不良后果。

8.围生期胎儿的环境

妊 9 周的胎儿胸腺已可产生 T 细胞,且在整个妊娠期胎盘主要产生辅助性Ⅱ型 T 细胞因子,因而在肺的微环境中,Th_2 细胞的反应占优势,若母亲已有特异性体质,又在妊娠期接触大量的变应原或受到呼吸道病毒特别是合胞病毒的反复感染,即可能加重其调控的变态反应,以致出生后存在变态反应和哮喘发病的可能性。

二、发病机制

哮喘是多种炎症细胞和炎症介质参与的气道慢性炎症,该炎症过程与气道高反应性和哮喘症状密切相关;气道结构细胞特别是气道上皮细胞和上皮下基质、免疫细胞的相互作用以及气道神经调节的异常均加重气道高反应性,且直接或间接加重了气道炎症。

(一)变态反应性炎症

目前研究认为哮喘是由 Th_2 细胞驱导的对变应原的一种高反应。由其产生的气道炎症可分为以下几类。

1.IgE 介导的、T 细胞依赖的炎症途径

可分为以下 3 个阶段:IgE 激活和 FcR 启动;炎症介质和细胞因子的释放;黏附分子表达促使白细胞跨膜移动。Th_2 细胞分泌 IL-4 调控 B 细胞生成 IgE,后者结合到肥大细胞、嗜碱性粒细胞和嗜酸性粒细胞上的特异性受体,使之呈现致敏状态;当再次接触同种抗原时,抗原与特异性 IgE 交联结合,从而导致炎症介质链式释放。根据效应发生时间和持续时间,可分为早期相反应(引起速发性哮喘反应)和晚期相反应(引起迟发性哮喘反应),前者在接触变应原后数秒内发生,可持续数小时,与哮喘的急性发作有关;后者在变应原刺激后 6～12 小时发生,可持续数天,引起气道的慢性炎症。有多种炎症细胞包括肥大细胞、嗜酸性粒细胞、嗜碱性粒细胞、T 细胞、肺泡巨噬细胞、中性粒细胞和气道上皮细胞参与气道炎症的形成(表 3-3),其中肥大细胞是气道炎症的主要原发效应细胞。炎症细胞、炎症介质和细胞因子的相互作用是维持气道炎症反应的基础(表 3-4)。

表 3-3　参与气道慢性炎症的主要炎症细胞

炎症细胞	作　　用
肥大细胞	致敏原刺激或渗透压变化均可活化肥大细胞,释放收缩支气管的炎症介质(组胺、巯乙胺酰白三烯、前列腺素 D_2);气道内肥大细胞增多与气道高反应性相关
嗜酸性粒细胞	破坏气道上皮细胞;参与生长因子的释放和气道重建
T 细胞	释放细胞因子 IL-4、4L-5、IL-9 和 IL-13,这些因子参与嗜酸性粒细胞炎症,刺激 B 细胞产生 IgE;参与整个气道炎症反应

续表

炎症细胞	作　用
树状细胞	诱导初始型 T 细胞对吸入抗原的初级免疫反应和变态反应;还可诱导免疫耐受的形成,并在调节免疫反应和免疫耐受中起决定作用
巨噬细胞	致敏原通过低亲和力 IgE 受体激活巨噬细胞,释放细胞因子和炎症介质发挥"放大效应"
中性粒细胞	在哮喘患者的气道内、痰液中数量增加,但其病理生理作用尚不明确,可能是类固醇激素应用所致

表 3-4　调控哮喘气道慢性炎症的主要介质

介质	作　用
化学因子	主要表达于气道上皮细胞,趋化炎症细胞至气道;内皮素趋化嗜酸性粒细胞;胸腺活化调控因子(TARC)和巨噬细胞源性趋化因子(MDC)趋化 Th_2 细胞
白三烯	主要由肥大细胞、嗜酸性粒细胞分泌,是潜在的支气管收缩剂,其抑制剂可改善肺功能和哮喘症状
细胞因子	参与炎症反应,IL-1β、TNF-β 扩大炎症反应;GM-CSF 延长嗜酸性粒细胞存活时间;IL-5 有助于嗜酸性粒细胞分化;IL-4 有助于 Th_2 增殖发育;IL-13 有助于 IgE 合成
组胺	由肥大细胞分泌,收缩支气管,参与炎症反应
NO	由气道上皮细胞产生,是潜在的血管扩张剂,其与气道炎症密切相关,因此呼出气 NO 常被用来监测哮喘控制状况
PGD2	由肥大细胞分泌,是支气管扩张剂,趋化 Th_2 细胞至气道

2.非 IgE 介导、T 细胞依赖的炎症途径

Th_2 细胞还可通过释放的多种细胞因子(IL-4、IL-13、IL-3、IL-5 等)直接引起各种炎症细胞的聚集和激活,以这种方式直接促发炎症反应,主要是迟发型变态反应。如嗜酸性粒细胞聚集活化(IL-5 起主要作用)分泌的主要碱基蛋白、嗜酸性粒细胞阳离子蛋白、嗜酸性粒细胞衍生的神经毒素、过氧化物酶和胶原酶等均可引起气道损伤;中性粒细胞分泌的蛋白水解酶等可进一步加重炎症反应。此外,上述炎症及其炎症介质可促使气道固有细胞活化,如肺泡巨噬细胞可释放TX、PG、PAF 等加重哮喘反应;气道上皮细胞和血管内皮细胞产生内皮素(ETs),是所知的最强的支气管平滑肌收缩剂,且还具有促进黏膜腺体分泌和促平滑肌及成纤维细胞增殖的效应,参与气道重构。

在慢性哮喘缓解期内,气道炎症主要由 Th_2 细胞分泌的细胞因子如 IL-5 等趋化嗜酸性粒细胞浸润所致;而在急性发作期,气道内中性粒细胞趋化因子 IL-8

浓度增加,中性粒细胞浸润。因此,对于逐渐减少吸入激素用量而引起症状加重的可通过增加吸入激素用量来抑制嗜酸性粒细胞活性;对于突然停用吸入激素而引起的哮喘加重则需加用长效的受体激动剂减弱中性粒细胞的炎症反应。

有关哮喘免疫调节紊乱的机制,得到最广泛关注的"卫生学假说"认为童年时期胃肠道暴露于细菌或细菌产物能够促进免疫系统的成熟,预防哮喘的发生。其核心为 Th_1/Th_2 细胞因子平衡学说,认为诸如哮喘等变态反应性疾病是由 Th_2 细胞驱导的对无害抗原或变应原的一种高反应。Th_1 和 Th_2 细胞所产生的细胞因子有相互制约彼此表型分化及功能的特性。干扰素和 IL-4 分别为 Th_1 和 Th_2 特征性细胞因子。干扰素-α、IL-12 可促使活化的 Th_0 细胞向 Th_1 方向发育,而 IL-4 则促使其向 Th_2 方向发育。当 Th_1 细胞占优势时,就会抑制 Th_2 细胞的功能。如果婴幼儿时呼吸系统或消化系统受到感染,比如结核病、麻疹、寄生虫病甚至甲型肝炎病毒感染等,有可能通过巨噬细胞产生干扰素-α 和 IL-12,继而刺激 NK 细胞产生干扰素-γ,后者可增强 Th_1 细胞的发育,同时抑制 Th_2 细胞的活化,从而抑制变态反应性疾病的发生发展。

早年发现肠道寄生虫的感染虽然可以强有力地增加 Th_2 反应,但是它却同样减少了变态反应性疾病的发生。哮喘患者血清、BALF 和体外 T 细胞培养的干扰素-γ 水平是升高的,并且与肺功能的下降呈明显正相关性。一些病毒、支原体和衣原体感染可致产生干扰素-γ 的 $CD4^+$ 和 $CD8^+$ T 细胞活化,通常使哮喘恶化。这些表明干扰素-γ 在哮喘免疫病理中促炎因子的作用可能比其下调 Th_2 细胞因子的作用更明显。由此可见,基于 Th_1/Th_2 细胞相互制约的卫生学假说并不能完全解释哮喘发生的免疫失调机制,把哮喘的免疫病理核心看成是 Th_1 细胞和 Th_2 细胞的失衡,试图通过上调 Th_1 细胞、纠正 Th_2 细胞的免疫偏倚以治疗变应性哮喘的思路可能是把问题过于简单化。

目前提出了一种基于调节性 T 细胞理论的新卫生学假说。该假说认为,大多数病原体表面存在病原相关性分子(PA MPs)。当以树突细胞为主的抗原呈递细胞接触抗原时,除抗原细胞呈递吞噬过程外,表面一些特殊的模式识别受体(pattern recognition receptors,PRRs)如 Toll-like recepters(TLRs)和凝集素受体与 PA MPs 结合,可能通过抑制性刺激分子或分泌 IL-10、TGF-β 等调节性因子促进 Th_0 细胞向具有调节功能的 Treg 细胞分化,最具代表性地是表达 $CD4^+$ $CD25^+$ 产生大量 IL-10 的 Tr 亚群,还有 $CD4^+CD25^-$ 的抑制性 T 细胞如 Tr_1 细胞和 Th_3 细胞。这些具有抑制调节功能的 T 细胞亚群会同时抑制 Th_1 和 Th_2 细胞介导的病理过程。由于优越的卫生条件,缺乏微生物暴露,减少了细菌脂多糖和 Cp G 基团等 PA MPs 通过 PRRs 刺激免疫调节细胞的可能性,导致后天 Th₁ 或 Th₂ 细胞反应发展过程中失去 Treg 细胞的平衡调节作用。相比之下,儿童期接触的各种感染因素可激活 Treg 细胞,可能在日后抑制病原微生物诱导的过强 Th₁ 细胞或 Th₂ 细胞反应中发挥重要的功能。

(二)气道重塑

除了气道炎症反应外,哮喘患者气道发生重塑,可导致相对不可逆的气道狭窄。研究证实,非正常愈合的损伤上皮细胞可能主动参与了哮喘气道炎症的发生发展以及气道重塑形成过程。Holgate 在上皮-间质营养单位(EMT U)学说中,提出哮喘气道上皮细胞正常修复机制受损,促纤维细胞生长因子-转化生长因子(TGF-β₁)与促上皮生长因子(EGF)分泌失衡,继而导致气道重塑,是难治性哮喘的重要发病机制。哮喘患者损伤的气道上皮呈现以持续高表达表皮生长因子受体(EG FR)为特征的修复延迟,可能通过内皮素-1(ET-1)和/或转化生长因子 β₁(TGF-β₁)介导早期丝裂原活化蛋白激酶(MAPK)家族(ERK1/2 和 p38 MAPK)信号网络通路而实现,诱导上皮下成纤维细胞表达 α-平滑肌肌动蛋白(α-SMA),实现成纤维细胞向肌成纤维细胞转化。上皮下成纤维细胞被活化使过量基质沉积,活化的上皮细胞与上皮下成纤维细胞还可生成释放大量的炎症介质,包括成纤维细胞生长因子(FGF-2)、胰岛素样生长因子(IGF-1)、血小板衍化生长因子(PDGF)、内皮素-1(ET-1)、转化生长因子 β₁(TGF-β₁)和 β₂(TGF-β₂),导致气道重建。由此推测,保护气道黏膜,恢复正常上皮细胞表型,可能在未来哮喘治疗中占有重要地位。

气道组织和结构细胞的重塑与 T 细胞依赖的炎症通过信号转导相互作用,屏蔽变应原诱导的机体正常的 T 细胞免疫耐受机制,可能是慢性哮喘持续发展,气道高反应性存在的根本原因。延迟愈合的重塑气道上皮高表达 ET-1 可能是诱导 Th₂ 细胞在气道聚集,引起哮喘特征性嗜酸性粒细胞气道炎症的一个重要原因。因此,气道上皮细胞"重塑"有可能激活特异性的炎症信号转导通路,加速 CD4⁺ T 细胞亚群的活化,从而使变应原诱导的局部黏膜免疫炎症持续发展。

(三)气道高反应性

气道反应性是指气道对各种化学、物理或药物刺激的收缩反应。气道高反应性(AHR)是指气道对正常不引起或仅引起轻度应答反应的刺激物出现过度的气道收缩反应。AHR 是哮喘的重要特征之一。气道炎症是导致气道高反应性最重要的机制,当气道受到变应原或其他刺激后,由于多种炎症细胞、炎症介质和细胞因子的参与、气道上皮和上皮内神经的损害等而导致 AHR。有人认为，气道基质细胞内皮素（ET）的自分泌及旁分泌，以及细胞因子（尤其是 TNF-α）与内皮素相互作用在 AHR 的形成上有重要作用。此外，AHR 与 β 肾上腺素能受体功能低下、胆碱能神经兴奋性增强和非肾上腺素能非胆碱能（NANC）神经的抑制功能缺陷有关。在病毒性呼吸道感染、冷空气、SO_2、干燥空气、低渗和高渗溶液等理化因素刺激下均可使气道反应性增高。AHR 程度与气道炎症密切相关，但两者并非等同。AHR 目前已公认是支气管哮喘患者的共同病理生理特征，然而出现 AHR 者并非都是支气管哮喘，如长期吸烟、接触臭氧、病毒性上呼吸道感染、慢性阻塞性肺疾病、过敏性鼻炎、支气管扩张、热带肺嗜酸性粒细胞增多症和过敏性肺泡炎等患者也可出现，所以应该全面地理解 AHR 的临床意义。

（四）神经因素

支气管的自主神经支配很复杂，除以前所了解的胆碱能神经、肾上腺素能神经外，还存在非肾上腺素能非胆碱能（NANC）神经系统。支气管哮喘与 β-肾上腺素能受体功能低下和迷走神经张力亢进有关，并可能存在有 α-肾上腺素能神经的反应性增加。NANC 神经系统又分为抑制性 NANC 神经系统（i-NANC）和兴奋性 NANC 神经系统（e-NANC）。i-NANC 是产生气道平滑肌松弛的主要神经系统，其神经递质尚未完全阐明，可能是血管活性肠肽（VIP）和/或组胺酸甲硫胺。VIP 具有扩张支气管、扩张血管、调节支气管腺体分泌的作用，是最强烈的内源性支气管扩张物质，而气道平滑肌的收缩可能与该系统的功能受损有关。e-NANC 是一种无髓鞘感觉神经系统，其神经递质是 P 物质，而该物质存在于气道迷走神经化学敏感性的 C 纤维传入神经中。当气道上皮损伤后暴露出 C 纤维传入神经末梢，受炎症介质的刺激，引起局部轴突反射，沿传入神经侧索逆向传导，并释放感觉神经肽，如 P 物质、神经激肽、降钙素基因相关肽，结果引起支气管平滑肌收缩、血管通透性增强、黏液分泌增多等。近年研究证明，一氧化氮（NO）是人类 NANC 的主要神经递质，在正常情况下主要产生构建型 NO（eNO）。在哮喘发病过程中，细胞因子刺激气道上皮细胞产生的诱导型 NO（iNO）则可使血管扩张，加重炎症过程。

三、病理

支气管哮喘气道的基本病理改变为气道炎症和重塑。炎症包括肥大细胞、肺巨噬细胞、嗜酸性粒细胞、淋巴细胞与中性粒细胞浸润；气道黏膜下水肿，微血管通透性增加,支气管内分泌物潴留,支气管平滑肌痉挛,纤毛上皮剥离,基底膜漏出,杯状细胞增殖及支气管分泌物增加等病理改变,称之为慢性剥脱性嗜酸性粒细胞性支气管炎。

早期表现为支气管黏膜肿胀、充血,分泌物增多,气道内炎症细胞浸润,气道平滑肌痉挛等可逆性的病理改变。上述的改变可随气道炎症的程度而变化。若哮喘长期反复发作,支气管呈现慢性炎症改变,表现为柱状上皮细胞纤毛倒伏、脱落,上皮细胞坏死,黏膜上皮层杯状细胞增多,黏液蛋白产生增多,支气管黏膜层大量炎症细胞浸润、黏液腺增生、基底膜增厚,支气管平滑肌增生,则进入气道重塑阶段,主要表现为上皮下肌纤维母细胞增多导致胶原的合成增加,形成增厚的上皮下基底膜层,可累及全部支气管树,主要发生在膜性和小的软管性气道,即中央气道,是哮喘气道重塑不同于 COPD 的特征性病理改变。具有收缩性的上皮下肌纤维母细胞增加,可能是哮喘气道高反应性形成的重要病理生理基础。

气道炎症和重塑并行,与 AHR 密切相关。后者如气道壁的厚度与气道开始收缩的阈值成反比关系,平滑肌增生使支气管对刺激的收缩反应更强烈,血管容量增加可使气道阻力增高,同时这些因素具有协同/累加效应。肉眼可见肺膨胀及肺气肿较为突出,支气管及细支气管内含有黏稠痰液及黏液栓。支气管壁增厚,黏膜充血肿胀形成皱襞,黏液栓塞局部可发生肺不张。

广泛的气道狭窄是产生哮喘临床症状的基础。气道狭窄的机制包括支气管平滑肌收缩、黏膜水肿、慢性黏液栓(含有大量的嗜酸性粒细胞和库施曼螺旋体)形成、气道重塑及肺实质弹性支持的丢失。

四、临床表现

典型的支气管哮喘出现反复发作的胸闷、气喘、呼吸困难、咳嗽等症状,在发作前常有鼻塞、打喷嚏、眼痒等先兆症状,发作严重者可短时内出现严重呼吸困难,低氧血症。有时咳嗽为唯一症状(咳嗽变异型哮喘)。在夜间或凌晨发作和加重是哮喘的特征之一。哮喘症状可在数分钟内发作,有些症状轻者可自行缓解,但大部分需积极处理。

发作时可出现两肺散在、弥漫分布的呼气相哮鸣音,呼气相延长,有时吸气、呼气相均有干啰音。严重发作时可出现呼吸音低下,哮鸣音消失,临床上称为"静止肺",预示着病情危重,随时会出现呼吸骤停。

哮喘患者在不发作时可无任何症状和体征。

五、诊断

(一)诊断标准

(1)反复发作喘息、气急、胸闷或咳嗽,多与接触变应原,冷空气,物理、化学性刺激以及病毒性上呼吸道感染、运动等有关。

(2)发作时在双肺可闻及散在或弥漫性,以呼气相为主的哮鸣音,呼气相延长。

(3)上述症状和体征可经治疗缓解或自行缓解。

(4)除外其他疾病所引起的喘息、气急、胸闷和咳嗽。

(5)临床表现不典型者,应至少具备以下一项试验阳性:①支气管激发试验或运动激发试验阳性;②支气管舒张试验阳性[一秒钟用力呼气容积(FEV_1)增加≥12%,且 FEV_1 增加绝对值≥200 mL];③最大呼气流量(PEF)日内变异率≥20%。

符合(1)~(4)条或(4)、(5)条者,可以诊断为支气管哮喘。

(二)分期

根据临床表现可分为急性发作期、慢性持续期和临床缓解期。慢性持续期是指每周均不同频度和/或不同程度地出现症状(喘息、气急、胸闷、咳嗽等);临床缓解期系指经过治疗或未经治疗,症状、体征消失,肺功能恢复到急性发作前水平,并维持 3 个月以上。

(三)相关诊断试验

1.变应原检测

有体内的变应原皮肤点刺试验和体外的特异性 IgE 检测,可明确患者的过敏症状,指导患者尽量避免接触变应原及进行特异性免疫治疗。

2.肺功能测定

肺功能测定有助于确诊支气管哮喘,也是评估哮喘控制程度的重要依据之一。主要有通气功能检测、支气管舒张试验、支气管激发试验和峰流速(PEF)及其日变异率测定。哮喘发作时呈阻塞性通气改变,呼气流速指标显著下降。FEV_1、FEV_1 占用力肺活量比值(EFV_1/FVC%)、最大呼气中期流速(MMEF)以及 PEF 均下降。肺容量指标见 FVC 减少、残气量增高、功能残气量和肺容量增高,残气占肺总量百分比增高。缓解期上述指标可正常。对于有气道阻塞的患者,可行支气管舒张试验,常用药物为吸入型支气管扩张药(沙丁胺醇、特布他林),如 FEV_1 较用药前增加＞12％,且绝对值增加＞200 mL,为支气管舒张试验阳性,对诊断支气管哮喘有帮助。对于有哮喘症状但肺功能正常的患者,可行支气管激发试验,常用吸入激发剂为醋甲胆碱、组胺。吸入激发剂后其通气功能下降、气道阻力增加。在设定的激发剂量范围内,如 FEV_1 下降＞20％,为支气管激发试验阳性,使 FEV_1 下降 20％ 的累积剂量(Pd_{20}-FEV_1)或累积浓度(Pc_{20}-FEV_1)可对气道反应性增高的程度作出定量判断。PEF 及其日变异率可反映通气功能的变化,哮喘发作时 PEF 下降,并且,哮喘患者常有通气功能昼夜变化,夜间或凌晨通气功能下降,如果昼夜 PEF 变异率≥20％有助于诊断为哮喘。

3.胸部 X 线检查

胸部 X 线摄片多无明显异常。但哮喘严重发作者应常规行胸部 X 线检查,注意有无肺部感染、肺不张、气胸、纵隔气肿等并发症的存在。

4.其他

痰液中嗜酸性粒细胞或中性粒细胞计数、呼出气 NO 可评估与哮喘相关的气道炎症。

六、鉴别诊断

(一)上气道肿瘤、喉水肿和声带功能障碍

这些疾病可出现气喘,但主要表现为吸气性呼吸困难,肺功能测定流速-容量曲线可见吸气相流速减低。纤维喉镜或支气管镜检查可明确诊断。

(二)各种原因所致的支气管内占位

支气管内良恶性肿瘤、支气管内膜结核等导致的固定的、局限性哮鸣音,需与哮喘鉴别。胸部 CT 检查、纤维支气管检查可明确诊断。

(三)急性左心衰竭

急性左心衰竭发作时症状与哮喘相似,阵发性咳嗽、气喘,两肺可闻及广泛的湿啰音和哮鸣音,需与哮喘鉴别。但急性左心衰患者常有高心病、风心病、冠心病等心脏疾病史,胸片可见心影增大、肺瘀血征,有助于鉴别。

(四)嗜酸性粒细胞

嗜酸性粒细胞性肺炎、变态反应肉芽肿性血管炎、结节性多动脉炎、变应性肉芽肿(Churg-Strauss 综合征)。

这类患者除有喘息外,胸部 X 线或 CT 检查提示肺内有浸润阴影,并可自行

消失或复发。常有肺外的其他表现,血清免疫学检查可发现相应的异常。

(五)COPD

COPD患者亦出现呼吸困难,常与哮喘症状相似,大部分COPD患者对支气管扩张剂和抗炎药疗效不如哮喘,对气道阻塞的可逆性不如哮喘。但临床上有大约10%的COPD患者对激素和支气管扩张剂反应很好,这部分患者往往同时合并有哮喘。而支气管哮喘患者晚期出现气道重塑亦可以合并COPD。

七、治疗和管理

(一)控制目标

近年来,随着对支气管哮喘病因和发病机制认识的不断深入,明确了气道的慢性炎症是哮喘的本质,针对气道炎症的抗感染治疗是哮喘的根本治疗。并且意识到哮喘的气道炎症持续存在于疾病的整个过程,故治疗哮喘应该与治疗糖尿病、高血压等其他慢性疾病一样,长期规范地应用药物治疗,从而预防哮喘急性发作,减少并发症的发生,改善肺功能,提高生活质量,以达到并维持哮喘的临床控制。2006年全球哮喘防治创议(GINA)明确指出,哮喘的治疗目标是达到并维持哮喘的临床控制,哮喘临床控制的定义包括以下 6 项:①无(或≤2 次/周)白天症状;②无日常活动(包括运动)受限;③无夜间症状或因哮喘憋醒;④无(或≤2 次/周)需接受缓解药物治疗;⑤肺功能正常或接近正常;⑥无哮喘急性加重。哮喘虽然不能被根治,但经过规范治疗,大多数哮喘患者都可以得到很好的控制。全球多中心 GOAL 研究结果表明,对于大多数哮喘患者(包括轻度、中度、重度),经过吸入糖皮质激素(ICS)加吸入长效 β_2 受体激动剂(LABA)(沙美特罗/氟替卡松)联合用药 1 年,有接近80%的患者可以达到指南所定义的临床控制。

(二)治疗药物

哮喘的治疗药物根据其作用机制可分为具有扩张支气管作用和抗炎作用两大类,某些药物兼有扩张支气管和抗炎作用。

1.扩张支气管药物

(1)β_2 受体激动剂:通过对气道平滑肌和肥大细胞膜表面的 β_2 受体的兴奋、舒张气道平滑肌、减少肥大细胞和嗜碱性粒细胞脱颗粒和介质的释放、降低微血管的通透性、增加气道上皮纤毛的摆动等,从而缓解哮喘症状。此类药物较多,可分为短效(作用维持 4～6 小时)和长效(作用维持 12 小时)β_2 受体激动剂。后者又可分为速效(数分钟起效)和缓慢起效(30 分钟起效)两种。

短效 β₂ 受体激动剂(SABA):常用的药物如沙丁胺醇和特布他林等。有吸入、口服、注射给药途径。①吸入:可供吸入的短效 β₂ 受体激动剂有气雾剂、干粉剂和溶液。这类药物舒张气道平滑肌作用强,通常在数分钟内起效,疗效可维持数小时,是缓解轻中度急性哮喘症状的首选药物,也可用于运动性哮喘的预防。如沙丁胺醇每次吸入 $100\sim200\ \mu g$ 或特布他林 $250\sim500\ \mu g$,必要时每 20 分钟重复 1 次。这类药物应按需间歇使用,不宜长期、单一使用,也不宜过量应用,否则可引起骨骼肌震颤、低血钾、心律失常等不良反应。压力型定量手控气雾剂(pMDI)和干粉吸入装置吸入短效 β₂ 受体激动剂不适用于重度哮喘发作,其溶液(如沙丁胺醇、特布他林)经雾化吸入适用于轻至重度哮喘发作。②口服:如沙丁胺醇、特布他林等,通常在服药后 $15\sim30$ 分钟起效,疗效维持 $4\sim6$ 小时。如沙丁胺醇 $2\sim4\ mg$,特布他林 $1.25\sim2.5\ mg$,每天 3 次。使用虽较方便,但心悸、骨骼肌震颤等不良反应比吸入给药时明显。缓释剂型和控释剂型的平喘作用维持时间可达 $8\sim12$ 小时,适用于夜间哮喘患者的预防和治疗。长期、单一应用 β₂ 受体激动剂可造成细胞膜 β₂ 受体的下调,表现为临床耐药现象,应予以避免。③注射:虽然平喘作用较为迅速,但因全身不良反应的发生率较高,较少使用。

长效 β₂ 受体激动剂(LABA):这类 β₂ 受体激动剂的分子结构中具有较长的侧链,舒张支气管平滑肌的作用可维持 12 小时以上。有吸入、口服和透皮给药等途径,目前在我国临床使用的吸入型 LABA 有以下两种。①沙美特罗:经气雾剂或碟剂装置给药,给药后 30 分钟起效,平喘作用维持 12 小时以上,推荐剂量 $50\ \mu g$,每天 2 次吸入。②福莫特罗:经都保装置给药,给药后 $3\sim5$ 分钟起效,平喘作用维持 $8\sim12$ 小时以上。平喘作用具有一定的剂量依赖性,推荐剂量 $4.5\sim9\ \mu g$,每天 2 次吸入。福莫特罗因起效迅速,可按需用于哮喘急性发作时的治疗。近年来推荐联合 ICS 和 LABA 治疗哮喘,这两者具有协同的抗炎和平喘作用,并可增加患者的依从性、减少大剂量 ICS 引起的不良反应,尤其适合于中重度持续哮喘患者的长期治疗。口服 LABA 有丙卡特罗、班布特罗,作用时间可维持 $12\sim24$ 小时,适用于中重度哮喘的控制治疗,尤其适用于缓解夜间症状。透皮吸收剂型现有妥洛特罗贴剂,妥洛特罗本身为中效 β₂ 受体激动剂,由于采用结晶储存系统来控制药物的释放,药物经过皮肤吸收,疗效可维持24小时,并减轻了全身不良反应,每天只需贴附 1 次,使用方法简单,对预防夜间症状有较好疗效。LABA 不推荐长期单独使用,应该在医师指导下与 ICS 联合使用。

（2）茶碱类：具有舒张支气管平滑肌作用，并具有强心、利尿、扩张冠状动脉、兴奋呼吸中枢和呼吸肌等作用，低浓度茶碱还具有抗炎和免疫调节作用。

口服给药：包括氨茶碱和控（缓）释型茶碱。短效氨茶碱用于轻中度哮喘急性发作的治疗，控（缓）释型茶碱用于慢性哮喘的长期控制治疗。一般剂量为每天 6～10 mg/kg。控（缓）释型茶碱口服后昼夜血药浓度平稳，平喘作用可维持 12～24 小时，尤适用于夜间哮喘症状的控制。茶碱与糖皮质激素和抗胆碱能药物联合应用具有协同作用。但本品与 β_2 受体激动剂联合应用时，易出现心率增快和心律失常，应慎用并适当减少剂量。

静脉给药：氨茶碱加入葡萄糖溶液中，缓慢静脉注射［注射速度不宜超过 0.25 mg/(kg·min)］或静脉滴注，适用于中重度哮喘的急性发作。负荷剂量为 4～6 mg/kg，维持剂量为 0.6～0.8 mg/(kg·h)。由于茶碱的"治疗窗"窄，茶碱代谢存在较大的个体差异，药物不良反应较多，可引起心律失常、血压下降，甚至死亡，在有条件的情况下应监测其血药浓度，及时调整浓度和滴速。对于以往长期口服茶碱的患者，更应注意其血药浓度，尽量避免静脉注射，防止茶碱中毒。茶碱的有效、安全的血药浓度范围为 6～15 mg/L。影响茶碱代谢的因素较多，如发热性疾病、妊娠、抗结核治疗可以降低茶碱的血药浓度；而肝脏疾病、充血性心力衰竭以及合用西咪替丁或喹诺酮类、大环内酯类等药物均可影响茶碱代谢而使其排泄减慢，导致茶碱的毒性增加，应引起临床医师们的重视，并酌情调整剂量。多索茶碱的作用与氨茶碱相同，但不良反应较轻。二羟丙茶碱（喘定）的作用较茶碱弱，不良反应也较少。

抗胆碱能药物：吸入型抗胆碱能药物如溴化异丙托品和噻托溴铵可阻断节后迷走神经传出支，通过降低迷走神经张力而舒张支气管。本品吸入给药，有气雾剂、干粉剂和雾化溶液 3 种剂型。经 pMDI 吸入溴化异丙托品气雾剂，常用剂量为 40～80 μg，每天 3～4 次；经雾化泵吸入溴化异丙托品溶液的常用剂量为 50～125 μg，每天 3～4 次。噻托溴铵为新近上市的长效抗胆碱能药物，对 M_1 和 M_3 受体具有选择性抑制作用，每天 1 次吸入给药。本品与 β_2 受体激动剂联合应用具有协同、互补作用。

2.抗炎药物

（1）糖皮质激素：糖皮质激素是最有效的抗变态反应性炎症的药物，其药理作用机制有：①抑制各种炎症细胞包括巨噬细胞、嗜酸性粒细胞、T 细胞、肥大细胞、树突细胞和气道上皮细胞等的生成、活化及其功能；②抑制 IL-2、IL-4、IL-5、IL-13、GM-CSF 等各种细胞因子的产生；③抑制磷脂酶 A2、一氧化氮合成酶、白三烯、血小板活化因子等炎症介质的产生和释放；④增加抗炎产物的合成；⑤抑制黏液分泌；⑥活化和提高气道平滑肌 β_2 受体的反应性，增加细胞膜上 β_2 受体的合成；⑦降低气道高反应性。糖皮质激素通过与细胞内糖皮质激素受体（GR）结合，形成 GR-糖皮质激素复合体转运至核内，从而调节基因的转录，抑制各种细胞因子和炎症介质的基因转录和合成，增加各种抗炎蛋白的合成，从而发挥其强大的抗炎作用。糖皮质激素的给药途径有吸入、口服和静脉给药。

吸入给药：吸入给药是哮喘治疗的主要给药途径，药物直接作用于呼吸道，起效快，所需剂量小，不良反应少。ICS 的局部抗炎作用强，通过吸气过程给药，药物直接作用于呼吸道，通过消化道和呼吸道进入血液的药物大部分被肝脏灭活，因此全身不良反应少。研究证明 ICS 可以有效改善哮喘症状，提高生活质量，改善肺功能，降低气道高反应性，控制气道炎症，减少哮喘发作的频率，减轻发作的严重程度，降低病死率。ICS 的局部不良反应包括声音嘶哑、咽部不适和念珠菌感染。吸药后及时漱口、选用干粉吸入剂或加用储雾器可减少上述不良反应。ICS 全身不良反应的大小与药物剂量、药物的生物利用度、肝脏首过代谢率及全身吸收药物的半衰期等因素有关。目前有证据表明，成人哮喘患者每天吸入低中剂量糖皮质激素，不会出现明显的全身不良反应。长期高剂量吸入糖皮质激素可能出现的全身不良反应包括皮肤瘀斑、肾上腺功能的抑制和骨质疏松等。目前，ICS 主要有 3 类。①定量气雾剂（MDI）。②干粉吸入剂：主要有布地奈德都保、丙酸氟替卡松碟剂及含布地奈德、丙酸氟替卡松的联合制剂。干粉吸入装置比普通定量气雾剂使用方便，配合容易，吸入下呼吸道的药物量较多，局部不良反应较轻，是目前较好的剂型。③雾化溶液：目前仅有布地奈德溶液，经射流装置雾化吸入，对患者吸气的配合要求不高，起效较快，适用于哮喘急性发作时的治疗。

口服给药：适用于中度哮喘发作、慢性持续哮喘吸入大剂量 ICS 治疗无效的患者和作为静脉应用糖皮质激素治疗后的序贯治疗。一般使用半衰期较短的糖皮质激素，如泼尼松、泼尼松龙或甲泼尼龙等。对于糖皮质激素依赖型哮喘，可采用每天或隔天清晨顿服给药的方式，以减少外源性糖皮质激素对脑-垂体-肾上腺轴的抑制作用。泼尼松的维持剂量最好每天 $\leqslant 10$ mg。长期口服糖皮质激素可能会引起骨质疏松症、高血压、糖尿病、下丘脑-垂体-肾上腺轴的抑制、肥胖症、白内障、青光眼、皮肤菲薄导致皮纹和瘀斑、肌无力等不良反应。对于伴有结核病、寄生虫感染、骨质疏松、青光眼、糖尿病、严重忧郁或消化性溃疡的哮喘患者,全身给予糖皮质激素治疗时应慎重,并应密切随访。全身使用激素对于中度以上的哮喘急性发作是必需的,可以预防哮喘的恶化、减少因哮喘而急诊或住院的机会、降低病死率。建议早期、足量、短程使用。推荐剂量:泼尼松龙40～50 mg/d,3～10 天。具体使用要根据病情的严重程度,当症状缓解时应及时停药或减量。

静脉给药:哮喘重度急性发作时,应及时静脉给予琥珀酸氢化可的松(400～1000 mg/d)或甲泼尼龙(80～160 mg/d)。无糖皮质激素依赖倾向者,可在短期(3～5 天)内停药;有糖皮质激素依赖倾向者应延长给药时间,控制哮喘症状后改为口服给药,并逐步减少糖皮质激素用量。

(2)白三烯调节剂:包括半胱氨酰白三烯受体阻滞剂和 5-脂氧化酶抑制剂,半胱氨酰白三烯受体阻滞剂通过对气道平滑肌和其他细胞表面白三烯(CysLT1)受体的拮抗,抑制肥大细胞和嗜酸性粒细胞释放的半胱氨酰白三烯的致喘和致炎作并具有较强的抗炎作用。本品可减轻哮喘症状、改善肺功能、减少哮喘的恶化。但其抗炎作用不如 ICS,不能取代 ICS。作为联合治疗中的一种药物,可减少中重度哮喘患者每天吸入 ICS 的剂量,并可提高吸入 ICS 的临床疗效,本品与 ICS 联用的疗效比吸入 LABA 与 ICS 联用的疗效稍差。但本品服用方便,尤适用于阿司匹林哮喘、运动性哮喘和伴有变应性鼻炎哮喘患者的治疗。口服给药,扎鲁司特 20 mg,每天 2 次;孟鲁司特10 mg,每天 1 次。

(3)色甘酸钠和尼多酸钠:是一种非皮质激素类抗炎药,可抑制 IgE 介导的肥大细胞释放介质,并可选择性抑制巨噬细胞、嗜酸性粒细胞和单核细胞等炎症细胞介质的释放。能预防变应原引起的速发和迟发反应,以及运动和过度通气引起的气道收缩。吸入给药,不良反应较少。

(4)抗 IgE 单克隆抗体:抗 IgE 单克隆抗体可以阻断肥大细胞的脱颗粒,减少炎症介质的释放,可应用于血清 IgE 水平增高的哮喘的治疗。主要用于经过 ICS 和 LABA 联合治疗后症状仍未控制的严重变应性哮喘患者。该药临床使用的时间尚短,其远期疗效与安全性有待进一步观察。

(5)抗组胺药物:酮替芬和新一代组胺 H_1 受体阻滞剂氯雷他定、阿司咪唑、曲尼司特等具有抗变态反应作用,其在哮喘治疗中作用较弱,可用于伴有变应性鼻炎的哮喘患者治疗。

第七节　支气管扩张

支气管扩张症(简称支气管扩张)是指由支气管及其周围肺组织的慢性炎症所导致的支气管壁肌肉和弹性组织破坏,管腔形成不可逆性扩张、变形。本病多数为获得性,患者多有童年麻疹、百日咳或支气管肺炎等病史。临床症状有慢性咳嗽、咳大量脓痰和反复咯血。过去本病常见,在呼吸系统疾病中发病率仅次于肺结核;随着人民生活的改善,麻疹、百日咳疫苗的预防接种,以及抗生素的应用等,本病已明显减少。

一、病因和发病机制

多种原因都可以引起支气管扩张。虽然我国近年来由支气管-肺感染所致的支气管扩张(感染后性支气管扩张)和由支气管-肺结核所致的支气管扩张(结核后性支气管扩张)病例数已明显减少,但仍然是各种原因中最多见的。由其他原因引起的支气管扩张也应受到重视。

支气管扩张发病机制中的关键环节为支气管感染和支气管阻塞,两者相互影响,形成恶性循环,最终导致支气管扩张。另外,支气管外部纤维的牵拉、先天性发育缺陷及遗传因素等也可引起支气管扩张。

(一)支气管-肺感染

婴幼儿时期严重的支气管-肺感染是引起支气管扩张的主要原因之一,如麻疹、百日咳、流行性感冒等,可并发细菌感染而引起细支气管炎和严重的支气管肺炎,从而造成支气管管壁的破坏和附近组织纤维收缩;这些病变使支气管引流不畅,分泌物潴留,导致阻塞;而阻塞又容易诱发感染。这一感染-阻塞-感染的过程反复进行,最终导致支气管扩张。支气管和肺部慢性感染,如慢性肺脓肿等,使支气管管壁的弹性纤维和平滑肌破坏、断裂,支气管变薄,弹性下降,易于扩张。肺结核在痊愈过程中常伴有支气管肺组织纤维组织增生,牵拉支气管,造成局部支气管扭曲、变形,分泌物不易被清除;随后继发的普通细菌感染使病变进入感染-阻塞-感染的恶性循环过程,最终形成支气管扩张。

(二)支气管器质性阻塞

支气管管腔内肿瘤、异物或管外肿大淋巴结可以造成支气管狭窄或部分阻塞,在支气管内形成活瓣作用,使得空气吸入容易而呼出难,阻塞部位以下的支气管内压逐渐增高,造成管腔扩张,同时部分阻塞使得引流不畅,易引起继发感染而破坏管壁,形成本病。

(三)支气管外部的牵拉作用

肺组织的慢性感染或结核病灶愈合后的纤维组织牵拉,也可形成支气管扩张。

(四)先天及遗传因素

纤毛细胞发育不全,使纤毛杆与各纤丝之间只有致密基质,而浮状物与纤丝间的联系和/或动力蛋白侧臂有所缺失,这将引起纤毛固定,纤毛-黏液排送系统的功能明显降低,故易发生支气管扩张、鼻窦炎、中耳炎、支气管炎和肺炎等。卡塔格内综合征包括右位心、鼻旁窦炎和支气管扩张 3 种病变。多认为纤毛功能异常是其发病的原因:胚胎发育早期,纤毛功能异常使内脏不能进行正常转位,从而形成右位心和其他内脏反位。纤毛功能异常也影响精子的运动,故男性患者常有不孕症。

遗传因素参与支气管扩张形成,如囊性纤维化、先天性低丙种球蛋白血症、先天性肺血管发育畸形等。囊性纤维化在白种人较常见,但我国基本尚无病例报道。

二、病理

支气管弹力组织、肌层以及软骨等陆续遭受破坏,由纤维组织代替,管腔逐渐扩张。按形态分为柱状和囊状两种,常合并存在。柱状扩张的管壁破坏较轻。随着病情发展,破坏严重,才出现囊状扩张。管壁黏膜的纤毛上皮细胞被破坏,反复出现慢性和急性炎症,黏膜有炎症细胞和溃疡形成,柱状上皮细胞常有鳞状化生。支气管动脉和肺动脉的终末支常有扩张与吻合,有的毛细血管扩张形成血管瘤,以致患者常有咯血。受累肺叶或肺段多见肺容积缩小甚至肺不张。周围肺组织常见反复感染的病理改变。

感染后性支气管扩张多见于下叶基底段支气管的分支。由于左下叶支气管较细长,且受心脏血管的压迫,引流不畅,容易招致继发感染,故左下叶支气管扩张多于右下叶。舌叶支气管开口接近下叶背段,易受下叶感染的影响,故左下叶与舌叶的支气管扩张常同时存在。结核后性支气管扩张多位于肺上叶,特别多见于上叶尖段与后段支气管及其分支。下叶背段的支气管扩张多数也是结核后性者。右中叶支气管较细长,周围有内、外、前 3 组淋巴结围绕,易引起肺不张及继发感染,反复发作也可发生支气管扩张。

三、临床表现

(一)症状

一部分患者支气管扩张的起病可追查到童年曾有麻疹、百日咳或支气管肺炎的病史,以后常有反复发作的呼吸道感染;但多数患者询问不出特殊病史。早期轻度支气管扩张可完全无症状,或仅有轻微咳嗽和少量咳痰症状;经过若干时间,由于支气管化脓性感染逐渐加重,病变范围逐渐扩大,乃出现咳嗽、咳大量脓痰和反复咯血等典型的支气管扩张症状。部分病例由于首先咯血而就诊,经X线胸片或肺高分辨率CT检查而发现本病;此类患者平时无慢性咳嗽、大量脓痰等症状,主要表现为反复咯血,故又称干性支气管扩张;其病变多位于上叶支气管,引流较好,故不易感染,常见于结核后性支气管扩张患者。

1.慢性咳嗽、咳大量脓痰

一般多为阵发性,每天痰量可达 100~400 mL。咳痰多在体位改变时,如起床及就寝时最多。因为支气管扩张感染后,管壁黏膜被破坏,丧失了清除分泌物的功能,引起分泌物的积滞。当体位改变时,分泌物接触到正常黏膜,引起刺激,出现咳嗽及咳大量脓痰。痰液呈黄色脓样,若有厌氧菌混合感染则有臭味。收集全日痰液于玻璃瓶中,数小时后分层:上层为泡沫,下悬脓性成分,中层为混浊黏液,下层为坏死组织沉淀物。

2.反复咯血

多数患者有反复咯血,血量不等,可为痰中带血或小量咯血,亦可表现为大咯血。其原因是支气管表层肉芽组织创面上的小血管或管壁内扩张的小血管破裂出血所致。而所谓干性支气管扩张则以咯血为主要症状,平时有咳嗽,但咳痰不明显。

3.反复肺部感染

其特点是同一肺段反复发生肺炎并迁延不愈。常由上呼吸道感染向下蔓延,支气管感染加重、引流不畅时,炎症扩展至病变支气管周围的肺组织所致。感染重时,出现发热、咳嗽加剧、痰量增多、胸闷、胸痛等症状。因扩张的支气管发生扭曲、变形,引流更差,常于同一肺段反复发生肺炎。由于长期反复感染,反复使用抗生素,使耐药菌的出现概率明显增高,例如耐药性铜绿假单胞菌比较多见,给治疗带来困难。

4.慢性感染中毒症状

反复继发感染可引起全身中毒症状,如发热、盗汗、食欲下降、消瘦、贫血等,儿童可影响发育。

(二)体征

早期支气管扩张可无异常体征。病变严重或继发感染,使支气管内有渗出物时,病变部位可听到固定而持久的局限性湿啰音,痰咳出后湿啰音仅可暂时减少或消失。若合并有肺炎时,则可有叩诊浊音和呼吸音减弱等肺炎体征。随着并发症如支气管肺炎、肺纤维化、胸膜增厚与肺气肿等的发生,可出现相应的体征。病程较长的支气管扩张患者可有发绀、杵状指(趾)等体征,全身营养状况也较差。

四、实验室和辅助检查

(一)影像学检查

由于支气管扩张的本质特征是其不可逆性的解剖学改变,故影像学检查对于诊断具有决定性的价值。①后前位 X 线胸片检查:诊断支气管扩张的特异性好,但敏感性不高。早期轻症患者,一般后前位 X 线胸片检查常无特殊发现,或仅有患侧肺纹理增强。疾病后期,X 线胸片显示不规则环状透光阴影,或呈蜂窝状(所谓卷发影),甚至有液平面,可以确认囊性支气管扩张的存在。有时可见肺段或肺叶不张。对于已经确诊为支气管扩张的患者复诊或进行随访时,一般可以仅行后前位 X 线胸片检查。②胸部高分辨率 CT 检查:对于支气管扩张具有确诊价值,可明确支气管扩张累及的部位、范围和病变性质,初次诊断支气管扩张的患者,如条件许可,均应进行本项检查。柱状扩张管壁增厚,并延伸至肺的周边;囊状扩张表现为支气管显著扩张,成串或成簇囊样病变,可含气液面;常见肺不张或肺容积缩小的表现。以往支气管碘油或碘水造影结果是确诊支气管扩张的“金标准”。现在由于胸部 CT 技术不断发展,特别是多排 CT 检查技术应用于临床,其成像时间很短,扫描层厚很薄(最小层厚可<1 mm),影像的空间分辨率和密度分辨率都很高,对支气管扩张的诊断准确性很高;加之使用方便,没有支气管造影的不良反应,因此,已经取代了支气管造影检查。

(二)纤维支气管镜(纤支镜)检查

由于目前常规使用的纤支镜一般可以到达 3 级支气管,可以窥见 4 级支气管,而支气管扩张病变一般都发生于较远端的支气管,故经纤支镜直接窥见支气管扩张病变的概率不高。对部分患者可发现出血部位及支气管阻塞的原因,对支气管扩张的病因及定位诊断有一定帮助;经纤支镜取培养标本对于明确感染的病原菌有一定价值。

(三)肺功能检查

支气管扩张的肺功能改变与病变的范围及性质有密切关系。病变局限者，由于肺具有极大的贮备力，肺功能一般无明显改变。柱状扩张对肺功能影响较轻微。囊状扩张的支气管破坏较严重，可并发阻塞性肺气肿。肺功能的损害表现为阻塞性通气障碍，可见第一秒钟用力呼气量和最大通气量减低，残气容积占肺总量百分比增高。随着病情的进展，功能性损害加重，出现通气与血流比例失调以及弥散功能的障碍等，可导致动脉血氧分压降低和动脉血氧饱和度下降。病变严重时，可并发肺源性心脏病，甚至右心衰竭。

(四)血常规检查

无感染时血白细胞计数多正常，继发感染时则可增高。

(五)痰微生物检查

痰涂片可发现革兰氏阴性及阳性细菌；培养可检出致病菌，药敏试验结果对于临床正确选用抗生素具有一定指导价值。

(六)其他

对于怀疑有免疫功能缺陷者应对体液免疫与细胞免疫功能进行检查，例如进行血 IgG、IgA、IgM 浓度测定。对于怀疑有纤毛功能障碍者可以取呼吸道黏膜活检标本行电镜检查。对于怀疑囊性纤维化者应测定汗液的钠浓度，还可以进行有关基因的检测。

五、诊断和鉴别诊断

(一)诊断

根据慢性咳嗽、大量脓痰、反复咯血及肺部感染等病史，肺部闻及固定而持久的局限性湿啰音，结合 X 线胸片检查发现符合支气管扩张的影像改变等，可做出诊断；对于临床怀疑支气管扩张，但后前位 X 线胸片无明显异常的患者，依据胸部 CT 尤其是高分辨率 CT 扫描结果可做出诊断。

对于明确诊断支气管扩张者还要注意了解其基础疾病，我国以感染后性支气管扩张和结核后性支气管扩张多见，但也应该注意其他较少见的病因，必要时应进行相应的实验室检查。

(二)鉴别诊断

1.慢性支气管炎

有时与支气管扩张不易鉴别，但多发生于 40 岁以上的患者，咳嗽、咳痰症状以冬、春季节为主,痰为白色泡沫样黏痰,感染急性发作时可呈脓性,痰量较少,且无反复咯血史。肺部的干、湿啰音散在分布。

2.肺脓肿

有大量咳脓痰史,但起病急骤,有寒战、高热等中毒症状,X线检查可发现脓肿阴影或脓腔。需要注意的是,慢性肺脓肿常并发支气管扩张,支气管扩张患者亦易发生肺脓肿。对此类患者,首先应行抗感染治疗,炎症控制后,应行CT检查,以明确诊断。

3.肺结核

可有慢性咳嗽、咳痰,但常有午后低热、盗汗、消瘦等全身结核中毒症状,且痰量少。病变多位于上叶,体征为肺尖或锁骨下区轻度浊音和细湿啰音。X线检查可发现病灶,可有钙化。痰内可查见抗酸杆菌。

4.支气管肺癌

干性支气管扩张以咯血为主,有时易误诊为肺癌。但后者多发生于40岁以上的男性吸烟患者,行胸部X线检查、纤维支气管镜检查、痰细胞学检查等可作出鉴别。

5.先天性支气管囊肿

与支气管相通且合并感染时可有发热、咳嗽、咳痰及反复咯血。X线检查和胸部CT检查可助诊断,可见边缘整齐光滑、圆形或卵圆形的阴影,多位于上肺野,或两肺弥漫性分布,有时可有液平,受累肺叶一般无明显的容积缩小或肺不张。

六、治疗

支气管扩张的内科治疗重点为控制感染和促进痰液引流;必要时应考虑外科手术切除。

(一)内科治疗

1.一般治疗

根据病情轻重,合理安排休息。合并感染及咯血时,应卧床休息。平时应避免受凉,劝导戒烟,预防呼吸道感染。反复长期感染、反复咯血而身体虚弱者应加强营养。

2.控制感染

有发热、咳脓痰等化脓性感染时,可根据病情、痰培养及药物敏感试验结果选用抗感染药物。病情较轻者可选用口服抗感染药物,病情较重者可静脉使用抗感染药物,如喹诺酮类、头孢菌素类等,怀疑有厌氧菌感染者可使用甲硝唑。疗程以控制感染为度,即全身中毒症状消失,痰量及脓性成分减少,肺部湿啰音减少或消失即可停药。不宜长期使用抗感染药物,以免发生真菌感染等不良反应。

3.祛除痰液

(1)体位引流:可促进脓痰排出,减轻中毒症状,有时较抗感染药物治疗更易见效。应根据病变部位采用相应体位。一般要求病变部位较气管和喉部为高的体位,使病肺处于高位,使引流支气管的开口向下。如病变在下叶时最适用的引流法是使患者俯卧,前胸靠近床沿,头向下,进行深呼吸和咳痰。病变在中叶取仰卧位,床脚垫高 30 cm 左右,取头低脚高位。病变在上叶则可取坐位或其他适当姿势,以利排痰。体位引流应持之以恒。

(2)祛痰剂:可使痰液稀薄便于咳出,如氯化铵 0.3 g,溴己新16 mg,盐酸氨溴索片 30 mg,鲜竹沥10 mL,日服 3 次。

(3)雾化吸入:可稀释分泌物,使其易于排出,促进引流,有利于控制感染。可选用生理盐水超声雾化吸入,每天 2～3 次。雾化吸入宜在体位引流痰液后实施。

4.咯血的处理

大量咯血可引起窒息死亡,必须积极治疗。

(二)外科治疗

随着抗感染药物的不断发展,外科手术已较少采用,但对那些病灶局限而内科治疗无效者仍应考虑手术治疗。手术适应证为:反复发作严重呼吸道急性感染或大量咯血,病变范围一般不超过两个肺叶,年龄一般在 10～40 岁之间,全身情况良好,心肺功能无严重障碍的患者。根据术后随访,10％～40％的患者咯血及感染等支气管扩张症状再发,可能是由于术前对一部分扩张支气管漏诊所致,但也有一部分病例是术后残存支气管因扭曲、移位导致引流不畅而新产生支气管扩张,因此手术应严格掌握适应证。大咯血患者有时需急诊手术治疗。病变广泛或伴有严重肺气肿、肺功能严重损害者,为手术禁忌。

七、预防

积极防治呼吸道感染,尤其是幼年时期的麻疹、百日咳、鼻窦炎、支气管肺炎、肺脓肿等,积极预防、治疗肺结核,对预防支气管扩张症的发生具有重要意义。

第八节 慢性阻塞性肺疾病

慢性阻塞性肺疾病(COPD)简称慢阻肺,是以持续气流受限为特征的可以预防和治疗的疾病,其气流受限多呈进行性发展,与气道和肺组织对香烟烟雾等有害气体或有害颗粒的异常慢性炎症反应有关。肺功能检查可确定气流受限。在吸入支气管扩张剂后,第一秒用力呼气容积(FEV_1)/用力肺活量(FVC)(FEV_1/FVC)<70%表明存在持续气流受限。

慢性支气管炎是指在除外慢性咳嗽的其他已知原因后,患者每年咳嗽、咳痰3个月以上并连续两年者。慢性阻塞性肺疾病是指肺部终末细支气管远端气腔出现异常持久的扩张,并伴有肺泡壁和细支气管的破坏,而无明显的肺纤维化。当慢性支气管炎、慢性阻塞性肺疾病患者肺功能检查出现持续气流受限时,则可诊断为 COPD,若患者无持续气流受限,则不能诊断为 COPD。一些已知病因或具有特征病理表现的疾病也可导致持续气流受限,如支气管扩张症、肺结核纤维化病变、严重的间质性肺疾病、弥漫性泛细支气管炎和闭塞性细支气管炎等,但均不属于 COPD。

一、诊断要点

(一)病史

包括:①危险因素,吸烟史、职业性或环境有害物质接触史;②既往史,包括哮喘史、过敏史、儿童时期呼吸道感染及其他呼吸系统疾病;③家族史,COPD 有家族聚集倾向;④发病年龄和好发季节,多于中年以后发病,症状好发于秋冬寒冷季节,常有反复呼吸道感染及急性加重史,随着病情进展,急性加重逐渐频繁。

(二)临床表现特点

COPD 的特征性症状是慢性和进行性加重的呼吸困难、咳嗽和咳痰。慢性咳嗽和咳痰常先于气流受限多年而存在。①呼吸困难:是 COPD 最重要的症状,也是患者体能丧失和焦虑不安的主要原因。患者常描述为气短、气喘和呼吸费力等。早期仅在劳力时出现,之后逐渐加重,以致日常活动甚至休息时也感到气短。②慢性咳嗽:通常为首发症状,初起咳嗽呈间歇性,早晨较重,以后早晚或整晚均有咳嗽,但夜间咳嗽并不显著,少数病例咳嗽不伴有咳痰,也有少数病例虽有明显气流受限但无咳嗽症状。③咳痰：咳嗽后通常咳少量黏液性痰，部分患者在清晨较多，合并感染时痰量增多，常有脓性痰。④喘息和胸闷：不是COPD的特异性症状，部分患者特别是重症患者有明显的喘息，听诊有广泛的吸气相或呼气相哮鸣音，胸部紧闷感常于劳力后发生，与呼吸费力和肋间肌收缩有关。⑤其他表现：在COPD的临床过程中，特别是程度较重的患者可能会发生全身性症状，如体重下降、食欲缺乏、外周肌肉萎缩和功能障碍、精神抑郁和/或焦虑等，长时间的剧烈咳嗽可导致咳嗽性晕厥。⑥COPD后期出现低氧血症和/或高碳酸血症，可合并慢性肺源性心脏病和右心衰竭。

（三）辅助检查

1.肺功能检查

肺功能检查是判断持续气流受限的主要客观指标。患者吸入支气管舒张剂后的 $FEV_1/FVC<70\%$，可以确定为持续存在气流受限，是诊断COPD的必备条件。肺总量（TLC）、功能残气量（FRC）和残气量（RV）增高，肺活量（VC）减低，表明肺过度充气。

2.胸部X线检查

对确定肺部并发症及与其他疾病（如肺间质纤维化、肺结核等）鉴别具有重要意义。COPD早期X线胸片可无明显变化，以后出现肺纹理增多和紊乱等非特征性改变。

3.胸部CT检查

胸部CT检查不作为常规检查。但在鉴别诊断时，CT检查有益，高分辨率CT对辨别小叶中心型或全小叶型慢性阻塞性肺疾病及确定肺大疱的大小和数量，有很高的敏感性和特异性。

（四）鉴别诊断

COPD应与哮喘、支气管扩张症、充血性心力衰竭、肺结核和弥漫性泛细支气管炎等相鉴别，尤其要注意与哮喘进行鉴别。虽然哮喘与COPD都是慢性气道炎症性疾病，但两者的发病机制不同，临床表现及对治疗的反应性也有明显差别。大多数哮喘患者的气流受限具有显著的可逆性，这是其不同于COPD的一个关键特征。但是，部分哮喘患者随着病程延长，可出现较明显的气道重塑，导致气流受限的可逆性明显减小，临床很难与COPD相鉴别。COPD多于中年后起病，而哮喘则多在儿童或青少年期起病；COPD症状缓慢进展，逐渐加重，而哮喘则症状起伏较大；COPD多有长期吸烟史和/或有害气体和颗粒接触史，而哮喘常伴有过敏体质、过敏性鼻炎和/或湿疹等,部分患者有哮喘家族史。COPD和哮喘可以发生于同一位患者,且由于两者都是常见病、多发病,这种概率并不低。

(五)COPD 的评估

COPD 评估是根据患者的临床症状、急性加重风险、肺功能异常的严重程度及并发症情况进行综合评估,其目的是确定疾病的严重程度,包括气流受限的严重程度,患者的健康状况和未来急性加重的风险程度,最终目的是指导治疗。

1.症状评估

可采用改良版英国医学研究委员会呼吸困难问卷(mMRC 问卷)对呼吸困难严重程度进行评估(表 3-5)。

表 3-5 改良版英国医学研究委员会呼吸困难问卷

呼吸困难评价等级	呼吸困难严重程度
0 级	只有在剧烈活动时感到呼吸困难
1 级	在平地快步行走或步行爬小坡时出现气短
2 级	由于气短,平地行走时比同龄人慢或者需要停下来休息
3 级	在平地行走约 100 m 或数分钟后需要停下来喘气
4 级	因为严重呼吸困难而不能离开家,或在穿脱衣服时出现呼吸困难

2.肺功能评估

应用气流受限的程度进行肺功能评估,即以 FEV_1 占预计值%为分级标准。COPD 患者气流受限的肺功能分级分为 4 级(表 3-6)。

表 3-6 气流受限严重程度的肺功能分级

肺功能分级	气流受限程度	FEV_1 占预计值%
Ⅰ级	轻度	≥80%
Ⅱ级	中度	50%～79%
Ⅲ级	重度	30%～49%
Ⅳ级	极重度	<30%

注:为吸入支气管舒张剂后的 FEV_1 值

3.急性加重风险评估

上一年发生≥2 次急性加重史者,或上一年因急性加重住院 1 次,预示以后频繁发生急性加重的风险大。

4.COPD 的综合评估

综合评估（表 3-7）的目的是改善 COPD 的疾病管理。目前临床上采用 mMRC 分级或采用 COPD 患者自我评估测试（COPD assessment test，CAT）问卷评分作为症状评估方法，mMRC 分级＞2 级或 CAT 评分≥10 分表明症状较重，通常没有必要同时使用两种评估方法。临床上评估 COPD 急性加重风险也有两种方法：①常用的是应用气流受限分级的肺功能评估法，气流受限分级Ⅲ级或Ⅳ级表明具有高风险；②根据患者急性加重的病史进行判断，在过去 1 年中急性加重次数＞2 次或上一年因急性加重住院≥1 次，表明具有高风险。当肺功能评估得出的风险分类与急性加重史获得的结果不一致时，应以评估得到的风险最高结果为准，即就高不就低。

表 3-7　COPD 的综合评估

| 组别 | 特征 | | 肺功能分级（级） | 急性加重（次/年） | 呼吸困难分级（级） | CAT 评分（分） |
	风险	症状				
A 组	低	少	Ⅰ～Ⅱ	＜2	＜2	＜10
B 组	低	多	Ⅰ～Ⅱ	＜2	≥2	≥10
C 组	高	少	Ⅱ～Ⅳ	≥2	＜2	＜10
D 组	高	多	Ⅱ～Ⅳ	≥2	≥2	≥10

（六）COPD 的病程分期

COPD 的病程可分为急性加重期和稳定期：①急性加重期，患者呼吸道症状超过日常变异范围的持续恶化，并需改变药物治疗方案，在疾病过程中，患者常有短期内咳嗽、咳痰、气短和/或喘息加重，痰量增多，脓性或黏液脓性痰，可伴有发热等炎症明显加重的表现；②稳定期，患者的咳嗽、咳痰和气短等症状稳定或症状轻微，病情基本恢复到急性加重前的状态。

（七）COPD 急性加重期

COPD 急性加重是指患者以呼吸道症状加重为特征的临床事件，其症状变化程度超过日常变异范围并导致药物治疗方案改变。

1.COPD 急性加重的原因

最常见的有气管、支气管感染，主要为病毒、细菌感染。部分病例急性加重的原因难以确定，一些患者表现出急性加重的易感性，每年急性加重≥2 次，被定义为频繁急性加重。环境、理化因素改变，稳定期治疗不规范等均可导致急性加重。肺炎、充血性心力衰竭、心律失常、气胸、胸腔积液和肺血栓栓塞症等的症状酷似 COPD 急性发作,需要仔细加以鉴别。

2.COPD 急性加重的诊断和严重程度评价

COPD 急性加重的诊断主要依靠患者急性起病的临床过程,其特征是呼吸系统症状恶化超出日间的变异,并由此需要改变其药物治疗。主要表现有气促加重,常伴有喘息、胸闷、咳嗽加剧、痰量增加、痰液颜色和/或黏度改变及发热等,也可出现全身不适、失眠、嗜睡、疲乏、抑郁和意识不清等症状。当患者出现运动耐力下降、发热和/或胸部影像学异常时也可能为 COPD 急性加重的征兆。气促加重,咳嗽、痰量增多及出现脓性痰常提示有细菌感染。

COPD 急性加重的评价基于患者的病史、反映严重程度的体征及实验室检查。病史包括 COPD 气流受限的严重程度、症状加重或出现新症状的时间、既往急性加重次数(总数/住院次数)、合并症、目前治疗方法和既往机械通气使用情况。与急性加重前的病史、症状、体征、肺功能测定、动脉血气检测结果和其他实验室检查指标进行对比,对判断 COPD 急性加重及其严重程度评估甚为重要。对于严重 COPD 患者,意识变化是病情恶化和危重的指标,一旦出现需及时送医院救治。是否出现辅助呼吸肌参与呼吸运动,胸腹矛盾呼吸、发绀、外周水肿、右心衰竭和血流动力学不稳定等征象,也有助于判定 COPD 急性加重的严重程度。急性加重期间不推荐进行肺功能检查,因为患者无法配合且检查结果不够准确。动脉血气分析示 $PaO_2 < 8.0$ kPa(60 mmHg)和/或 $PaCO_2 > 6.7$ kPa(50 mmHg),提示有呼吸衰竭。如 $PaO_2 < 6.7$ kPa(50 mmHg),$PaCO_2 > 9.3$ kPa(70 mmHg),pH$<$7.30 提示病情严重,需进行严密监护或入住 ICU 行无创或有创机械通气治疗。

二、治疗要点

(一)COPD 稳定期的处理

目标:①减轻当前症状,包括缓解症状、改善运动耐量和改善健康状况;②降低未来风险,包括防止疾病进展、防止和治疗急性加重及减少病死率。

(1)教育和劝导患者戒烟,避免或防止吸入粉尘、烟雾及有害气体等。

(2)药物治疗用于预防和控制症状,减少急性加重的频率和严重程度,提高运动耐力和生命质量。根据病情的严重程度不同,选择的治疗方法也有所不同。COPD 稳定期分级治疗药物推荐方案见表 3-8。

表 3-8　COPD 稳定期起始治疗药物推荐方案

组别	首选方案	次选方案	替代方案
A组	SAMA(需要时)或 SABA(需要时)	LAMA 或 LABA 或 SAMA 和 SABA	茶碱
B组	LAMA 和 LABA	LAMA 和 LABA	SABA 和/或 SAMA 茶碱
C组	ICS+LABA 或 LAMA	LAMA 和 LABA	PDE-4 抑制剂 SABA 和/或 SAMA 茶碱
D组	ICS+LABA 或 LAMA	ICS 和 LAMA 或 ICS＋LABA 和 LAMA 或 ICS＋LABA 和 PDE-4 抑制剂 或 LAMA 和 LABA 或 LAMA 和 PDE-4 抑制剂	羧甲司坦 SABA 和/或 SAMA茶碱

注：SAMA，短效抗胆碱药；SABA，短效 β_2 受体激活剂；LAMA，长效抗胆碱药；LABA，长效 β_2 受体激活剂；ICS，吸入激素；PDE-4，磷酸二酯酶-4；替代方案中的药物可单独应用或与首选方案和次选方案中的药物联合应用，各栏中药物并非按照优先顺序排序

支气管舒张剂：支气管舒张剂可松弛支气管平滑肌、扩张支气管、缓解气流受限，是控制 COPD 症状的主要治疗措施。短期按需应用可缓解症状，长期规则应用可预防和减轻症状，增加运动耐力，但不能使所有患者的 FEV_1 得到改善。与口服药物相比，吸入剂的不良反应小，因此多首选吸入治疗。联合应用不同作用机制与作用时间的药物可以增强支气管舒张作用，减少不良反应。联合应用 β_2 受体激动剂、抗胆碱药物和/或茶碱，可以进一步改善患者的肺功能与健康状况。①β_2 受体激动剂：主要有沙丁胺醇和特布他林等，为短效定量雾化吸入剂，数分钟内起效，15～30 分钟达到峰值，疗效持续 4～5 小时，每次剂量 100～200 μg（每喷 100 μg），24 小时内不超过 8～12 喷。主要用于缓解症状，按需使用。福莫特罗为长效定量吸入剂，作用持续 12 小时以上，较短效 β_2 受体激动剂更有效且使用方便，吸入福莫特罗后 1～3 分钟起效，常用剂量为4.5～9 μg，每天 2 次。茚达特罗是一种新型长效 β_2 受体激动剂，2012 年 7 月已在我国批准上市，该药起效快，支气管舒张作用长达 24 小时，每天 1 次吸入 150 μg 或 300 μg 可以明显改善肺功能和呼吸困难症状。②抗胆碱药：短效制剂有异丙托溴铵气雾剂，定量吸入，起效较沙丁胺醇等短效 β_2 受体激动剂慢，但其持续时间长，30～90 分钟达最大效果，可维持 6～8 小时，使用剂量为40～80 μg（每喷 20 μg），每天 3～4 次，不良反应小。噻托溴铵是长效抗胆碱药，可以选择性作用于 M_1 和 M_2 受体，作用长达 24 小时以上，吸入剂量为 18 μg，每天 1 次。③茶碱类药物：茶碱

缓释或控释片,0.2 g,每 12 小时 1 次;氨茶碱 0.1 g,每天 3 次。

糖皮质激素:对高风险 COPD 患者(C 组和 D 组患者),长期吸入糖皮质激素与长效 β_2 受体激动剂的联合制剂可增加运动耐量、减少急性加重发作频率、提高生活质量。目前常用剂型有氟地卡松/沙美特罗、布地奈德/福莫特罗。不推荐对 COPD 患者采用长期口服糖皮质激素及单一吸入糖皮质激素治疗。

祛痰药:常用药物有盐酸氨溴索 30 mg,每天 3 次,N-乙酰半胱氨酸 0.2 g,每天 3 次,或羧甲司坦 0.5 g,每天 3 次。

中医治疗:某些中药具有祛痰、支气管舒张和免疫调节等作用,可用于 COPD 治疗。

(3)氧疗:长期氧疗的目的是使患者在静息状态下达到 $PaO_2 \geqslant 8.0$ kPa(60 mmHg)和/或使 SaO_2 升至 90%。COPD 稳定期患者进行长期家庭氧疗(LTOT),可以提高有慢性呼吸衰竭患者的生存率,对血流动力学、血液学特征、运动能力、肺生理和精神状态都会产生有益的影响。LTOT 应在极重度 COPD 患者中应用,具体指征:①$PaO_2 \leqslant 7.3$ kPa(55 mmHg)或 $SaO_2 \leqslant 88\%$,有或无高碳酸血症;②PaO_2 为 $7.3 \sim 8.0$ kPa(55~60 mmHg)或 $SaO_2 < 89\%$,并有肺动脉高压、心力衰竭水肿或红细胞增多症(血细胞比容 >0.55)。LTOT 一般是经鼻导管吸入氧气,流量 $1.0 \sim 2.0$ L/min,每天吸氧持续时间 >15 小时。

(4)通气支持:无创通气已广泛用于极重度 COPD 稳定期患者。无创通气联合长期氧疗对某些患者,尤其是在日间有明显高碳酸血症的患者或许有一定益处。无创通气可以改善生存率但不能改善生命质量。COPD 合并阻塞性睡眠呼吸暂停综合征的患者,应用持续正压通气在改善生存率和住院率方面有明确益处。

(5)康复治疗:康复治疗对进行性气流受限、严重呼吸困难而很少活动的 COPD 患者,可以改善其活动能力,提高生命质量。康复治疗包括呼吸生理治疗、肌肉训练、营养支持、精神治疗和教育等多方面措施。

(6)其他措施:①免疫调节剂,该类药物对降低 COPD 急性加重的严重程度可能具有一定作用,但尚未得到确证,不推荐作为常规使用;②疫苗,流行性感冒(流感)疫苗有灭活疫苗和减毒活疫苗,应根据每年预测的流感病毒种类制备,该疫苗可降低 COPD 患者的严重程度和病死率,可每年接种 1 次(秋季)或 2 次(秋、冬季)。肺炎链球菌疫苗含有 23 种肺炎链球菌荚膜多糖,虽已用于 COPD 患者,但尚缺乏有力的临床观察资料。

(二)COPD 急性加重期的处理

COPD 急性加重的治疗目标为最小化本次急性加重的影响,预防再次急性加重的发生。根据急性加重期的原因和病情严重程度,决定患者院外治疗或住院治疗。多数患者可以使用支气管舒张剂、糖皮质激素和抗生素在院外治疗。COPD 急性加重可以预防,减少急性加重及住院次数的措施有戒烟、接种流感和肺炎疫苗、掌握吸入装置用法等与治疗有关的知识、吸入长效支气管舒张剂或联合应用吸入糖皮质激素、使用 PDE-4 抑制剂。

1.院外治疗

COPD 急性加重早期、病情较轻的患者可以在院外治疗,但需注意病情变化,及时决定送医院治疗的时机。院外治疗包括适当增加以往所用支气管舒张剂的剂量及频度,单一吸入短效 β_2 受体激动剂或联合应用吸入短效 β_2 受体激动剂和短效抗胆碱药物。对较严重的病例可给予较大剂量雾化治疗数天,如沙丁胺醇 2 500 μg、异丙托溴铵 500 μg,或沙丁胺醇 1000 μg 加用异丙托溴铵 250~500 μg 雾化吸入,每天 2~4 次。症状较重及有频繁急性加重史的患者除使用支气管舒张剂外,还可考虑口服糖皮质激素,泼尼松龙 30~40 mg/d,连用 10~14 天,也可用糖皮质激素联合 SABA 雾化吸入治疗。COPD 症状加重,特别是有脓性痰液时应积极给予抗生素治疗。抗生素的选择应依据患者急性加重的严重程度及常见的致病菌,结合患者所在地区致病菌及耐药菌的流行情况,选择敏感的抗生素,疗程为 5~10 天。

2.住院治疗

病情严重的 COPD 急性加重患者需要住院治疗,到医院就医或住院治疗的指征:①症状明显加重,如突然出现静息状况下呼吸困难;②重度 COPD;③出现新的体征或原有体征加重(如发绀、意识改变和外周水肿);④有严重的伴随疾病(如心力衰竭或新近发生的心律失常);⑤初始治疗方案失败;⑥高龄;⑦诊断不明确;⑧院外治疗无效或条件欠佳。

COPD 急性加重患者收入 ICU 的指征:①严重呼吸困难且对初始治疗反应不佳;②意识障碍(如嗜睡、昏迷等);③经氧疗和无创机械通气低氧血症(PaO_2 <6.7 kPa(50 mmHg))仍持续或呈进行性恶化,和/或高碳酸血症[$PaCO_2$ >9.3 kPa(70 mmHg)]无缓解甚至恶化,和/或严重呼吸性酸中毒(pH<7.30)无缓解,甚至恶化。

(1)低流量吸氧:氧流量调节以改善患者的低氧血症、保证 88%~92%氧饱和度为目标,氧疗 30~60 分钟后应进行动脉血气分析,以确定氧合满意而无二氧化碳潴留或酸中毒。

（2）抗菌药物：抗菌药物治疗的指征如下。①呼吸困难加重、痰量增加和脓性痰是 3 个必要症状；②脓性痰在内的 2 个必要症状；③需要有创或无创机械通气治疗。临床上应用何种类型的抗菌药物要根据当地细菌耐药情况选择，对于反复发生急性加重、严重气流受限和/或需要机械通气的患者应进行痰培养。药物治疗途径（口服或静脉给药）取决于患者的进食能力和抗菌药物的药代动力学特点，最好给予口服治疗。呼吸困难改善和脓痰减少提示治疗有效。抗菌药物的治疗疗程为 5～10 天。

临床上选择抗生素要考虑有无铜绿假单胞菌感染的危险因素：①近期住院史；②经常（＞4 次/年）或近期（近 3 个月内）抗菌药物应用史；③病情严重（FEV$_1$ 占预计值%＜30%）；④应用口服糖皮质激素（近 2 周服用泼尼松＞10 mg/d）。

初始抗菌治疗的建议：①对无铜绿假单胞菌危险因素者，主要依据急性加重严重程度、当地耐药状况、费用和潜在的依从性选择药物，病情较轻者推荐使用青霉素、阿莫西林加或不加用克拉维酸、大环内酯类、氟喹诺酮类、第 1 代或第 2 代头孢菌素类抗生素，一般可口服给药，病情较重者可用 β 内酰胺类/酶抑制剂、第 2 代头孢菌素类、氟喹诺酮类和第 3 代头孢菌素类；②有铜绿假单胞菌危险因素者如能口服，则可选用环丙沙星，需要静脉用药时可选择环丙沙星、抗铜绿假单胞菌的 β 内酰胺类，不加或加用酶抑制剂，同时可加用氨基糖苷类药物；③应根据患者病情的严重程度和临床状况是否稳定选择使用口服或静脉用药，静脉用药 3 天以上，如病情稳定可以改为口服。

（3）支气管舒张剂：药物同稳定期。短效支气管舒张剂雾化吸入治疗较适用于 COPD 急性加重期的治疗，对于病情较严重者可考虑静脉滴注茶碱类药物。联合用药的支气管舒张作用更强。

（4）糖皮质激素：住院的 COPD 急性加重患者宜在应用支气管舒张剂基础上，口服或静脉滴注糖皮质激素，糖皮质激素剂量要权衡疗效及安全性，建议口服泼尼松 30～40 mg/d，连续用 10～14 天后停药，对个别患者视情况逐渐减量停药；也可以静脉给予甲泼尼龙 40～80 mg，每天 1 次，3～5 天后改为口服。

（5）辅助治疗：在监测出入量和血电解质的情况下适当补充液体和电解质，注意维持液体和电解质平衡，注意补充营养，对不能进食者需经胃肠补充要素饮食或给予静脉高营养；对卧床、红细胞增多症或脱水的患者，无论是否有血栓栓塞性疾病史，均需考虑使用肝素或低分子肝素抗凝治疗。此外，还应注意痰液引流,积极排痰治疗(如刺激咳嗽、叩击胸部、体位引流和湿化气道等),识别及治疗合并症(如冠状动脉粥样硬化、糖尿病和高血压等)及其并发症(如休克、弥散性血管内凝血和上消化道出血等)。

(6)机械通气:可通过无创或有创方式实施机械通气,在此条件下,通过药物治疗消除 COPD 急性加重的原因,使急性呼吸衰竭得到逆转。进行机械通气的患者应有动脉血气监测。

无创通气:COPD 急性加重期患者应用无创通气可降低 $PaCO_2$,降低呼吸频率、呼吸困难程度,减少呼吸机相关肺炎等并发症和住院时间,更重要的是降低病死率和插管率。①适应证,具有下列至少 1 项:呼吸性酸中毒[动脉血 pH≤7.35和/或 $PaCO_2$≥6.0 kPa(45 mmHg)];严重呼吸困难且具有呼吸肌疲劳或呼吸功增加的临床征象,或两者皆存在,如使用辅助呼吸肌、腹部矛盾运动或肋间隙凹陷。②禁忌证(符合下列条件之一),呼吸抑制或停止;心血管系统功能不稳定(低血压、心律失常和心肌梗死);嗜睡、意识障碍或患者不合作;易发生误吸(吞咽反射异常、严重上消化道出血);痰液黏稠或有大量气道分泌物;近期曾行面部或胃食管手术;头面部外伤,固有的鼻咽部异常;极度肥胖;严重胃肠胀气。

有创通气:在积极的药物和无创通气治疗后,患者的呼吸衰竭仍进行性恶化,出现危及生命的酸碱失衡和/或意识改变时,宜用有创机械通气治疗,待病情好转后,可根据情况采用无创通气进行序贯治疗,具体应用指征:①不能耐受无创通气,或无创通气失败,或存在使用无创通气的禁忌证;②呼吸或心搏骤停;③呼吸暂停导致意识丧失或窒息;④意识模糊、镇静无效的精神运动性躁动;⑤严重误吸;⑥持续性气道分泌物排出困难;⑦心率<50 次/分且反应迟钝;⑧严重的血流动力学不稳定,补液和血管活性药无效;⑨严重的室性心律失常;⑩危及生命的低氧血症,且患者不能耐受无创通气。在决定终末期 COPD 患者是否使用机械通气时,还需充分考虑到病情好转的可能性,患者本人及家属的意愿,以及强化治疗条件是否许可。使用最广泛的 3 种通气模式包括同步间歇指令通气、压力支持通气和同步间歇指令通气与压力支持通气联合模式。由于 COPD 患者广泛存在内源性呼气末正压,导致吸气功耗增加和人机不协调,因此,可常规加用适度的外源性呼气末正压,压力为内源性呼气末正压的 70%～80%。

第九节 肺 水 肿

肺内正常的解剖和生理机制保持肺间质水分恒定和肺泡处于理想的湿润状态,以利于完成肺的各种功能。如果某些原因引起肺血管外液体量过度增多甚至渗入肺泡,引起生理功能紊乱,则称之为肺水肿。临床表现主要为呼吸困难、发绀、咳嗽、咳白色或血性泡沫痰,两肺散在湿啰音,影像学呈现为以肺门为中心的蝶状或片状模糊阴影。理解肺液体和溶质转运的基本原理是合理有效治疗肺水肿的基础。

一、肺内液体交换的形态学基础

肺泡表面为上皮细胞,肺泡表面约有 90% 被扁平 I 型肺泡细胞覆盖,其余为 II 型肺泡细胞(图 3-1)。细胞间连接紧密,正常情况下液体不能透过。II 型肺泡细胞含有丰富的磷脂类物质,主要成分是二软脂酰卵磷脂,其分泌物进入肺泡,在肺泡表面形成一薄层减低肺泡表面张力的肺泡表面活性物质,维持肺泡开放,并有防止肺泡周围间质液向肺泡腔渗漏的功能。II 型肺泡细胞除了分泌表面活性物质外,还参与钠运输。钠先通过肺泡腔侧的阿米洛利敏感性钠通道进入细胞内,再由位于基膜侧的 Na^+,K^+-ATP 酶将钠泵入肺间质。肺毛细血管内衬着薄而扁平的内皮细胞,内皮细胞间的连接较为疏松,允许少量液体和某些蛋白质颗粒通过。近年来的研究还发现,支气管肺泡上皮还表达 4 种特异性水转运蛋白或称为水通道蛋白 1、3、4、5,可加速水的转运,参与肺泡液体的交换。

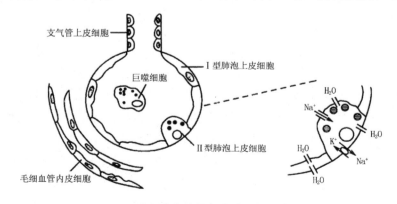

图 3-1 肺泡液体交换形态学基础示意图

电镜观察可见肺泡的上皮与血管的基膜之间不是完全融合,与毛细血管相关的肺泡壁存在一侧较薄和一侧较厚的边(图 3-2)。薄侧上皮与内皮的基膜相融合,即由肺泡上皮、基膜和毛细血管内皮 3 层所组成,有利于血与肺泡的气体交换。厚侧由肺毛细血管内皮层、基膜、胶原纤维和弹力纤维交织网、肺泡上皮、极薄的液体层和表面活性物质层组成。上皮与内皮基膜之间被间隙(肺间质)分离,该间隙与支气管血管束周围间隙、小叶间隔和脏层胸膜下的间隙相连通,以利液体交换。进入肺间质的液体主要通过淋巴系统回收。在厚侧肺泡隔中,电镜下可看到神经和点状胶原物质组成的感受器。当间质水分增加,胶原纤维肿胀刺激"J"感受器,传至中枢,反射性使呼吸加深加快,引起胸腔负压增加,淋巴管液体引流量增多。

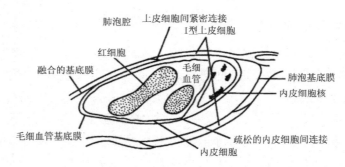

图 3-2　肺泡毛细血管结构示意图

二、发病机制

无肺泡液体清除时,控制水分通过生物半透膜的各种因素可用 Starling 公式概括。若同时考虑到滤过面积和回收液体至血管内的机制,可改写为下面公式:

$$EVLW = \{(SA \times Lp)[(P_{mv} - P_{pmv}) - \sigma(\pi_{mv} - \pi_{pmv})]\} - Flymph$$

式中 EVLW 为肺血管外液体含量;SA 为滤过面积;Lp 为水流体静力传导率;P_{mv} 和 P_{pmv} 分别为微血管内和微血管周围静水压;σ 为蛋白反射系数;π_{mv} 和 π_{pmv}。分别为微血管内和微血管周围胶体渗透压;Flymph 为淋巴流量,概括了所有将液体回收到血管内的机制。

这里之所以使用微血管而不是毛细血管这一术语,是因为液体滤出还可发生在小动脉和小静脉处。此外,$SA \times Lp = K_f$,是水过系数。虽然很难测定 SA 和 Lp,但其中强调了 SA 对肺内液体全面平衡的重要性。反射系数表示血管对蛋白的通透性。如果半透膜完全阻止可产生渗透压的蛋白通过,σ 值为 1.0,相反,如其对蛋白的滤过没有阻力,σ 值为 0。因此,σ 值可反映血管通透性变化影响渗透压梯度,进而涉及肺血管内外液体流动的作用。肺血管内皮的 σ 值为 0.9,肺泡上皮的 σ 值为 1.0。因此,在某种程度上内皮较肺泡上皮容易滤出液体,导致肺间质水肿发生在肺泡水肿前。

从公式可看出,如果 SA、Lp、P_{mv} 和 π_{pmv} 部分或全部增加,其他因素不变,EVLW 即增多。P_{pmv}、σ、π_{mv} 和 Flymph 的减少也产生同样效应。由于重力和肺机械特性的影响,肺内各部位的 P_{mv} 和 P_{pmv} 并不是均匀一致的。在低于右心房水平的肺区域中,虽然 P_{mv} 和 P_{pmv} 均可升高,但前者的升高程度大于后者,这有助于解释为什么肺水肿易首先发生在重力影响最明显的部位。

正常时,尽管肺微血管和间质静水压力受姿势、重力、肺容量乃至循环液体量变化的影响,但肺间质和肺泡均能保持理想的湿润状态。这是由于淋巴系统、肺间质蛋白和顺应性的特征有助于对抗液体潴留并连续不断地清除肺内多余的水分。肺血管静水压力和通透性增加时,淋巴流量可增加 10 倍以上对抗肺水肿的产生。起次要作用的是肺间质内蛋白的稀释效应,它由微血管内静水压力升高后致使液体滤过增多引起,效应是降低 π_{pmv},反过来减少净滤过量,但对血管通透性增加引起的肺水肿不起作用。预防肺水肿的另一因素是顺应性变化效应。肺间质中紧密连接的凝胶结构不易变形,顺应性差,肺间质轻度积液后压力即迅速升高,阻止进一步滤过。但同时由于间质腔扩张范围小,当移除肺间质内水分的速度赶不上微血管滤出的速度时,易发生肺泡水肿。

近年来的研究又发现,肺水肿的形成还受肺泡上皮液体清除功能的影响。肺泡 II 型细胞在儿茶酚胺依赖性和非依赖性机制的调节下,可主动清除肺泡内的水分,改善肺水肿。据此,可以推论,肺水肿的发病机制除了 Starling 公式中概括的因素外,还受肺泡上皮主动液体转运功能的左右。只有液体漏出的作用强于回收的作用,并超过了肺泡液体的主动转运能力后才发生肺水肿。而且,肺泡液体转运功能完整也有利于肺水肿的消散。

三、分类

为便于指导临床诊断和治疗,可将肺水肿分为微血管压升高性(高压性肺水肿)、微血管压正常性(常压性肺水肿)和高微血管压合并高肺毛细血管膜通透性肺水肿(混合性肺水肿)3 类(表 3-9)。

表 3-9　肺水肿分类

Ⅰ	高压性肺水肿
	心源性：左心衰竭、二尖瓣病、左房黏液瘤
	肺静脉受累：原发性静脉闭塞性疾病、纵隔纤维化或肉芽肿病变
	神经源性：颅脑外伤、颅内压升高、癫痫发作后
Ⅱ	常压性肺水肿
	吸入有毒烟雾和可溶性气溶胶：二氧化氮、二氧化硫、一氧化碳、高浓度氧、臭氧、烟雾烧伤、氨气、氯气、光气、有机磷酸酯
	吸入有毒液体：液体性胃内容物、淹溺、高张性造影剂、乙醇
	高原肺水肿
	新生儿暂时性呼吸急促
	胸穿后肺复张胜肺水肿
	血浆胶体渗透压减少
	淋巴回流障碍
	其他：外伤性脂肪栓塞、肺挫伤急性放射性反应、循环毒素（四氧嘧啶、蛇毒）、循环的血管活性物质（组胺、激肽、前列腺素、5-羟色胺）
Ⅲ	混合性肺水肿
	吸毒或注射毒品过量
	急性呼吸窘迫综合征（ARDS）

四、病理和病理生理

肺表面苍白,含水量增多,切面有大量液体渗出。显微镜下观察,可将其分为间质期、肺泡壁期和肺泡期。

间质期是肺水肿的最早表现,液体局限在肺泡外血管和传导气道周围的疏松结缔组织中,支气管、血管周围腔隙和叶间隔增宽,淋巴管扩张。液体进一步潴留时,进入肺泡壁期。液体蓄积在厚的肺泡毛细血管膜一侧,肺泡壁进行性增厚。发展到肺泡期时,充满液体的肺泡壁会丧失其环形结构,出现褶皱。无论是微血管内压力增高还是通透性增加引起的肺水肿,肺泡腔内液体中蛋白与肺间质内相同时,提示表面活性物质破坏,而且上皮丧失了滤网能力。

肺水肿可影响肺顺应性、弥散功能、通气/血流比值和呼吸类型。其程度与病理改变有关,间质期最轻,肺泡期最重。肺含水量增加和肺表面活性物质破坏,可降低肺顺应性,增加呼吸功。间质和肺泡壁液体潴留可加宽弥散距离。肺泡内部分或全部充满液体可引起弥散面积减少和通气/血流比值降低,产生肺泡动脉血氧分压差增加和低氧血症。区域性肺顺应性差异易使吸入气体进入顺应性好的肺泡,加重通气/血流比值失调。同时由于肺间质积液刺激 J 感受器,呼吸浅速,进一步增加每分钟无效腔通气量,减少呼吸效率、增加呼吸功耗。当呼吸肌疲劳不能代偿性增加通气和保证肺泡通气量后,即出现 CO_2 潴留和呼吸性酸中毒。

此外,肺水肿间质期即可表现出对血流动力学的影响。间质静水压升高可压迫附近微血管,增加肺循环阻力,升高肺动脉压力。低氧和酸中毒还可直接收缩肺血管,进一步恶化血流动力学,加重右心负荷,引起心功能不全。

五、临床表现

高压性肺水肿体检时可发现心脏病体征,临床表现依病程而变化。在肺水肿间质期,患者可主诉咳嗽、胸闷、呼吸困难,但因为增加的水肿液体大多局限在间质腔内,只表现轻度呼吸浅速,听不到啰音。因弥散功能受影响或通气/血流比值失调而出现动脉血氧分压降低。待肺水肿液体渗入到肺泡后,患者可主诉咳白色或血性泡沫痰,出现严重的呼吸困难和端坐呼吸,体检时可听到两肺满布湿啰音。血气分析指示低氧血症加重,甚至出现 CO_2 潴留和混合性酸中毒。

常压性和混合性肺水肿的临床表现可因病因而异,而且同一病因引起肺水肿的临床表现也可依不同的患者而变化。吸入有毒气体后患者可表现为咳嗽、胸闷、气急,听诊可发现肺内干啰音或哮鸣音。吸入胃内容物后主要表现为气短、咳嗽。通常为干咳,如果经抢救患者得以存活,度过急性肺水肿期,可咳出脓性黏痰,痰培养可鉴定出不同种类的需氧菌和厌氧菌。淹溺后,由于肺泡内的水分吸收需要一定时间,可表现咳嗽、肺内湿啰音,血气分析提示严重的持续性低氧血症,部分病例表现为代谢性酸中毒,呼吸性酸中毒少见。高原肺水肿的症状发生在到达高原的 12 小时至 3 天,主要为咳嗽、呼吸困难、乏力和咯血,常合并胸骨后不适。体检可发现发绀和心动过速,吸氧或回到海平面后迅速改善。对于吸毒或注射毒品患者来讲,最严重的并发症之一即是肺水肿。过量应用海洛因后,肺水肿的发生率为 $48\%\sim75\%$,也有报道应用美沙酮、右丙氧芬、氯氮䓬和乙氯维诺可诱发肺水肿。患者送到医院时通常已昏迷,鼻腔和口腔喷出粉红色泡沫状水肿液,发生严重的低氧血症、高碳酸血症、呼吸性合并代谢性酸中毒、急性呼吸窘迫综合征。

六、影像学改变

典型间质期肺水肿的 X 线表现主要为肺血管纹理模糊、增多,肺门阴影不清,肺透光度降低,肺小叶间隔增宽。两下肺肋膈角区可见 Kerley B 线,偶见 Kerley A 线。肺泡水肿主要为腺泡状致密阴影,弥漫分布或局限于一侧或一叶的不规则相互融合的模糊阴影,或呈肺门向外扩展逐渐变淡的蝴蝶状阴影。有时可伴少量胸腔积液。但肺含量增加 30% 以上才可出现上述表现。CT 和磁共振成像术可定量甚至区分肺充血和肺间质水肿,尤其是体位变化前后的对比检查更有意义。

七、诊断和鉴别诊断

根据病史、症状、体检和 X 线表现常可对肺水肿做出明确诊断,但需要肺含水量增多超过 30% 时才可出现明显的 X 线变化,必要时可应用 CT 和磁共振成像术帮助早期诊断和鉴别诊断。热传导稀释法和血浆胶体渗透压-肺毛细血管楔压梯度测定可计算肺血管外含水量及判断有无肺水肿,但均需留置肺动脉导管,为创伤性检查。用 ^{99m}Tc-人血球蛋白微囊或 ^{113}In-运铁蛋白进行肺灌注扫描时,如果通透性增加可聚集在肺间质中,通透性增加性肺水肿尤其明显。此外,高压性肺水肿与常压性肺水肿在处理上有所不同,两者应加以鉴别(表 3-10)。

表 3-10 高压性肺水肿与常压性肺水肿鉴别

项目	高压性肺水肿	常压性肺水肿
病史	有心脏病史	无心脏病史,但有其他基础疾病病史
体征	有心脏病体征	无心脏异常体征
发热和白细胞计数升高	较少	相对较多
X 线表现	自肺门向周围蝴蝶状浸润,肺上野血管影增深	肺门不大,两肺周围弥漫性小斑片阴影
水肿液性质	蛋白含量低	蛋白含量高
水肿液胶体渗透压/血浆胶体渗透压	<0.6	>0.7
肺毛细血管楔压	出现充血性心力衰竭静脉注射时 PCWP>2.4 kPa	$\leqslant 1.6$ kPa
肺动脉舒张压-肺毛细血管楔压差	<0.6 kPa	>0.6 kPa
利尿剂治疗效果	心影迅速缩小	心影无变化,且肺部阴影不能在 1~2 天内消散

八、高压性肺水肿治疗

(一)病因治疗

输液速度过快者应立即停止或减慢速度。尿毒症患者可用透析治疗。感染诱发者应立即应用恰当抗生素。毒气吸入者应立即脱离现场,给予解毒剂。麻醉剂过量摄入者应立即洗胃及给予对抗药。

(二)氧疗

肺水肿患者通常需要吸入较高浓度氧气才能改善低氧血症,最好用面罩给氧。湿化器内置75%~95%乙醇或10%硅酮有助于消除泡沫。

(三)吗啡

每剂 5~10 mg 皮下或静脉注射可减轻焦虑,并通过中枢性交感神经抑制作用降低周围血管阻力,使血液从肺循环转移到体循环,并可舒张呼吸道平滑肌,改善通气。对心源性肺水肿效果最好,但禁用于休克、呼吸抑制和慢性阻塞性肺疾病合并肺水肿者。

(四)利尿

静脉注射呋塞米(速尿)40~100 mg 或布美他尼(丁尿胺)1 mg,可迅速利尿、减少循环血量和升高血浆胶体渗透压,减少微血管滤过液体量。此外静脉注射呋塞米还可扩张静脉,减少静脉回流,在利尿作用发挥前即可产生减轻肺水肿的作用。但不宜用于血容量不足者。

(五)血管舒张剂

血管舒张剂是治疗急性高压性肺水肿的有效药物,通过扩张静脉,促进血液向外周再分配,进而降低肺内促进液体滤出的驱动压。此外,还可扩张动脉、降低系统阻力(心脏后负荷),增加心排血量,其效果可在几分钟内出现。对肺水肿有效的血管舒张剂分别是静脉舒张剂、动脉舒张剂和混合性舒张剂。静脉舒张剂代表为硝酸甘油,以 10~15 μg/min 的速度静脉给药,每 3~5 分钟增加 5~10 μg 的剂量直到平均动脉压下降(通常>2.7 kPa)、肺血管压力达到一定的标准、头痛难以忍受或心绞痛减轻。混合性舒张剂代表为硝普钠,通常以 10 μg/min 的速度静脉给药,每 3~5 分钟增加5~10 μg 的剂量直到达到理想效果。动脉舒张压不应<8.0 kPa(60 mmHg),收缩压峰值应该高于 12.0 kPa(90 mmHg),多数患者在50~100 μg/min剂量时可以获得理想的效果。

(六)强心剂

强心剂主要适用于快速心房纤颤或扑动诱发的肺水肿。2周内未用过洋地黄类药物者,可用毛花苷 K 0.25 mg或毛花苷 C 0.4～0.8 mg溶于葡萄糖内缓慢静脉注射,也可选用氨力农静脉滴注。

(七)β_2 受体激动剂

已有研究表明雾化吸入长效、短效 β_2 受体激动剂,如特布他林或沙美特罗可能有助于预防肺水肿或加速肺水肿的吸收和消散,但其疗效还有待于进一步验证。

(八)糖皮质激素

对肺水肿的治疗价值存在分歧。一些研究表明,它能减轻炎症反应和微血管通透性,促进表面活性物质合成,增强心肌收缩力,降低外周血管阻力和稳定溶酶体膜。可应用于高原肺水肿、中毒性肺水肿和心肌炎合并肺水肿。通常用地塞米松 20～40 mg/d 或氢化可的松 400～800 mg/d静脉注射,连续 2～3 天,但不适合长期应用。

(九)减少肺循环血量

患者坐位,双腿下垂或四肢轮流扎缚静脉止血带,每 20 分钟轮番放松一肢体 5 分钟,可减少静脉回心血量。适用于输液超负荷或心源性肺水肿,禁用于休克和贫血患者。

(十)机械通气

出现低氧血症和/或 CO_2 潴留时,可经面罩或人工气道机械通气,辅以 3～10 cmH_2O 呼气末正压。可迅速改善气体交换和通气功能,但无法用于低血压和休克患者。

第十节　自发性气胸

气胸是肺组织及脏层胸膜破裂,或胸壁及壁层胸膜被穿透,空气进入胸膜腔,形成胸膜腔积气和肺脏萎缩。可分成自发性、外伤性和医源性 3 类。医源性气胸由诊断和治疗操作所致。外伤性气胸是胸壁的直接或间接损伤所致。而在没有创伤或人为因素的情况下,肺组织及脏层胸膜自发性破裂,空气进入胸膜腔,称为自发性气胸。自发性气胸又可分为原发性自发性气胸和继发性自发性气胸两型,前者又称特发性气胸,多见于瘦高体型的男性青壮年,常规 X 线检查肺部无显著病变,但可有胸膜下肺大疱,多在肺尖部,其形成机制可能与吸烟、身高和小气道炎症有关,也可能与非特异性炎症瘢痕或弹性纤维先天性发育不良有关;后者多见于有基础肺部病变者(如肺结核、COPD、肺癌、肺脓肿等),由于病变引起细支气管不完全阻塞,形成肺大疱破裂。月经性气胸仅在月经来潮前后 24~72 小时发生,可能是胸膜上有异位子宫内膜破裂所致。妊娠期气胸可因每次妊娠而发生,可能与激素变化和胸廓顺应性改变有关。发生气胸后,胸膜腔内负压可变成正压,致使静脉回心血流受阻,产生程度不同的心、肺功能障碍。

一、诊断要点

(一)临床表现特点

气胸病情的轻重与有无肺基础疾病及功能状态、气胸发生的缓急、胸腔内积气量及其压力高低等因素有关。若原已存在严重肺功能减退,即使气胸量小,也可有明显的呼吸困难;青年人即使肺压缩 80% 以上,有的症状也可以很轻。起病前部分患者可能有抬举重物用力过猛、咳嗽、打喷嚏、屏气或高喊大笑等诱因,但多数患者在正常活动或安静休息时发病。

典型症状为突发性胸痛,继之有胸闷和呼吸困难,并可有刺激性咳嗽。胸痛是由于胸膜牵拉、撕裂的结果,其性质如刀割或针刺样锐痛,并随深呼吸而加剧,以后逐渐转为持续性隐痛;疼痛部位位于患侧腋下、锁骨下及肩胛下,有时可向同侧肩背或上腹部放射。少量气胸无明显症状或先有气急后逐渐平稳;大量气胸时,患者感胸闷、气短、呼吸困难,不能平卧。继发性气胸由于肺部病变广泛,肺功能减退,并发气胸往往气急显著,伴发绀;张力性自发性气胸常呈进行性严重呼吸困难,有窒息感,甚至发生呼吸衰竭和休克,若不及时抢救,常引起死亡。少量气胸时体征不明显。气胸在 30% 以上,患侧胸部膨隆,呼吸运动减弱,叩诊呈鼓音,语颤及呼吸音减弱或消失。大量气胸可使心脏、气管向对侧移位。少量胸腔积液常是由于空气刺激胸膜产生的渗出液,但也可能由于气胸导致胸膜粘连带撕裂引起血气胸。

由于肺泡破裂逸出的气体进入肺间质,形成间质性慢性阻塞性肺疾病。肺间质内的气体沿血管鞘可进入纵隔,甚至进入胸部或腹部皮下组织,导致皮下气肿。张力性自发性气胸抽气或闭式引流后,亦可沿针孔或切口出现胸壁皮下气肿,或全身皮下气肿及纵隔气肿。气体积聚在纵隔间隙可压迫纵隔大血管,出现干咳、呼吸困难、呕吐及胸骨后疼痛,并向双肩或双臂放射。疼痛常因呼吸运动及吞咽动作而加剧。患者发绀、颈静脉怒张、低血压、心浊音界缩小或消失、心音遥远,心尖部可听到与心跳同步的"咔嗒"声(Hamman 征)。皮下气肿及纵隔气肿随胸腔内气体排出减压而自行吸收。若纵隔气肿张力过高影响呼吸及循环,可作胸骨上窝切开排气。

(二)辅助检查

1.X 线检查

X 线检查(包括透视、摄片)显示气胸征是确诊的依据。它可以显示肺脏萎缩的程度、肺内病变情况以及有无胸膜粘连、胸腔积液和纵隔移位等。此外,还可从后前位 X 线胸片判断气胸容量,即侧胸壁至肺边缘的距离为 1 cm 时,约占单侧胸腔容量的 25%,2 cm 时约 50%,故从侧胸壁与肺边缘的距离≥2 cm 为大量气胸,<2 cm 为小量气胸。如从肺尖气胸线至胸腔顶部估计气胸的大小,距离≥3 cm 为大量气胸,<3 cm 为小量气胸。

2.CT 扫描

CT 扫描表现为胸膜腔内出现极低密度的气体影,伴有肺组织不同程度的萎缩改变。CT 对于小量气胸、局限性气胸以及肺大疱与气胸的鉴别比 X 线胸片更敏感和准确。

(三)临床分型

根据脏层胸膜破口的情况及其发生后对胸腔内压力影响,将自发性气胸分为闭合性(单纯性)气胸、张力性(高压性)气胸和交通性(开放性)气胸 3 种类型,见表 3-11。但这 3 种类型自发性气胸在病情发展过程中可以相互转换,因此,对于任何类型的自发性气胸,均应严密观察,以及时发现病情的转变。

为了便于临床观察和处理,尚可根据临床表现把自发性气胸分为稳定型和不稳定型,符合下列所有表现者为稳定型,否则为不稳定型:呼吸频率<24 次/分;心率 60~120 次/分;血压正常;呼吸室内空气时 SaO_2>90%;两次呼吸间说话成句。

(四)鉴别诊断

依据典型症状和体征,一般诊断并不困难,局限性少量气胸或原有慢性阻塞性肺疾病者,须借助 X 线检查等来帮助确诊。主要应注意鉴别的疾病有急性心肌梗死、支气管哮喘、COPD、肺栓塞、肺大疱,其他如消化性溃疡穿孔、膈疝、胸膜炎和肺癌等。

表 3-11　自发性气胸的分型

分型	破口特点	临床表现	胸腔压力测定
闭合性（单纯性）	破口较小，且迅速闭合，故空气进入较少	一般的胸闷或轻度气短，无明显呼吸困难，抽气后迅速缓解	一般在 $-2\sim-1$ cmH$_2$O，但有时为正压，在一次或数次抽气后不再上升为正压
交通性（开放性）	破口较大，不易关闭，空气自由进出	呼吸困难比较明显，抽气后好转，但不久又出现呼吸困难	压力为 $-2\sim4$ cmH$_2$O，由于空气自由进出，抽气后仍不能维持负压，症状改善不显著
张力性（高压性）	破裂的肺组织和脏层胸膜形成单向活瓣，吸气时空气可进入胸膜腔，呼气时破口关闭，气体不能排出，故胸膜腔内压力迅速增高	严重呼吸困难、发绀、休克等危重症状，甚至昏迷	压力为明显的正压，因空气只能进入，不能排出，故抽气后不久压力又再升高，症状改善短暂

二、治疗要点

自发性气胸的治疗目的是促进患侧肺复张、消除病因及减少复发。具体措施有保守治疗、胸腔减压、经胸腔镜手术或开胸手术等。应根据气胸的类型与病因、发生频次、肺压缩程度、病情状态及有无并发症等适当选择。持续性气胸（指自发性气胸经肋间切开水封瓶引流或加用持续负压吸引，仍然漏气超过 14 天者）或复发性气胸（指单侧气胸发作超过 2 次或双侧性气胸发作 3 次以上者，这两种气胸通称为顽固性气胸）均提示肺内有不可逆的病理改变，应积极治疗，预防复发是十分重要的。

（一）保守治疗

主要适用于稳定型小量气胸、首次发生的症状较轻的闭合性气胸。应严格卧床休息，高浓度吸氧（10 L/min）治疗。剧烈咳嗽者口服喷托维林 25 mg，每天 3 次，或可待因 0.03 g，每天 3 次。保持大便通畅。保守治疗需密切监测病情改变，尤其在气胸发生后 24～48 小时内。同时重视肺基础疾病的治疗。若患者年龄偏大，并有肺基础疾病如 COPD，其胸膜破裂口愈合慢，呼吸困难等症状严重，即使气胸量较小，原则上不主张采取保守治疗。此外，气胸患者应常规使用抗生素治疗直至胸膜腔愈合为止，可选用青霉素、氨苄西林、氨基糖苷类、氟喹诺酮类、头孢菌素类等。

(二)排气疗法

1.胸膜腔穿刺抽气法

适用于小量气胸(20%以下),呼吸困难较轻,心肺功能尚好的闭合性气胸患者。抽气可加速肺复张,迅速缓解症状。通常选择患侧胸部锁骨中线第2肋间为穿刺点,局限性气胸则要选择相应的穿刺部位。皮肤消毒后用气胸针或细导管直接穿刺入胸膜腔,随后连接于 50 mL 或 100 mL 注射器或人工气胸机抽气并测压,直到患者呼吸困难缓解为止。一般一次抽气量不宜超过 1 000 mL 或使胸膜腔压力降至"0"上下,每天或隔天抽气1次。对危及生命的张力性气胸的紧急处理,在没有条件的医疗单位或现场救治中,可用粗针头迅速刺入胸膜腔,以达到暂时减压的目的。亦可采用粗注射针头,将针柄接扎上橡皮指套,指套末端剪一小口,针插进胸膜腔后,高压气体迅速自小口排出,到达负压时,指套囊即瘪塌,小口闭合,外界空气不能进入。此为临时性急救措施,此后仍应行胸腔水封瓶闭式引流。

2.胸腔闭式引流术

适用于不稳定型气胸,呼吸困难明显,肺压缩程度较重,交通性和张力性气胸,反复发生气胸的患者。无论其气胸容量多少,均应尽早行胸腔闭式引流。对经胸膜腔穿刺抽气效果不佳者也应插管引流。插管部位多取锁骨中线外侧第2肋间,或腋前线第4~5肋间。如为局限性气胸或需引流胸腔积液,则应根据X线检查选择适当部位。上述部位局部消毒、麻醉后,沿肋骨上缘平行作 1.5~2.0 cm 皮肤切口,用套管针穿刺进入胸膜腔,拔去针芯,通过套管将灭菌胶管插入胸腔;或经钝性分离肋间组织达胸膜,再穿破胸膜将导管直接送入胸膜腔。目前多用带有针芯的硅胶管经切口直接插入胸腔,使用方便。16~22 F 导管适用于大多数患者,如有支气管胸膜瘘或机械通气的患者,应选择 24~28 F 的大导管。导管固定后,另一端可连接 Heimlich 单向活瓣,或置于水封瓶的水面下 1~2 cm,使胸腔内压力保持在 1 cmH$_2$O 以下,插管成功则导管持续溢出气泡,呼吸困难迅速缓解,压缩的肺可在数小时至数天内复张。对肺压缩严重、时间较长的患者,插管后应夹住引流管分次引流,避免胸腔内压力骤降产生肺复张后肺水肿。水封瓶应消毒应用,瓶内液体可用消毒清水或生理盐水,一般隔天更换1次消毒水封瓶。水封瓶一般放在病床边的地面上,并应避免将其提高到接近胸腔的水平。若未见气泡溢出,且患侧肺呼吸音已恢复,可认为肺已复张;如经X线检查确认肺复张,则用止血钳夹住导管,观察24~48小时,复查如再无气胸的存在,则可拔管。有时虽未见气泡溢出,但患者症状缓解不明显,应考虑为导管不通畅或部分滑出胸膜腔,需及时更换导管或作其他处理。

单纯水封瓶闭式引流系正压排气引流,胸膜腔内须达一定正压,气体才能排出(引流玻管没水不宜太深,一般在 1～2 cm)。此法简便易行,但排气有时不彻底,肺复张稍慢。有时为补救肺复张较慢的不足,于引流数天后,估计瘘孔已经闭合,可令患者轻轻咳嗽,使胸膜腔产生短暂正压,以利气体排出。若胸膜腔内气体迅速减少,说明瘘孔确已闭合;如虽有不少气体排出,但胸膜腔内气体不见减少,则提示瘘孔并未闭合,不宜令患者咳嗽排气,可继续行单纯水封瓶闭式引流。若应用胸腔水封瓶闭式引流 2～3 周仍溢出气泡者则考虑药物粘连。注药后由于瘘孔部位产生渗出、粘连、闭合,95％以上患者均在 1～2 天将残留胸腔气体从水封瓶排出而肺全复张。对极少数患者肺复张较慢,在确定瘘孔已闭合和气道通畅后,则可行低的负压吸引,促使肺复张。

负压吸引水封瓶闭式引流是在水封瓶排气管中,安装一个压力调节瓶调节负压,压力调节管下端离水面 8～12 cm,即抽吸负压为 8～12 cmH$_2$O,最深不宜超过 14 cm。如有胸腔积液,可在水封瓶前加一个液体收集瓶,以便观察排液情况。如肺已完全复张,可试停负压吸引,夹住引流管让患者活动,观察 48～72 小时,经透视或胸片证实气胸未再复发后,可拔除导管,伤口以蝶形胶布拉拢,纱布覆盖。

原发性自发性气胸经导管引流后,即可使肺完全复张;继发性自发性气胸常因气胸分隔,单导管引流效果不佳,有时需在患侧胸腔插入多根导管。双侧同时发生自发性气胸者,可在双侧胸腔插管引流。

(三)胸膜粘连术(化学性胸膜固定术)

胸膜粘连术是将无菌的刺激性物质(硬化剂)注入胸膜腔,诱发化学性胸膜炎,使脏层、壁层胸膜粘连,瘘孔闭合,消失胸膜腔间隙,使空气无处积存,从而治疗和避免气胸复发。该方法也谓之化学性胸膜固定术。适用于不宜手术或拒绝手术的下列患者:①持续性或复发性自发性气胸;②双侧气胸;③合并肺大疱;④肺功能低下,不能耐受胸科手术者。常用的硬化剂有滑石粉 5 g(或 5％悬液 100 mL)、四环素(红霉素)0.5 g、硝酸银溶液(1‰ 20～30 mL)、樟脑油(1％ 10 mL)等,由于滑石粉胸膜固定术自发性气胸复发率 7％～15％,仅次于手术(0.6％～2％),故以滑石粉为首选。滑石粉 5 g 用生理盐水 60～100 mL 稀释后经胸腔导管注入胸膜腔,夹管 1～2 小时后引流;或经胸腔镜直视下喷洒粉剂。胸腔注入硬化剂前,尽可能使肺完全复张。注入药物后,嘱患者多方向转动体位,以使注入物质均匀涂布在胸膜表面。为避免药物引起的局部剧痛,可先注入适量(200 mg)利多卡因,让患者转动体位,充分麻醉胸膜,15～20 分钟后再注入药物。若一次无效,可重复注药。观察 1～3 天,经 X 线透视或照片证实气胸已吸收,可拔除引流管。此法成功率高。故有人主张在对自发性气胸患者胸腔闭式引流后,肺全复张的拔管前均行滑石粉注入胸腔(转动体位后引流出),以减少或防止自发性气胸复发。

(四)手术治疗

经内科治疗无效的气胸可为手术的适应证,主要适用于长期气胸、血气胸、双侧气胸、复发性气胸、张力性气胸引流失败者、胸膜增厚致肺膨胀不全或影像学有多发性肺大疱者。手术治疗成功率高,远期效果最好,复发率最低。包括胸腔镜下手术和开胸手术。

第四章

心内科常见疾病

第一节　稳定型心绞痛

稳定型心绞痛是由于劳力引起心肌耗氧量增加,而病变的冠状动脉不能及时调整和增加血流量,从而引起可逆性心肌缺血,但不引起心肌坏死。这是由于心肌供氧与耗氧之间暂时失去平衡而发生心肌缺血的临床症状,是在一定条件下冠状动脉所供应的血液和氧不能满足心肌需要的结果。本病多见于男性,多数患者年龄在40岁以上,常合并高血压、吸烟、糖尿病、脂质代谢异常等心血管疾病危险因子。大多数为冠状动脉粥样硬化导致血管狭窄引起,还可由主动脉瓣病变、梅毒性主动脉炎、肥厚型心肌病、先天性冠状动脉畸形、风湿性冠状动脉炎、心肌桥等引起。

一、发病机制

心肌内没有躯体神经分布,因此机械性刺激并不引起疼痛。心肌缺血时产生痛觉的机制仍不明确。当冠状动脉的供氧与心肌的氧耗之间发生矛盾时,心肌急剧的、暂时的缺血缺氧,导致心肌的代谢产物如乳酸、丙酮酸、磷酸等酸性物质以及一些类似激肽的多肽类物质在心肌内大量积聚,刺激心脏内自主神经传入纤维末梢,经第1～5胸交感神经节和相应的脊髓段,传至大脑,产生疼痛感觉。因此,与心脏自主神经传入处于相同水平脊髓段的脊神经所分布的区域,如胸骨后、胸骨下段、上腹部、左肩、左上肢内侧等部位可以出现痛觉,这就是牵涉痛产生的可能原因。由于心绞痛并非躯体神经传入,所以常不是锐痛,不能准确定位。

心肌产生能量的过程需要大量的氧供,心肌耗氧量(MVO_2)的增加是引起稳定型心绞痛发作的主要原因之一。心肌耗氧量由心肌张力、心肌收缩强度和心率所决定,常用心率与收缩压的乘积作为评估心肌耗氧程度的指标。在正常情况下,冠状循环有强大的储备力量,在剧烈运动时,其血流量可增加到静息时的6～7倍,在缺氧状况下,正常的冠状动脉可以扩张,也能使血流量增加4～5倍。动脉粥样硬化而致冠状动脉狭窄或部分分支闭塞时,冠状动脉对应激状态下血流的调节能力明显减弱。在稳定型心绞痛患者,虽然冠状动脉狭窄,心肌的血液供应减少,但在静息状态下,仍然可以满足心脏的需要,故安静时患者无症状;当心脏负荷突然增加,如劳力、激动、寒冷刺激、饱食等,使心肌张力增加(心腔容积增加、心室舒张末期压力增高)、心肌收缩力增加(收缩压增高、心室压力曲线最大压力随时间变化率增加)或心率增快,均可引起心肌耗氧量增加,引起心绞痛的发作。

在其他情况下,如严重贫血、肥厚型心肌病、主动脉瓣狭窄/关闭不全等,由于血液携带氧的能力下降,或心肌肥厚致心肌氧耗增加,或心排血量过少/舒张压过低,均可以造成心肌氧供和氧耗之间的失平衡,心肌血液供给不足,遂引起心绞痛发作。在多数情况下,稳定型心绞痛常在同样的心肌耗氧量的情况下发生,即患者每次在某一固定运动强度的诱发下发生症状,因此症状的出现很具有规律性。当发作的规律性在短期内发生显著变化时(如诱发症状的运动强度明显减低),常提示患者出现了不稳定型心绞痛。

二、病理和病理生理

一般来说,至少1支冠状动脉狭窄程度>70%才会导致心肌缺血。

(一)心肌缺血、缺氧时的代谢与生化改变

在正常情况下,心肌主要通过脂肪氧化的途径获得能量,供能的效率比较高。但相对于对糖的利用供能来说,对脂肪的利用需要消耗更多的氧。

1.心肌的缺氧代谢及其对能量产生和心肌收缩力的影响

缺血缺氧引起心肌代谢的异常改变。心肌在缺氧状态下无法进行正常的有氧代谢,从三磷酸腺苷或肌酸磷酸产生的高能磷酸键减少,导致依赖能源的心肌收缩和膜内外离子平衡发生障碍。缺血时由于乳酸和丙酮酸不能进入三羧酸循环进行氧化,无氧糖酵解增强,乳酸在心肌内堆积,冠状静脉窦乳酸含量增高。由于无氧酵解供能效率较低,而且乳酸的堆积限制了无氧糖酵解的进行,心肌能量产生障碍以及乳酸积聚引起心肌内的乳酸性酸中毒,均可导致心肌收缩功能的下降。

2.心肌细胞离子转运的改变对心肌收缩及舒张功能的影响

正常心肌细胞受激动而除极时,细胞内钙离子浓度增高,钙离子与原肌凝蛋白上的肌钙蛋白C结合后,解除了肌钙蛋白Ⅰ的抑制作用,促使肌动蛋白和肌浆球蛋白合成肌动球蛋白,引起心肌收缩。当心肌细胞缺氧时,细胞膜对钠离子的渗透性异常增高,细胞内钠离子增多以及细胞内的酸中毒,使肌浆网内的钙离子流出障碍,细胞内钙离子浓度降低并妨碍钙离子与肌钙蛋白的结合,使心肌收缩功能发生障碍。缺氧也使心肌松弛发生障碍,可能因心肌高能磷酸键的储备降低,导致细胞膜上钠-钙离子交换系统功能的障碍以及肌浆网钙泵对钙离子的主动摄取减少,因此钙离子与肌钙蛋白的解离缓慢,心肌舒张功能下降,左心室顺应性减低,心室充盈的阻力增加。

3.心肌缺氧对心肌电生理的影响

肌细胞受缺血性损伤时,钠离子在细胞内积聚而钾离子向细胞外漏出,使细胞膜在静止期处于部分除极化状态,当心肌细胞激动时,由于除极不完全,从而产生损伤电流。在心电图上表现为 ST 段的偏移。由于心腔内的压力,在冠状动脉血供不足的情况下,心内膜下的心肌更容易发生急性缺血。受急性缺血性损伤的心内膜下心肌,其静息电位较外层为高(部分除极化状态),而在心肌除极后其电位则较外层为低(除极不完全);因此,在左心室表面记录的心电图上出现 ST 段的压低。当心肌缺血发作时主要累及心外膜下心肌,则心电图可以表现为 ST 段抬高。

(二)左心室功能及血流动力学改变

缺血部位心室壁的收缩功能,在心肌缺血发生时明显减弱甚至暂时完全丧失,而正常心肌区域代偿性收缩增强,可以表现为缺血部位收缩期膨出。但存在大面积的心肌缺血时,可影响整个左心室的收缩功能,心室舒张功能受损,充盈阻力增加。在稳定型心绞痛患者,各种心肌代谢和功能障碍是暂时、可逆性的,心绞痛发作时患者自动停止活动,使缺血部位心肌的血液供应恢复平衡,从而减轻或缓解症状。

三、临床表现

稳定型心绞痛通常均为劳力性心绞痛,其发作的性质通常在 3 个月内并无改变,即每天和每周疼痛发作次数大致相同,诱发疼痛的劳力和情绪激动程度相同,每次发作疼痛的性质和部位无改变,用硝酸甘油后,也在相同时间内发生疗效。

(一)症状

稳定型心绞痛的发作具有其较为特征性的临床表现,对临床的冠心病诊断具有重要价值,可以通过仔细的病史询问获得这些有价值的信息。心绞痛以发作性胸痛为主要临床表现,疼痛的特点有以下几点。

1.性质

心绞痛发作时,患者常无明显的疼痛,而表现为压迫、发闷或紧缩感,也可有烧灼感,但不尖锐,非针刺样或刀割样痛,偶伴濒死、恐惧感。发作时,患者往往不自觉地停止活动,至症状缓解。

2.部位

主要位于心前区、胸骨体上段或胸骨后,界限不清楚,约有手掌大小。常放射至左肩、左上肢内侧达无名指和小指、颈、咽或下颌部,也可以放射至上腹部甚至下腹部。

3.诱因

常由体力劳动或情绪激动(如愤怒、焦急、过度兴奋等)、饱食、寒冷、吸烟、心动过速等诱发。疼痛发生于劳力或激动的当时,而不是在劳累以后。典型的稳定型心绞痛常在类似活动强度的情况下发生。早晨和上午是心肌缺血的好发时段,可能与患者体内神经体液因素在此阶段的激活有关。

4.持续时间和缓解因素

心绞痛出现后常逐步加重,在患者停止活动后 3～5 分钟逐渐消失。舌下含服硝酸甘油症状也能在 2～3 分钟内缓解。如果患者在含服硝酸甘油后 10 分钟内无法缓解症状,则认为硝酸甘油无效。

5.发作频率

稳定型心绞痛可数天或数星期发作一次,也可一日内发作多次。一般来说,发作频率固定,如短时间内发作频率较以前明显增加,应该考虑不稳定型心绞痛(恶化劳力型)。

(二)体征

稳定型心绞痛患者在心绞痛发作时常见心率增快、血压升高。通常无其他特殊发现,但仔细的体格检查可以明确患者存在的心血管病危险因素。体格检查对鉴别诊断有很大的意义,例如,在胸骨左缘闻及粗糙的收缩期杂音应考虑主动脉瓣狭窄或肥厚梗阻型心肌病的可能。在胸痛发作期间,体格检查可能发现乳头肌缺血和功能失调引起的二尖瓣关闭不全的收缩期杂音;心肌缺血发作时可能出现左心室功能障碍,听诊时有时可闻及第四或第三心音奔马律、第二心音逆分裂或出现交替脉。

四、辅助检查

(一)心电图检查

心电图是发现心肌缺血、诊断心绞痛最常用、最便宜的检查方法。

1.静息心电图检查

稳定型心绞痛患者静息心电图多数是正常的,所以静息心电图正常并不能除外冠心病。一些患者可以存在 ST-T 改变,包括 ST 段压低(水平型或下斜型),T 波低平或倒置,可伴有或不伴有陈旧性心肌梗死的表现。单纯、持续的 ST-T 改变对心绞痛并无显著的诊断价值,可以见于高血压、心室肥厚、束支传导阻滞、糖尿病、心肌病变、电解质紊乱、抗心律失常药物或化疗药物治疗、吸烟、心脏神经官能症患者。因此,单纯根据静息心电图诊断心肌缺血很不可靠。虽然冠心病患者可以出现静息心电图 ST-T 异常,并可能与冠状动脉病变的严重程度相关,但绝对不能仅根据心电图存在 ST-T 的异常即诊断冠心病。

心绞痛发作时特征性的心电图异常是 ST-T 较发作前发生明显改变,在发作以后恢复至发作前水平。由于心绞痛发作时心内膜下心肌缺血常见,心电图改变多表现为 ST 段压低(水平型或下斜型)0.1 mV 以上,T 波低平或倒置,ST 段改变往往比 T 波改变更具特异性;少数患者在发作时原来低平、倒置的 T 波变为直立(假性正常化),也支持心肌缺血的诊断。虽然 T 波改变对心肌缺血诊断的特异性不如 ST 段改变,但如果发作时的心电图与发作之前比较有明显差别,发作后恢复,也具有一定的诊断意义。部分稳定型心绞痛患者可以表现为心脏传导系统功能异常,最常见的是左束支传导阻滞和左前分支传导阻滞。此外,心绞痛发作时还可以出现各种心律失常。

2.心电图负荷试验

心电图负荷试验是对疑有冠心病的患者,通过给心脏增加负荷(运动或药物)而激发心肌缺血来诊断冠心病。运动试验的阳性标准为运动中出现典型心绞痛,运动中或运动后出现 ST 段水平或下斜型下降≥1 mm(J 点后 60～80 毫秒),或运动中出现血压下降者。心电图负荷试验检查的指征为:临床上怀疑冠心病,为进一步明确诊断;对稳定型心绞痛患者进行危险分层;冠状动脉搭桥及心脏介入治疗前后的评价;陈旧性心肌梗死患者对非梗死部位心肌缺血的监测。禁忌证包括急性心肌梗死;高危的不稳定型心绞痛;急性心肌、心包炎;严重高血压[收缩压≥26.7 kPa(200 mmHg)和(或)舒张压≥14.7 kPa(110 mmHg)]心功能不全;严重主动脉瓣狭窄;肥厚型梗阻性心肌病;静息状态下有严重心律失常；主动脉夹层。负荷试验终止的指标为 ST-T 降低或抬高 $\geqslant 0.2$ mV；心绞痛发作；收缩压超过 29.3 kPa(220 mmHg)；血压较负荷前下降；室性心律失常（多源性、连续 3 个室性期前收缩和持续性室性心动过速）。

通常，运动负荷心电图的敏感性可达到约 70％，特异性 70％～90％。有典型心绞痛并且负荷心电图阳性，诊断冠心病的准确率达 95％以上。运动负荷试验为最常用的方法，运动方式主要为分级踏板或蹬车，其运动强度可逐步分期升级。目前，通常是以达到按年龄预计的最大心率(HR_{max})或 85％～90％的最大心率为目标心率，前者为极量运动试验，后者为次极量运动试验。运动中应持续监测心电图、血压的改变并记录，运动终止后即刻和此后每 2 分钟均应重复心电图记录，直至心率恢复运动前水平。

Duke 活动平板评分是可以用来进行危险分层的指标。

Duke 评分＝运动时间(min)－5×ST 段下降(mm)－(4×心绞痛指数)

心绞痛指数：0.运动中无心绞痛；1.运动中有心绞痛；2.因心绞痛需终止运动试验。

Duke 评分$\geqslant 5$分低危，1 年病死率 0.25％；－10～＋4 分中危，1 年病死率 1.25％；$\leqslant -11$分高危，1 年病死率 5.25％。Duke 评分系统适用于 75 岁以下的冠心病患者。

3.心电图连续监测（动态心电图）

连续记录 24 小时的心电图，可从中发现心电图 ST-T 改变和各种心律失常，通过将 ST-T 改变出现的时间与患者症状的对照分析，从而确定患者症状与心电图改变的意义。心电图中显示缺血性 ST-T 改变而当时并无心绞痛发作者称为无痛性心肌缺血，诊断无痛性心肌缺血时，ST 段呈水平或下斜型压低 $\geqslant 0.1$ mV，并持续 1 分钟以上。进行 12 导联的动态心电图监测对心肌缺血的诊断价值较大。

（二）超声心动图检查

稳定型心绞痛患者的静息超声心动图检查大部分无异常表现，但在心绞痛发作时，如果同时进行超声心动图检查，可以发现节段性室壁运动异常，并可以出现一过性心室收缩与舒张功能障碍的表现。超声心动图负荷试验是诊断冠心病的手段之一，可以帮助识别心肌缺血的范围和程度，敏感性和特异性均高于心电图负荷试验。超声心动图负荷试验按负荷的性质可分为药物负荷试验（常用多巴酚丁胺）、运动负荷试验、心房调搏负荷试验以及冷加压负荷试验。根据负荷后室壁的运动情况，可将室壁运动异常分为运动减弱、运动消失、矛盾运动及室壁瘤。

(三)放射性核素检查

^{201}Tl-静息和负荷心肌灌注显像：^{201}Tl(铊)随冠状动脉血流很快被正常心肌所摄取。静息时铊显像所示灌注缺损主要见于心肌梗死后瘢痕部位；而负荷心肌灌注显像可以在运动诱发心肌缺血时，显示出冠状动脉供血不足导致的灌注缺损。不能运动的患者可做双嘧达莫试验，静脉注射双嘧达莫使正常或较正常的冠状动脉扩张，引起"冠状动脉窃血"，产生狭窄血管供应的局部心肌缺血，可取得与运动试验相似的效果。近年，还用腺苷或多巴酚丁胺做药物负荷试验。近年用^{99m}Tc-MIBI做心肌显像取得良好效果，并已推广，它在心肌内分布随时间变化相对固定，无明显再分布，显像检查可在数小时内进行。

(四)多层 CT 或电子束 CT 平扫

多层 CT 或电子束 CT 平扫可检出冠状动脉钙化并进行积分。人群研究显示钙化与冠状动脉病变的高危人群相联系，但钙化程度与冠状动脉狭窄程度却并不一致。因此，不推荐将钙化积分常规用于心绞痛患者的诊断。

CT 冠状动脉造影(CTA)为显示冠状动脉病变及形态的无创检查方法，具有较高的阴性预测价值，若 CTA 未见狭窄病变，一般无须进行有创检查。但 CTA 对狭窄部位病变程度的判断仍有一定局限性，特别当存在明显的钙化病变时，会显著影响狭窄程度的判断，而冠状动脉钙化在冠心病患者中相当普遍。因此，CTA 对冠状动脉狭窄程度的显示仅能作为参考。

(五)左心导管检查

左心导管检查主要包括冠状动脉造影术和左心室造影术，是有创性检查方法，前者目前仍然是诊断冠心病的金标准。左心导管检查通常采用穿刺股动脉(Judkins 技术)、肱动脉(Sones 技术)或桡动脉的方法。选择性冠状动脉造影将导管插入左、右冠状动脉口，注射造影剂使冠状动脉主支及其分支显影，可以较准确地反映冠状动脉狭窄的程度和部位。左心室造影术是将导管送入左心室，用高压注射器将造影剂以12~15 mL/s的速度注入左心室以评价左心室整体收缩功能及局部室壁运动状况。心导管检查的风险与疾病的严重程度以及术者经验直接相关，并发症大约为 0.1%。根据冠状动脉的灌注范围，将冠状动脉分为左冠状动脉优势型、右冠状动脉优势型和均衡型。"优势型"是指哪一支冠状动脉供应左心室间隔和左心室后壁；85%为右冠状动脉优势型，7%为右冠状动脉和左冠的回旋支共同支配，即均衡型，8%为左冠状动脉优势型。

五、危险分层

通过危险分层,定义出发生冠心病事件的高危患者,对采取个体化治疗,改善长期预后具有重要意义。根据以下各个方面对稳定型心绞痛患者进行危险分层。

(一)临床评估

患者病史、症状、体格检查及实验室检查可为预后提供重要信息。冠状动脉病变严重、有外周血管疾病、心力衰竭者预后不良。心电图有陈旧性心肌梗死、完全性左束支传导阻滞、左心室肥厚、二至三度房室传导阻滞、心房颤动、分支阻滞者,发生心血管事件的危险性也增高。

(二)负荷试验

Duke 活动平板评分可以用来进行危险分层。此外,运动早期出现阳性(ST 段压低>1 mm)、试验过程中 ST 段压低>2 mm、出现严重室律失常时,预示患者高危。超声心动图负荷试验有很好的阴性预测价值,年死亡或心肌梗死发生率<0.5%。而静息时室壁运动异常、运动引发更严重的室壁运动异常者高危。

核素检查显示运动时心肌灌注正常则预后良好,年心脏性猝死、心肌梗死的发生率<1%,与正常人群相似;运动灌注明显异常提示有严重的冠状动脉病变,预示患者高危,应动员患者行冠状动脉造影及血运重建治疗。

(三)左心室收缩功能

左心室射血分数(Left ventricular ejection fraction,LVEF)<35%的患者年病死率>3%。男性稳定型心绞痛伴心功能不全者 5 年存活率仅 58%。

(四)冠状动脉造影

冠状动脉造影显示的病变部位和范围决定患者预后。CASS 注册登记资料显示正常冠状动脉 12 年的存活率 91%,单支病变 74%,双支病变 59%,三支病变 50%,左主干病变预后不良,左前降支近端病变也能降低存活率,但血运重建可以降低病死率。

六、诊断和鉴别诊断

(一)诊断

根据典型的发作特点,结合年龄和存在的其他冠心病危险因素,除外其他疾病所致的胸痛,即可建立诊断。发作时典型的心电图改变为:以 R 波为主的导联中,ST 段压低,T 波平坦或倒置,发作过后数分钟内逐渐恢复。心电图无改变的患者可考虑做心电图负荷试验。发作不典型者,诊断要依靠观察硝酸甘油的疗效和发作时心电图的变化,如仍不能确诊,可以考虑做心电图负荷试验或 24 小时的动态心电图连续监测。诊断困难者可考虑行超声心动图负荷试验、放射性核素检查和 CTA。考虑介入治疗或外科手术者必须行选择性冠状动脉造影。在有 CTA 设备的医院,单纯进行冠心病的诊断已经很少使用选择性冠状动脉造影检查。

(二)鉴别诊断

稳定型心绞痛尤其需要与以下疾病进行鉴别。

1.心脏神经症

患者胸痛常为短暂(几秒钟)的刺痛或持久(几小时)的隐痛,胸痛部位多在左胸乳房下心尖部附近,部位常不固定。症状多在劳力之后出现,而不在劳力的当时发生。患者症状多在安静时出现,体力活动或注意力转移后症状反而缓解,常可以耐受较重的体力活动而不出现症状。含服硝酸甘油无效或在十多分钟后才"见效",常伴有心悸、疲乏及其他神经衰弱的症状,常喜欢叹息性呼吸。

2.不稳定型心绞痛和急性心肌梗死不稳定型心绞痛

不稳定型心绞痛和急性心肌梗死不稳定型心绞痛包括初发型心绞痛、恶化劳力型心绞痛、静息型心绞痛等。通常疼痛发作较频繁、持续时间延长、对药物治疗反应差,常伴随出汗、恶心呕吐、濒死感等症状。

3.肋间神经痛

本病疼痛常累及 1~2 个肋间,沿肋间神经走向,疼痛性质为刺痛或灼痛,持续性而非发作性,咳嗽、用力呼吸和身体转动可使疼痛加剧,局部有压痛。

4.其他疾病

其他疾病包括主动脉严重狭窄或关闭不全、冠状动脉炎引起的冠状动脉口狭窄或闭塞、肥厚型心肌病、X 综合征等疾病均可引起心绞痛,要根据其他临床表现来鉴别。此外,还需与胃食管反流、食管动力障碍、食管裂孔疝等食管疾病以及消化性溃疡、颈椎病等鉴别。

七、治疗

治疗有两个主要目的:一是预防心肌梗死和猝死,改善预后;二是减轻症状,提高生活质量。

（一）一般治疗

症状出现时立刻休息，在停止活动后 3～5 分钟症状即可消除。应尽量避免各种确知的诱发因素，如过度的体力活动、情绪激动、饱餐等，冬天注意保暖。调节饮食，特别是一次进食不宜过饱，避免油腻饮食，禁绝烟酒。调整日常生活与工作量；减轻精神负担；同时治疗贫血、甲状腺功能亢进等相关疾病。

（二）药物治疗

药物治疗的目的是预防心肌梗死和猝死，改善生存率；减轻症状和缺血发作，改善生活质量。在选择治疗药物时，应首先考虑预防心肌梗死和死亡。此外，应积极处理心血管病危险因素。

1.预防心肌梗死和死亡的药物治疗

（1）抗血小板治疗：冠状动脉内血栓形成是急性冠心病事件发生的主要特点，而血小板的激活和白色血栓的形成，是冠状动脉内血栓的最早期形式。因此，在冠心病患者，抑制血小板功能对于预防事件、降低心血管死亡具有重要意义。

阿司匹林：通过抑制血小板环氧化酶从而抑制血栓素 A_2 诱导的血小板聚集，防止血栓形成。研究表明，阿司匹林治疗能使稳定型心绞痛患者心血管不良事件的相对危险性降低 33%，在所有缺血性心脏病的患者，无论有否症状，只要没有禁忌证，应常规、终身服用阿司匹林 75～150 mg/d。阿司匹林不良反应主要是胃肠道症状，并与剂量有关。阿司匹林引起消化道出血的年发生率为1‰～2‰，其禁忌证包括过敏、严重未经治疗的高血压、活动性消化性溃疡、局部出血和出血体质。因胃肠道症状不能耐受阿司匹林的患者，在使用氯吡格雷代替阿司匹林的同时，应使用质子泵抑制剂（如奥美拉唑）。

二磷酸腺苷受体拮抗药：通过二磷酸腺苷受体抑制血小板内钙离子活性，从而发挥抗血小板作用，主要抑制 ADP 诱导的血小板聚集。常用药物包括氯吡格雷和噻氯匹定，氯吡格雷的应用剂量为 75 mg，每天 1 次；噻氯匹定为 250 mg，1～2 次/天。由于噻氯匹定可以引起白细胞计数、中性粒细胞和血小板计数减少，因此要定期做血常规检查，目前已经很少使用。在使用阿司匹林有禁忌证时可口服氯吡格雷。在稳定型心绞痛患者，目前尚无足够证据推荐联合使用阿司匹林和氯吡格雷。

（2）β受体阻滞剂：β受体阻滞剂对冠心病病死率影响的荟萃分析显示，心肌梗死后患者长期接受β受体阻滞剂治疗，可以使病死率降低 24%。而具有内在拟交感活性的β受体阻滞剂心脏保护作用较差,故推荐使用无内在拟交感活性的β受体阻滞剂(如美托洛尔、比索洛尔、阿罗洛尔、普萘洛尔等)。β受体阻滞剂的使用剂量应个体化,从较小剂量开始,逐级增加剂量,以达到缓解症状、改善预后的目的。β受体阻滞剂治疗过程中,以清醒时静息心率不低于50次/分为宜。

β受体阻滞剂长期应用可以显著降低冠心病患者心血管事件的患病率和病死率,为冠心病二级预防的首选药物,应终身服用。如果必须停药时应逐步减量,突然停用可能引起症状反跳,甚至诱发急性心肌梗死。对慢性阻塞性肺部/支气管哮喘、心力衰竭、外周血管病患者,应谨慎使用β受体阻滞剂,对显著心动过缓(用药前清醒时心率<50次/分)或高度房室传导阻滞者不用为宜。

(3)羟甲基戊二酰辅酶A还原酶抑制药(他汀类药物):他汀类药物通过抑制胆固醇合成,在治疗冠状动脉粥样硬化中起重要作用,大量临床研究和荟萃分析均证实,降低胆固醇〔主要是低密度脂蛋白胆固醇(low-density lipoprotein cholesterol,LDL-C)〕治疗与冠心病病死率和总病死率的降低有明显的相关性。他汀类药物还可以改善血管内皮细胞的功能、抑制炎症反应、稳定斑块、促使动脉粥样硬化斑块消退,从而发挥调脂以外的心血管保护作用。稳定型心绞痛的患者(高危)应长期接受他汀类治疗,建议将LDL-C降低至2.6 mmol/L(100 mg/dL)以下,对合并糖尿病者(极高危),应将LDL-C降低至2.1 mmol/L(80 mg/dL)以下。

(4)血管紧张素转换酶抑制药(angiotensin converting enzyme inhibitor,ACEI):ACEI治疗在降低稳定型冠心病缺血性事件方面有重要作用。ACEI能逆转左心室肥厚、血管增厚,延缓动脉粥样硬化进展,能减少斑块破裂和血栓形成,另外有利于心肌氧供/氧耗平衡和心脏血流动力学,并降低交感神经活性。推荐用于冠心病患者的二级预防,尤其是合并高血压、糖尿病和心功能不全的患者。HOPE、PEACE和EUROPA研究的荟萃分析显示,ACEI用于稳定型心绞痛患者,与安慰剂相比,可以使所有原因导致的死亡降低14%、非致死性心肌梗死降低18%、所有原因导致的卒中降低23%。下述情况不应使用:收缩压<12 kPa(90 mmHg)、肾衰竭、双侧肾动脉狭窄和过敏者。其不良反应包括干咳、低血压和罕见的血管性水肿。

2.抗心绞痛和抗缺血治疗

(1)β受体阻滞剂:通过阻断儿茶酚胺对心率和心收缩力的刺激作用。减慢心率、降低血压、抑制心肌收缩力,从而降低心肌氧耗量,预防和缓解心绞痛的发作。由于心率减慢后心室射血时间和舒张期充盈时间均延长,舒张末心室容积

（前负荷）增加，在一定程度上抵消了心率减慢引起的心肌耗氧量下降，因此与硝酸酯类药物联合可以减少舒张期静脉回流，而且β受体阻滞剂可以抑制硝酸酯给药后对交感神经系统的兴奋作用，获得药物协同作用。

（2）硝酸酯类药物：这类药物通过扩张容量血管、减少静脉回流、降低心室容量、心腔内压和心室壁张力，同时对动脉系统有轻度扩张作用，降低心脏后负荷，从而降低心肌耗氧量。此外，硝酸酯可以扩张冠状动脉，增加心肌供氧，从而改善心肌氧供和氧耗的失平衡，缓解心绞痛症状。近期研究发现，硝酸酯还具有抑制血小板聚集的作用，其临床意义有待于进一步证实。

硝酸甘油：为缓解心绞痛发作，可使用起效较快的硝酸甘油舌下含片，1～2片（0.3～0.6 mg），舌下含化，通过口腔黏膜迅速吸收，给药后1～2分钟即开始起作用，约10分钟后作用消失。大部分患者在给药3分钟内见效，如果用药后症状仍持续10分钟以上，应考虑舌下硝酸甘油无效。延迟见效或无效时，应考虑药物是否过期或未溶解，或应质疑患者的症状是否为稳定型心绞痛。硝酸甘油口腔气雾剂也常用于缓解心绞痛发作，作用方式同舌下含片。用2%硝酸甘油油膏或贴片（含5～10 mg）涂或贴在胸前或上臂皮肤而缓慢吸收，适用于预防心绞痛发作。

二硝酸异山梨酯：二硝酸异山梨酯口服3次/天，每次5～20 mg，服后半小时起作用，持续3～5小时。本药舌下含化后2～5分钟见效，作用维持2～3小时，每次5～10 mg。口服二硝酸异山梨酯肝脏首过效应明显，生物利用度仅20%～30%。气雾剂通过黏膜直接吸收，起效迅速，生物利用度相对较高。

5-单硝酸异山梨酯：为二硝酸异山梨酯的两种代谢产物之一，半衰期长达4～6小时，口服吸收完全，普通剂型每天给药2次，缓释剂型每天给药1次。

硝酸酯药物持续应用的主要问题是产生耐药性，其机制尚未明确，可能与体内巯基过度消耗、肾素-血管紧张素-醛固酮系统激活等因素有关。防止发生耐药的最有效方法是偏心给药，保证每天足够长（8～10小时）的无硝酸酯期。硝酸酯药物的不良作用有头晕、头胀痛、头部跳动感、面红、心悸等，偶有血压下降（静脉给药时相对多见）。

（3）钙通道阻滞剂：本类药物抑制钙离子进入心肌内，抑制心肌细胞兴奋收缩耦联中钙离子的作用。因而抑制心肌收缩；扩张周围血管，降低动脉压，降低心脏后负荷，因此减少心肌耗氧量。钙通道阻滞剂可以扩张冠状动脉，解除冠状动脉痉挛，改善心内膜下心肌的供血。此外，实验研究发现钙通道阻滞剂还可以降低血黏度，抑制血小板聚集，改善心肌的微循环。常用制剂包括二氢吡啶类钙通道阻滞剂(氨氯地平、硝苯地平等)和非二氢吡啶类钙通道阻滞剂(硫氮草酮等)。

钙通道阻滞剂在减轻心肌缺血和缓解心绞痛方面,与β受体阻滞剂疗效相当。在单用β受体阻滞剂症状控制不满意时,二氢吡啶类钙通道阻滞剂可以与β受体阻滞剂合用,获得协同的抗心绞痛作用。与硝酸酯联合使用,也有助于缓解症状。应避免将非二氢吡啶类钙通道阻滞剂与β受体阻滞剂合用,以免两类药物的协同作用导致对心脏的过度抑制。

推荐使用控释、缓释或长效剂型,避免使用短效制剂,以免明显激活交感神经系统。常见的不良反应包括胫前水肿、便秘、头痛、面色潮红、嗜睡、心动过缓和房室传导阻滞等。

(三)经皮冠状动脉介入治疗

经皮冠状动脉介入治疗(percutaneous coronary intervention,PCI)包括经皮冠状动脉球囊成形术(percutaneous transluminal coronary angioplasty,PTCA)、冠状动脉支架植入术和粥样斑块销蚀技术。自1977年首例PTCA应用于临床以来,PCI术成为冠心病治疗的重要手段之一。COURAGE研究显示,与单纯理想的药物治疗相比,PCI＋理想药物治疗能减少血运重建的次数,提高患者的生活质量(活动耐量增加),但是心肌梗死的发生和病死率与单纯药物治疗无显著差异。对COURAGE研究进一步分析显示,对左心室缺血面积＞10％的患者,PCI＋理想药物治疗对硬终点的影响优于单纯药物治疗。随着新技术的出现,尤其是药物洗脱支架及新型抗血小板药物的应用,远期疗效明显提高。冠状动脉介入治疗不仅可以改善生活质量,而且可明显降低高危患者的心肌梗死发生率和病死率。

(四)冠状动脉旁路手术

冠状动脉旁路手术(coronary artery bypass grafting,CABG)是使用患者自身的大隐静脉、内乳动脉或桡动脉作为旁路移植材料,一端吻合在主动脉,另一端吻合在有病变的冠状动脉段的远端,通过引流主动脉血流以改善病变冠状动脉所供血心肌区域的血流供应。CABG术前进行选择性冠状动脉造影,了解冠状动脉病变的程度和范围,以供制订手术计划(包括决定移植血管的根数)的参考。目前,在发达的国家和地区,CABG已成为最普通的择期心脏外科手术,对缓解心绞痛、改善冠心病长期预后有很好效果。随着动脉旁路手术的开展,极大提高了移植血管桥的远期开通率;微创冠状动脉手术及非体外循环的CABG均在一定程度上减少创伤及围手术期并发症的发生,患者能够很快恢复。目前,CABG 总的手术死亡率在 $1\%\sim4\%$。

对于低危(年病死率<1%)的患者,CABG 并不比药物治疗给患者更多的预后获益。因此,CABG 的适应证主要包括:①冠状动脉多支血管病变,尤其是合并糖尿病的患者。②冠状动脉左主干病变。③不适合于行介入治疗的严重冠状血管病变患者。④心肌梗死后合并室壁瘤,需要进行室壁瘤切除的患者。⑤闭塞段的远段管腔通畅,血管供应区有存活心肌。

八、预后

稳定型心绞痛患者在接受规律的冠心病二级预防后,大多数患者的冠状动脉粥样斑块能长期保持稳定,患者能够长期存活。决定稳定型心绞痛患者预后的主要因素包括冠状动脉病变的部位和范围、左心室功能、合并的心血管危险因子(如吸烟、糖尿病、高血压等)控制情况、是否坚持规律的冠心病二级预防治疗。一旦患者心绞痛发作在短期内变得频繁、程度严重、对药物治疗反应差,应考虑发生急性冠脉综合征,应采取更积极的药物治疗和血运重建治疗。

第二节　不稳定型心绞痛

一、定义

临床上,将原来的初发型心绞痛、恶化型心绞痛和各型自发性心绞痛广义地统称为不稳定型心绞痛。其特点是疼痛发作频率增加、程度加重、持续时间延长、发作诱因改变,甚至休息时亦出现持续时间较长的心绞痛。含化硝酸甘油效果差,或无效。本型心绞痛介于稳定型心绞痛和急性心肌梗死之间,易发展为心肌梗死,但无心肌梗死的心电图及血清酶学改变。

不稳定型心绞痛是介于稳定型心绞痛和急性心肌梗死之间的一组临床心绞痛综合征。有学者认为除了稳定的劳力性心绞痛为稳定型心绞痛外,其他所有的心绞痛均属于不稳定型心绞痛,包括初发劳力型心绞痛、恶化劳力型心绞痛、卧位型心绞痛、夜间发作的心绞痛、变异型心绞痛、梗死前心绞痛、梗死后心绞痛和混合型心绞痛。如果劳力性和自发性心绞痛同时发生在一个患者身上,则称为混合型心绞痛。

不稳定型心绞痛具有独特的病理生理机制及临床预后,如果得不到恰当及时的治疗,可能发展为急性心肌梗死。

二、病因及发病机制

目前认为有 5 种因素与产生不稳定型心绞痛有关,它们相互关联。

(一)冠脉粥样硬化斑块上有非阻塞性血栓

其为最常见的发病原因,冠脉内粥样硬化斑块破裂诱发血小板聚集及血栓形成,血栓形成和自溶过程的动态不平衡过程,导致冠脉发生不稳定的不完全性阻塞。

(二)动力性冠脉阻塞

在冠脉器质性狭窄基础上,病变局部的冠脉发生异常收缩、痉挛导致冠脉功能性狭窄,进一步加重心肌缺血,产生不稳定型心绞痛。这种局限性痉挛与内皮细胞功能紊乱、血管收缩反应过度有关,常发生在冠脉粥样硬化的斑块部位。

(三)冠状动脉严重狭窄

冠脉以斑块导致的固定性狭窄为主,不伴有痉挛或血栓形成,见于某些冠脉斑块逐渐增大、管腔狭窄进行性加重的患者,或 PCI 术后再狭窄的患者。

(四)冠状动脉炎症

近年来研究认为斑块发生破裂与其局部的炎症反应有十分密切的关系。在炎症反应中感染因素可能也起一定作用,其感染物可能是巨细胞病毒和肺炎衣原体。这些患者炎症递质标志物水平检测常有明显增高。

(五)全身疾病加重的不稳定型心绞痛

在原有冠脉粥样硬化性狭窄基础上,由于外源性诱发因素影响冠脉血管导致心肌氧的供求失衡,心绞痛恶化加重。常见原因有:①心肌需氧增加,如发热、心动过速、甲状腺功能亢进等。②冠脉血流减少,如低血压、休克。③心肌氧释放减少,如贫血、低氧血症。

三、临床表现

(一)症状

临床上,不稳定型心绞痛可表现为新近发生(1 个月内)的劳力型心绞痛,或原有稳定型心绞痛的主要特征近期内发生了变化,如心前区疼痛发作更频繁、程度更严重、时间也延长,轻微活动甚至在休息也发作。少数不稳定型心绞痛患者可无胸部不适表现,仅表现为颌、耳、颈、臂或上胸部发作性疼痛不适,或表现为发作性呼吸困难,其他还可表现为发作性恶心、呕吐、出汗和不能解释的疲乏症状。

(二)体格检查

一般无特异性体征。心肌缺血发作时可发现反常的左心室心尖冲动,听诊有心率增快和第一心音减弱,可闻及第三心音、第四心音或二尖瓣反流性杂音。当心绞痛发作时间较长,或心肌缺血较严重时,可发生左心室功能不全的表现,如双肺底细小水泡音,甚至急性肺水肿或伴低血压。也可发生各种心律失常。

体检的主要目的是努力寻找诱发不稳定型心绞痛的原因,如难以控制的高血压、低血压、心律失常、梗阻性肥厚型心肌病、贫血、发热、甲状腺功能亢进、肺部疾病等,并确定心绞痛对患者血流动力学的影响,如对生命体征、心功能、乳头肌功能或二尖瓣功能等的影响,这些体征的存在高度提示预后不良。

体检对胸痛患者的鉴别诊断至关重要,有几种疾病状态如得不到及时准确诊断,即可能出现严重后果。如背痛、胸痛、脉搏不整,心脏听诊发现主动脉瓣关闭不全的杂音,提示主动脉夹层破裂,心包摩擦音提示急性心包炎,而奇脉提示心脏压塞,气胸表现为气管移位、急性呼吸困难、胸膜疼痛和呼吸音改变等。

(三)临床类型

1.静息心绞痛

心绞痛发生在休息时,发作时间较长,含服硝酸甘油效果欠佳,病程1个月以内。

2.初发劳力型心绞痛

新近发生的严重心绞痛(发病时间在1个月以内),加拿大心脏病学会(Canadian Psychological Association,CCS)的劳力型心绞痛分级标准,见表4-1。Ⅲ级以上的心绞痛为初发性心绞痛,尤其注意近48小时内有无静息心绞痛发作及其发作频率变化。

表4-1 加拿大心脏病学会的劳力型心绞痛分级标准

分级	特点
Ⅰ级	一般日常活动例如走路、登楼不引起心绞痛,心绞痛发生在剧烈、速度快或长时间的体力活动或运动后
Ⅱ级	日常活动轻度受限,心绞痛发生在快步行走、登楼、餐后行走、冷空气中行走、逆风行走或情绪波动后活动
Ⅲ级	日常活动明显受限,心绞痛发生在路一般速度行走时
Ⅳ级	轻微活动即可诱发心绞痛患者不能做任何体力活动,但休息时无心绞痛发作

3.恶化劳力型心绞痛

既往诊断的心绞痛,最近发作次数频繁、持续时间延长或痛阈降低(CCS 分级增加 I 级以上或 CCS 分级 III 级以上)。

4.心肌梗死后心绞痛

急性心肌梗死 24 小时以后至 1 个月内发生的心绞痛。

5.变异型心绞痛

休息或一般活动时发生的心绞痛,发作时心电图显示暂时性 ST 段抬高。

四、辅助检查

(一)心电图检查

不稳定型心绞痛患者中,常有伴随症状而出现的短暂的 ST 段偏移伴或不伴有 T 波倒置,但不是所有不稳定型心绞痛患者都发生这种心电图改变。心电图变化随着胸痛的缓解而常完全或部分恢复。症状缓解后,ST 段抬高或降低,或 T 波倒置不能完全恢复,是预后不良的标志。伴随症状产生的 ST 段、T 波改变持续超过 12 小时者可能提示非 ST 段抬高心肌梗死。此外,临床表现拟诊为不稳定型心绞痛的患者,胸导联 T 波呈明显对称性倒置($\geqslant0.2$ mV),高度提示急性心肌缺血,可能系前降支严重狭窄所致。胸痛患者心电图正常也不能排除不稳定型心绞痛可能。若发作时倒置的 T 波呈伪性改变(假正常化),发作后 T 波恢复原倒置状态;或以前心电图正常者近期内出现心前区多导联 T 波深倒,在排除非 Q 波性心肌梗死后结合临床也应考虑不稳定型心绞痛的诊断。

不稳定型心绞痛患者中有 $75\%\sim88\%$ 的一过性 ST 段改变不伴有相关症状,为无痛性心肌缺血。动态心电图检查不仅有助于检出上述心肌缺血的动态变化,还可用于不稳定型心绞痛患者常规抗心绞痛药物治疗的评估以及是否需要进行冠状动脉造影和血管重建术的参考指标。

(二)心脏生化标记物

心脏肌钙蛋白:肌钙蛋白复合物包括 3 个亚单位,即肌钙蛋白 T(troponin T,TnT)、肌钙蛋白 I(troponin I,TnI)和肌钙蛋白 C,目前只有 TnT 和 TnI 应用于临床。约有 35% 不稳定型心绞痛患者显示血清 TnT 水平增高,但其增高的幅度与持续的时间与急性心肌梗死有差别。急性心肌梗死患者 TnT>3 ng/mL 者占 88%,非 Q 波心肌梗死中仅占 17%,不稳定型心绞痛中无 TnT>3.0 ng/mL 者。因此,TnT 升高的幅度和持续时间可作为不稳定型心绞痛与急性心肌梗死的鉴别诊断之参考。

不稳定型心绞痛患者 TnT 和 TnI 升高者较正常者预后差。临床怀疑不稳定型心绞痛者 TnT 定性试验为阳性结果者表明有心肌损伤（相当于 TnT ＞0.05 μg/L），但如为阴性结果并不能排除不稳定型心绞痛的可能性。

（三）冠状动脉造影

目前仍是诊断冠心病的金标准。在长期稳定型心绞痛的基础上出现的不稳定型心绞痛常提示为多支冠脉病变，而新发的静息心绞痛可能为单支冠脉病变。冠脉造影结果正常提示可能是冠脉痉挛、冠脉内血栓自发性溶解、微循环系统异常等原因引起，或冠脉造影病变漏诊。

不稳定型心绞痛有以下情况时应视为冠脉造影强适应证：①近期内心绞痛反复发作，胸痛持续时间较长，药物治疗效果不满意者可考虑及时行冠状动脉造影，以决定是否急诊介入性治疗或急诊冠状动脉旁路移植术（CABG）。②原有劳力性心绞痛近期内突然出现休息时频繁发作者。③近期活动耐量明显减低，特别是低于 Bruce Ⅱ 级或 4METs 者。④梗死后心绞痛。⑤原有陈旧性心肌梗死，近期出现由非梗死区缺血所致的劳力性心绞痛。⑥严重心律失常、LVEF ＜40％或充血性心力衰竭。

（四）螺旋 CT 血管造影（CTA）

近年来，多层螺旋 CT 尤其是 64 排螺旋 CTA 在冠心病诊断中正在推广应用。CTA 能够清晰显示冠脉主干及其分支狭窄、钙化、开口起源异常及桥血管病变。有资料显示，CTA 诊断冠状动脉病变的灵敏度96.33％、特异度 98.16％，阳性预测值 97.22％，阴性预测值97.56％。其中对左主干、左前降支病变及＞75％的病变灵敏度最高，分别达到 100％和94.4％。CTA 对冠状动脉狭窄病变、桥血管、开口畸形、支架管腔、斑块形态均显影良好，对钙化病变诊断率优于冠状动脉造影，阴性者可排除冠心病，阳性者应进一步行冠状动脉造影检查。另外，CTA 也可以作为冠心病高危人群无创性筛选检查及冠脉支架术后随访手段。

（五）其他

其他非创伤性检查包括运动平板试验、运动放射性核素心肌灌注扫描、药物负荷试验、超声心动图等，也有助于诊断。通过非创伤性检查可以帮助决定冠状动脉造影单支临界性病变是否需要做介入性治疗，明确缺血相关血管，为血运重建治疗提供依据。同时可以提供有否存活心肌的证据，也可作为经皮腔内冠状动脉成形术（PTCA）后判断有否再狭窄的重要对比资料。但不稳定型心绞痛急性期应避免做任何形式的负荷试验,这些检查宜放在病情稳定后进行。

五、诊断

(一)诊断依据

对同时具备下述情形者,应诊断为不稳定型心绞痛。

(1)临床新出现或恶化的心肌缺血症状表现(心绞痛、急性左心衰竭)或心电图心肌缺血图形。

(2)无或仅有轻度的心肌酶(肌酸激酶同工酶)或 TnT、TnI 增高(未超过2倍正常值),且心电图无 ST 段持续抬高。应根据心绞痛发作的性质、特点、发作时体征和发作时心电图改变以及冠心病危险因素等,结合临床综合判断,以提高诊断的准确性。心绞痛发作时心电图 ST 段抬高或压低的动态变化或左束支阻滞等具有诊断价值。

(二)危险分层

不稳定型心绞痛的诊断确立后,应进一步进行危险分层,以便于对其进行预后评估和干预措施的选择。

1.中华医学会心血管分会关于不稳定型心绞痛的危险度分层

根据心绞痛发作情况,发作时 ST 段下移程度以及发作时患者的一些特殊体征变化,将不稳定型心绞痛患者分为高、中、低危险组(表 4-2)。

表 4-2　不稳定型心绞痛临床危险度分层

组别	心绞痛类型	发作时 ST 降低幅/mm	持续时间/min	肌钙蛋白 T 或 I
低危险组	初发、恶化劳力型,无静息时发作	≤1	<20	正常
中危险组	1个月内出现的静息心绞痛,但48小时内无发作者(多数由劳力型心绞痛进展而来)或梗死后心绞痛	>1	<20	正常或轻度升高
高危险组	48小时内反复发作静息心绞痛或梗死后心绞痛	>1	>20	升高

注:①陈旧性心肌梗死患者其危险度分层上调一级,若心绞痛是由非梗死区缺血所致时,应视为高危险组。②左心室射血分数(LVEF)<40%,应视为高危险组。③若心绞痛发作时并发左心功能不全、二尖瓣反流、严重心律失常或低血压[收缩压≤12 kPa(90 mmHg)],应视为高危险组。④当横向指标不一致时,按危险度高的指标归类。例如:心绞痛类型为低危险组,但心绞痛发作时 ST 段压低>1 mm,应归入中危险组。

2.美国 ACC/AHA 关于不稳定型心绞痛/非 ST 段抬高心肌梗死危险分层

其见表 4-3。

表 4-3　ACC/AHA 关于不稳定型心绞痛/非 ST 段抬高心肌梗死的危险分层

危险分层	高危(至少有下列特征之一)	中危(无高危特点但有以下特征之一)	低危(无高、中危特点但有下列特点之一)
(1)病史	近 48 小时内加重的缺血性胸痛发作	既心肌梗死、外周血管或脑血管病,或 CABG,曾用过阿司匹林	近 2 周内发生的 CCS 分级 Ⅲ级或以上伴有高、中度冠脉病变可能者
(2)胸痛性质	静息心绞痛>20 分钟	静息心绞痛>20 分钟,现已缓解,有高、中度冠脉病变可能性,静息心绞痛<20 分钟,经休息或含服硝酸甘油缓解	无自发性心绞痛>20 分钟持续发作
(3)临床体征或发现	第三心音、新的或加重的奔马律,左心室功能不全(EF<40%),二尖瓣反流,严重心律失常或低血压[收缩压≤12 kPa(90 mmHg)]或存在与缺血有关的肺水肿,年龄>75 岁	年龄>75 岁	
(4)心电图变化	休息时胸痛发作伴 ST 段变化>0.1 mV;新出现 Q 波,束支传导阻滞;持续性室性心动过速	T 波倒置>0.2 mV,病理性 Q 波	胸痛期间心电图正常或无变化
(5)肌钙蛋白监测	明显增高(TnT 或 TnI>0.1 μg/mL)	轻度升高(即 TnT>0.01,但<0.1 μg/mL)	正常

六、鉴别诊断

在确定患者为心绞痛发作后,还应对其是否稳定做出判断。

与稳定型心绞痛相比,不稳定型心绞痛症状特点是短期内疼痛发作频率增加、无规律,程度加重、持续时间延长、发作诱因改变或不明显,甚至休息时亦出现持续时间较长的心绞痛,含化硝酸甘油效果差,或无效,或出现了新的症状如呼吸困难、头晕甚至昏厥等。不稳定型心绞痛的常见临床类型包括初发劳力型心绞痛、恶化劳力型心绞痛、卧位型心绞痛、夜间发作的心绞痛、变异型心绞痛、梗死前心绞痛、梗死后心绞痛和混合型心绞痛。

临床上,常将不稳定型心绞痛和非 ST 段抬高心肌梗死(non-ST-segment elevation myocardial infarction,NSTEMI)以及 ST 段抬高心肌梗死(ST-segment elevation myocardial infarction,STEMI)统称为急性冠脉综合征。

不稳定型心绞痛和 NSTEMI 是在病因和临床表现上相似、但严重程度不同而又密切相关的两种临床综合征,其主要区别在于缺血是否严重到导致足够量的心肌损害,以至于能检测到心肌损害的标志物肌钙蛋白(TnI、TnT)或肌酸激酶同工酶(CK-MB)水平升高。如果反映心肌坏死的标记物在正常范围内或仅轻微增高(未超过 2 倍正常值),就诊断为不稳定型心绞痛,而当心肌坏死标志物超过正常值 2 倍时,则诊断为 NSTEMI。

不稳定型心绞痛和 STEMI 的区别,在于后者在胸痛发作的同时出现典型的 ST 段抬高并具有相应的动态改变过程和心肌酶学改变。

七、治疗

不稳定型心绞痛的治疗目标是控制心肌缺血发作和预防急性心肌梗死。治疗措施包括内科药物治疗、冠状动脉介入治疗(PCI)和外科冠状动脉旁路移植手术(CABG)。

不稳定型心绞痛的危险分层和治疗过程可以参考图 4-1。

(一)一般治疗

对于符合不稳定型心绞痛诊断的患者应及时收住院治疗(最好收入监护病房),急性期卧床休息1~3 天,吸氧,持续心电监测。对于低危险组患者留观期间未再发生心绞痛,心电图也无缺血改变,无左心衰竭的临床证据,留观 12~24 小时期间未发现有 CK-MB 升高,TnT 或 TnI 正常者,可在留观 24~48 小时后出院。对于中危或高危组的患者特别是 TnT 或 TnI 升高者,住院时间相对延长,内科治疗也应强化。

(二)药物治疗

1.控制心绞痛发作

(1)硝酸酯类:硝酸甘油主要通过扩张静脉,减轻心脏前负荷来缓解心绞痛发作。心绞痛发作时应舌下含化硝酸甘油,初次含硝酸甘油的患者以先含

0.5 mg为宜。对于已有含服经验的患者,心绞痛发作时若含0.5 mg无效,可在3～5分钟追加1次,若连续含硝酸甘油1.5～2 mg仍不能控制疼痛症状,需应用强镇痛药以缓解疼痛,并随即采用硝酸甘油或硝酸异山梨酯静脉滴注,硝酸甘油的剂量以5 μg/min开始,以后每5～10分钟增加5 μg/min,直至症状缓解或收缩压降低1.3 kPa(10 mmHg),最高剂量一般不超过80～100 μg/min,一旦患者出现头痛或血压降低[收缩压<12 kPa(90 mmHg)]应迅速减少静脉滴注的剂量。维持静脉滴注的剂量以10～30 μg/min为宜。对于中危和高危险组的患者,硝酸甘油持续静脉滴注24～48小时即可,以免产生耐药性而降低疗效。

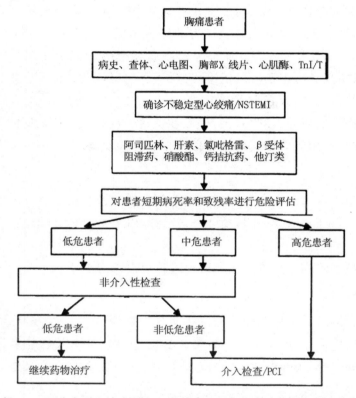

图 4-1　不稳定型心绞痛/非 ST 段抬高心肌梗死危险分层和处理流程

常用口服硝酸酯类药物:心绞痛缓解后可改为硝酸酯类口服药物。常用药物有硝酸异山梨酯(消心痛)和 5-单硝酸异山梨酯。硝酸异山梨酯作用的持续时间为4～5小时,故以每天3～4次口服为妥,对劳力性心绞痛患者应集中在白天给药。5-单硝酸异山梨酯可采用每天2次给药。若白天和夜间或清晨均有心绞痛发作者,硝酸异山梨酯可每6小时给药1次,但宜短期治疗以避免耐药性。对于频繁发作的不稳定型心绞痛患者口服硝酸异山梨酯短效药物的疗效常优于服用 5-单硝类的长效药物。硝酸异山梨酯的使用剂量可以从 10 mg/次开始，当症状控制不满意时可逐渐加大剂量，一般不超过 40 mg/次，只要患者心绞痛发作时口含硝酸甘油有效，即是增加硝酸异山梨酯剂量的指征，若患者反复口含硝酸甘油不能缓解症状，常提示患者有极为严重的冠状动脉阻塞病变，此时即使加大硝酸异山梨酯剂量也不一定能取得良好效果。

(2)β 受体阻滞剂：通过减慢心率、降低血压和抑制心肌收缩力而降低心肌耗氧量，从而缓解心绞痛症状，对改善近、远期预后有益。

对不稳定型心绞痛患者控制心绞痛症状以及改善其近、远期预后均有好处，除有禁忌证外，主张常规服用。首选具有心脏选择性的药物，如阿替洛尔、美托洛尔和比索洛尔等。除少数症状严重者可采用静脉推注 β 受体阻滞剂外，一般主张直接口服给药。剂量应个体化，根据症状、心率及血压情况调整剂量。阿替洛尔常用剂量为 12.5～25 mg，每天 2 次，美托洛尔常用剂量为 25～50 mg，每天 2 或 3 次，比索洛尔常用剂量为 5～10 mg，每天 1 次，不伴有劳力性心绞痛的变异性心绞痛不主张使用。

(3)钙通道阻滞剂：通过扩张外周血管和解除冠状动脉痉挛而缓解心绞痛，也能改善心室舒张功能和心室顺应性。非二氢吡啶类有减慢心率和减慢房室传导作用。常用药物有两类。①二氢吡啶类钙通道阻滞剂：硝苯地平对缓解冠状动脉痉挛有独到的效果，故为变异性心绞痛的首选用药，一般剂量为 10～20 mg，每 6 小时 1 次，若仍不能有效控制变异性心绞痛的发作还可与地尔硫䓬合用，以产生更强的解除冠状动脉痉挛的作用，当病情稳定后可改为缓释和控释制剂。对合并高血压病者，应与 β 受体阻滞剂合用。②非二氢吡啶类钙通道阻滞剂：地尔硫䓬有减慢心率、降低心肌收缩力的作用，故较硝苯地平更常用于控制心绞痛发作。一般使用剂量为 30～60 mg，每天 3～4 次。该药可与硝酸酯类合用，亦可与 β 受体阻滞剂合用，但与后者合用时需密切注意心率和心功能变化。

如心绞痛反复发作，静脉滴注硝酸甘油不能控制时，可试用地尔硫䓬短期静脉滴注，使用方法为 5～15 μg/(kg·min)，可持续静脉滴注 24～48 小时，在静脉滴注过程中需密切观察心率、血压的变化，如静息心率低于 50 次/分，应减少剂量或停用。

钙通道阻滞剂用于控制下列患者的进行性缺血或复发性缺血症状：①已经使用足量硝酸酯类和 β 受体阻滞剂的患者。②不能耐受硝酸酯类和 β 受体阻滞剂的患者。③变异性心绞痛的患者。因此,对于严重不稳定型心绞痛患者常需联合应用硝酸酯类、β受体阻滞剂和钙通道阻滞剂。

2.抗血小板治疗

阿司匹林为首选药物。急性期剂量应在 $150\sim300$ mg/d,可达到快速抑制血小板聚集的作用,3 天后可改为小剂量即 $50\sim150$ mg/d 维持治疗,对于存在阿司匹林禁忌证的患者,可采用氯吡格雷替代治疗,使用时应注意经常检查血常规,一旦出现明显白细胞或血小板计数降低应立即停药。

(1)阿司匹林:阿司匹林对不稳定型心绞痛治疗目的是通过抑制血小板的环氧化酶快速阻断血小板中血栓素 A_2 的形成。因小剂量阿司匹林($50\sim75$ mg)需数天才能发挥作用。故目前主张:①尽早使用,一般应在急诊室服用第一次。②为尽快达到治疗性血药浓度,第一次应采用咀嚼法,促进药物在口腔颊部黏膜吸收。③剂量300 mg,每天 1 次,3 天后改为 100 mg,每天 1 次,很可能需终身服用。

(2)氯吡格雷:为第二代抗血小板聚集的药物,通过选择性地与血小板表面腺苷酸环化酶耦联的 ADP 受体结合而不可逆地抑制血小板的聚集,且不影响阿司匹林阻滞的环氧化酶通道,与阿司匹林合用可明显增加抗凝效果,对阿司匹林过敏者可单独使用。噻氯匹定的最严重不良反应是中性粒细胞减少,见于连续治疗 2 周以上的患者,易出现血小板减少和出血时间延长,亦可引起血栓性血小板减少性紫癜,而氯吡格雷则不明显,目前在临床上已基本取代噻氯匹定。目前,对于不稳定型心绞痛患者和接受介入治疗的患者多主张强化血小板治疗,即二联抗血小板治疗,在常规服用阿司匹林的基础上立即给予氯吡格雷治疗至少 1 个月,亦可延长至 9 个月。

(3)血小板糖蛋白Ⅱb/Ⅲa 受体抑制药:为第三代血小板抑制药,主要通过占据血小板表面的糖蛋白Ⅱb/Ⅲa 受体,抑制纤维蛋白原结合而防止血小板聚集。但其口服制剂疗效及安全性令人失望。静脉制剂主要有阿昔单抗和非抗体复合物替洛非班、lamifiban、xemilofiban、eptifiban、lafradafiban 等,其在注射停止后数小时作用消失。目前,临床常用药物有盐酸替罗非班注射液,是一种非肽类的血小板糖蛋白Ⅱb/Ⅲa 受体的可逆性拮抗药,能有效地阻止纤维蛋白原与血小板表面的糖蛋白Ⅱb/Ⅲa 受体结合,从而阻断血小板的交联和聚集。盐酸替罗非班对血小板功能的抑制的时间与药物的血浆浓度相平行,停药后血小板功能迅速恢复到基线水平。在不稳定型心绞痛患者盐酸替罗非班静脉输注可分两步,在肝素和阿司匹林应用条件下,可先给予负荷量 0.4 μg/(kg·min)

（30 分钟），而后以 0.1 μg/(kg·min)维持静脉滴注 48 小时。对于高度血栓倾向的冠脉血管成形术患者盐酸替罗非班两步输注方案为负荷量 10 μg/kg 于 5 分钟内静脉推注，然后以 0.15 μg/(kg·min)维持 16～24 小时。

3.抗凝血酶治疗

目前,临床使用的抗凝药物有普通肝素、低分子肝素和水蛭素,其他人工合成或口服的抗凝药正在研究或临床观察中。

（1）普通肝素:是常用的抗凝药,通过激活抗凝血酶而发挥抗栓作用,静脉滴注肝素会迅速产生抗凝作用,但个体差异较大,故临床需化验部分凝血活酶时间（APTT）。一般将 APTT 延长至 60～90 秒作为治疗窗口。多数学者认为,在 ST 段不抬高的急性冠状动脉综合征,治疗时间为 3～5 天,具体用法为 75 U/kg 体重,静脉滴注维持,使 APTT 在正常的 1.5～2 倍。

（2）低分子肝素:低分子肝素是由普通肝素裂解制成的小分子复合物,相对分子量 2 500～7 000,具有以下特点:抗凝血酶作用弱于肝素,但保持了抗因子 Ⅹa 的作用,因而抗因子 Ⅹa 和凝血酶的作用更加均衡;抗凝效果可以预测,不需要检测 APTT;与血浆和组织蛋白的亲和力弱,生物利用度高;皮下注射,给药方便;促进更多的组织因子途径抑制物生成,更好地抑制因子Ⅶ和组织因子复合物,从而增加抗凝效果等。许多研究均表明低分子肝素在不稳定型心绞痛和 NSTEMI 的治疗中起作用至少等同或优于经静脉应用普通肝素。低分子肝素因生产厂家不同而规格各异,一般推荐量按不同厂家产品以千克体重计算皮下注射,连用一周或更长。

（3）水蛭素:是从药用水蛭唾液中分离出来的第一个直接抗凝血酶制药,通过重组技术合成的是重组水蛭素。重组水蛭素理论上优点有:无须通过 AT-Ⅲ 激活凝血酶;不被血浆蛋白中和;能抑制凝血块黏附的凝血酶;对某一剂量有相对稳定的 APTT,但主要经肾脏排泄,在肾功能不全者可导致不可预料的蓄积。多数试验证实水蛭素能有效降低死亡与非致死性心肌梗死的发生率,但出血危险有所增加。

（4）抗血栓治疗的联合应用。①阿司匹林加 ADP 受体拮抗药:阿司匹林与 ADP 受体拮抗药的抗血小板作用机制不同,一般认为,联合应用可以提高疗效。CURE 试验表明,与单用阿司匹林相比,氯吡格雷联合使用阿司匹林可使致死性和非致死性心肌梗死降低 20%,减少冠状动脉重建需要和心绞痛复发。②阿司匹林加肝素:RISC 试验结果表明,男性 NSTEMI 患者使用阿司匹林明显降低死亡或心肌梗死的危险,单独使用肝素没有受益,阿司匹林加普通肝素联合治疗的最初 5 天事件发生率最低。目前资料显示,普通肝素或低分子肝素与阿司匹林联合使用疗效优于单用阿司匹林;阿司匹林加低分子肝素等同于甚至可能优于阿司匹林加普通肝素。③肝素加血小板 GP Ⅱ b/Ⅲ a 抑制药:PUR-SUTT 试验结果显示,与单独应用血小板 GP Ⅱ b/Ⅲ a 抑制药相比,未联合使用肝素的患者事件发生率较高。目前,多主张联合应用肝素与血小板 GP Ⅱ b/Ⅲ a 抑制药。由于两者连用可延长 APTT,肝素剂量应小于推荐剂量。④阿司匹林加肝素加血小板 GP Ⅱ b/Ⅲ a 抑制药:目前,合并急性缺血的 NSTEMI 的高危患者,主张三联抗血栓治疗,是目前最有效地抗血栓治疗方案。持续性或伴有其他高危特征的胸痛患者及准备做早期介入治疗的患者,应给予该方案。

4.调脂治疗

血脂增高的干预治疗除调整饮食、控制体重、体育锻炼、控制精神紧张、戒烟、控制糖尿病等非药物干预手段外,调脂药物治疗是最重要的环节。近代治疗急性冠脉综合征的最大进展之一就是 3-羟基-3 甲基戊二酰辅酶 A(HMGCoA)还原酶抑制药(他汀类)药物的开发和应用,该类药物除降低总胆固醇(TC)、低密度脂蛋白胆固醇(LDL-C)、三酰甘油(TG)和升高高密度脂蛋白胆固醇(HDL-C)外,还有缩小斑块内脂质核、加固斑块纤维帽、改善内皮细胞功能、减少斑块炎性细胞数目、防止斑块破裂等作用,从而减少冠脉事件,另外还能通过改善内皮功能减弱凝血倾向,防止血栓形成,防止脂蛋白氧化,起到了抗动脉粥样硬化和抗血栓作用。随着长期的大样本的实验结果出现,已经显示他汀类强化降脂治疗和 PTCA 加常规治疗可同样安全有效地减少缺血事件。所有他汀类药物均有相同的不良反应,即胃肠道功能紊乱、肌痛及肝损害,儿童、孕妇及哺乳期妇女不宜应用。常见他汀类降调脂药见表 4-4。

表 4-4　临床常见他汀类药物剂量

药　　物	常用剂量/mg	用法
阿托伐他汀(立普妥)	10～80	每天 1 次,口服
辛伐他汀(舒将之)	10～80	每天 1 次,口服
洛伐他汀(美将之)	20～80	每天 1 次,口服
普伐他汀(普拉固)	20～40	每天 1 次,口服
氟伐他汀(来适可)	40～80	每天 1 次,口服

5.溶血栓治疗

国际多中心大样本的临床试验(TIMI Ⅲ B)业已证明采用急性心肌梗死的溶栓方法治疗不稳定型心绞痛反而有增加急性心肌梗死发生率的倾向,故已不主张采用。至于小剂量尿激酶与充分抗血小板和抗凝血酶治疗相结合是否对不稳定型心绞痛有益,仍有待临床进一步研究。

6.经皮冠状动脉介入治疗和外科手术治疗

在高危险组患者中如果存在以下情况之一则应考虑行紧急介入性治疗或CABG。

(1)虽经内科加强治疗,心绞痛仍反复发作。

(2)心绞痛发作时间明显延长超过1小时,药物治疗不能有效缓解上述缺血发作。

(3)心绞痛发作时伴有血流动力学不稳定,如出现低血压、急性左心功能不全或伴有严重心律失常等。

不稳定型心绞痛的紧急介入性治疗的风险一般高于择期介入性治疗,故在决定之前应仔细权衡。紧急介入性治疗的主要目标是以迅速开通"罪犯"病变的血管,恢复其远端血流为原则,对于多支病变的患者,可以不必一次完成全部的血管重建。对于血流动力学不稳定的患者最好同时应用主动脉内球囊反搏,力求稳定高危患者的血流动力学。除以上少数不稳定型心绞痛患者外,大多数不稳定型心绞痛患者的介入性治疗宜放在病情稳定至少48小时后进行。

目前认为,当不稳定型心绞痛患者经积极的药物治疗或PCI治疗效果不满意,或由于各种原因不能进行PCI时,可考虑冠脉搭桥术(CABG)治疗。对严重的多支病变和严重的主干病变、特别是左心室功能严重障碍的患者,应首先考虑CABG。

7.不稳定型心绞痛出院后的治疗

不稳定心绞痛患者出院后仍需定期门诊随诊。低危险组的患者1~2个月随访1次,中、高危险组的患者无论是否行介入性治疗都应1个月随访1次,如果病情无变化,随访半年即可。

UA患者出院后仍需继续服阿司匹林、β受体阻滞剂。阿司匹林宜采用小剂量,每天50~150 mg即可,β受体阻滞剂宜逐渐增量至最大可耐受剂量。在冠心病的二级预防中阿司匹林和降胆固醇治疗是最重要的。降低胆固醇的治疗应参照国内降血脂治疗的建议,即血清胆固醇>4.68 mmol/L(180 mg/dL)或低密度脂蛋白胆固醇>2.6 mmol/L(100 mg/dL)均应服他汀类降胆固醇药物,并达到有效治疗的目标。血浆三酰甘油>2.26 mmol/L(200 mg/dL)的冠心病患者一般也需要服降低三酰甘油的药物。其他二级预防的措施包括向患者宣教戒烟、治疗高血压和糖尿病、控制危险因素、改变不良的生活方式、合理安排膳食、适度增加活动量、减少体重等。

八、影响不稳定型心绞痛预后的因素

(1)左心室功能为最强的独立危险因素,左心室功能越差,预后也越差,因为这些患者的心脏很难耐受进一步的缺血或梗死。

(2)冠状动脉病变的部位和范围:左主干病变和右冠开口病变最具危险性,三支冠脉病变的危险性大于双支或单支者,前降支病变危险大于右冠或回旋支病变,近段病变危险性大于远端病变。

(3)年龄是一个独立的危险因素,主要与老年人的心脏储备功能下降和其他重要器官功能降低有关。

(4)合并其他器质性疾病或危险因素:不稳定型心绞痛患者如合并肾衰竭、慢性阻塞性肺疾病、糖尿病、高血压、高血脂、脑血管病以及恶性肿瘤等,均可影响不稳定型心绞痛患者的预后。其中肾功能状态还明显与 PCI 术预后有关。

第三节　原发性高血压

大多数高血压患者病因不明,称为原发性高血压(又称高血压病),占高血压患者的 95% 以上,除了高血压本身有关的症状以外,长期高血压还可成为多种心血管疾病的重要危险因素,并影响重要脏器如心、脑、肾的功能,最终可导致这些器官的功能衰竭;在不足 5% 患者中,血压升高是某些疾病的一种临床表现,本身有明确而独立的病因,称之为继发性高血压。

一、高血压定义、分类、测量

(一)定义

目前成人高血压的定义是收缩压 $\geqslant 18.7$ kPa(140 mmHg)或舒张压 $\geqslant 12$ kPa(90 mmHg)。正常血压和血压升高的划分并无明确界线,因此,高血压的标准是根据临床及流行病学资料人为界定的。但由于血压变化很大,在确定一个患者为高血压和决定开始治疗之前,必须在数周内多次测量核实血压水平升高。对于轻度或临界高血压范围内的血压值,监测应延续 3~6 周,对血压明显升高或有并发者,所需观察期就短一些。

(二)高血压分类

高血压可以用3种方式分类,即血压、器官损害程度和病因学。目前,我国采用国际上统一的血压分类标准,根据血压升高水平,又进一步将高血压分为1、2、3级。下面所列的是《1999年WHO/ISH高血压治疗指南》的分类标准。它将18岁以上成人的血压,按不同水平分类(表4-5)。

表4-5 血压水平的定义和分类(WHO/ISH)

类别	收缩压/mmHg	舒张压/mmHg
理想血压	<120	<80
正常血压	<130	<85
正常高值	130~139	85~89
1级高血压("轻度")	140~159	90~99
亚组:临界高血压	140~149	90~94
2级高血压("中度")	160~179	100~109
3级高血压("重度")	≥180	≥110
单纯收缩性高血压	≥140	<90
亚组:临界高血压	140~149	<90

注:1 kPa=0.133 mmHg,患者收缩压与舒张压属不同级别时,应按两者中较高的级别分类;患者既往有高血压史,目前正服用抗高血压药,血压虽已低于140/90 mmHg,亦应诊断为高血压。

高血压与总体心血管危险:在有心血管病史的老年患者中,每年100人中至少有3人将出现一次更严重的疾病。值得注意的是,中国和俄罗斯的脑卒中发病率高,是美国和西欧的4倍,但平均血压仅稍微增高。因此,在我国进行轻度高血压的治疗可能尤为有益。

(三)血压测量

这里只是在一般的测量技术基础上提出几点值得注意的地方。①根据WHO的建议,首先听到声响时的血压为收缩压(systolic blood pressure,SBP),舒张压(diastolic blood pressure,DBP)则是声音消失(第5期)时刻的血压。多数主要研究均采用这一点,即以声音消失点确认舒张压;采用声音突然变小而低沉(第4期)来确认舒张压则导致舒张压值明显升高,这是应该避免的。②多数首次就诊者,还建议应测量坐位和站立位时的双臂血压。另外,老年患者的直立性低血压可能更多见,应定期测量站立位血压。③医师在场,即使影响程度稍小一些的护士在场,均能导致一些情绪性的血压升高(白大衣效应,可以更恰当地描述为单纯性诊室高血压)。④应当注意,家庭和动态血压读数较临床值平均要低数个毫米汞柱,老年人尤其如此,并且应把高血压的分界值和治疗的目标血压设定在较低的水平,以避免漏诊和漏治。

二、流行病学

流行病学研究不断发现高血压与多种疾病,尤其是冠心病、脑卒中、充血性心力衰竭和肾功能损害有某种重要的独立的关联。患高血压或糖尿病的中年人的认知能力与未患此病的中年人相比有明显的下降。

高血压患病率和发病率在不同国家、地区或种族之间有差别,工业化国家较发展中国家高,美国黑种人约为白种人的 2 倍。高血压患病率、发病率及血压水平随年龄增加而升高,高血压在老年人较为常见,尤其是收缩期高血压。

我国高血压患病率总体上呈明显上升趋势,估计现有高血压患者超过 1 亿人。流行病学调查显示,我国高血压患病率和流行存在地区、城乡和民族差别,北方高于南方;沿海高于内地,城市高于农村;高原少数民族地区患病率较高。男、女性高血压患病率差别不大。

由于高血压的危险性会因其他危险因素如吸烟、血清胆固醇升高和糖尿病的存在和程度增高而大大增加,当危险因素组合不同时,同等血压水平会带来不同的危险性。评估总体的心血管疾病危险性对确定高血压个体的干预阈值具有重要意义。

需要重视在整个人群而不是仅高危人群降低血压,研究血压分布也是有价值的。不论以何种标准判断,血压增高的群体构成一个危险性金字塔,基底部的人数最多,相对危险性增加但并不太高,顶部人数最少而相对危险性最大。因此,高血压所致的并发症大多数发生在金字塔基底部,也就是分布在轻度高血压的那部分。

三、病因

原发性高血压的病因复杂,是遗传易感性和环境因素相互作用的结果,亦受其他因素的影响。

(一)影响血压的一般因素

1.年龄

横断面调查以及前瞻性观察序列分析,都证明了在不同地理、文化和社会经济特征的多数群体中,年龄和血压存在正相关关系。在大多数西方人群中,收缩压有从儿童、青少年到成年人逐渐增高的倾向,至 70 岁或 80 岁达到 18.7 kPa (140 mmHg)的平均值。舒张压也倾向于随年龄增加而增加,但速度较收缩要慢,且平均值在 50 岁以后倾向于保持原水平或下降。这就导致了脉压的增加,而随年龄增长单纯收缩压增高更为常见。

但是在某些与外界隔绝的人群这种年龄相关的血压增高并不明显。低盐摄入的人群这点更突出。另外,还观察到在未开化的社会,当他们接纳西方生活方式时易获得年龄相关的血压增高倾向,体现了环境的影响(尤其是饮食改变)。可见年龄相关的血压增高既不是不可避免的,也不是一个正常衰老过程的生物学伴随现象。

2.性别

从青春期开始,男性血压倾向于一个较高的平均水平。这种差异在青年人和中年人中最为明显。中年后,女性高血压发生所占比率的改变,部分是由于中年高血压男性的过早病死率较高所致。

3.种族

黑种人群体血压水平高于其他种族。非洲裔美国黑种人被证实比非洲黑种人血压要高,提示种族易感性的放大效应。

4.体育活动

规律的至少中等水平体格强度的需氧体育活动对预防和治疗高血压均有益处。

5.心率

高血压患者的心率均较快。

6.社会-心理因素

急性精神应激、噪声污染、空气污染和软水都被视为高血压的危险因素。精神应激、城市脑力劳动者高血压患病率超过体力劳动者,从事精神紧张度高的职业者发生高血压的可能性较大,长期生活在噪声环境中听力敏感性减退者患高血压也较多。休息后往往症状和血压可获得一定改善。新的研究结果支持关于蓄积性铅暴露与高血压危险性增高有关的假设,骨铅(而非血铅)水平与高血压的发病率增高有关,这表明铅对高血压的影响很可能是一个缓慢的过程而非一种急性现象。

(二)遗传因素

可能存在主要基因显性遗传和多基因关联遗传两种方式。在遗传表型上,不仅血压升高发生率体现遗传性,而且在血压高度、并发症发生以及其他有关因素方面(如肥胖),也有遗传性。高血压有明显的家族聚集性,父母均有高血压,子女的发病率高达 46%,约 60% 高血压患者可询问到有高血压家族史。

(三)环境因素

1.饮食

不同地区人群血压水平和高血压患病率与钠盐平均摄入量显著相关,摄盐越多,血压水平和患病率越高,但是同一地区人群中个体间血压水平与摄盐量并不相关,摄盐过多导致血压升高主要见于对盐敏感的人群。钾摄入量与血压呈负相关。多数人认为饮食低钙与高血压发生有关。高蛋白质摄入属于升压因素,动物和植物蛋白质均能升压。饮食中饱和脂肪酸或饱和脂肪酸/不饱和脂肪酸比值较高也属于升压因素。饮酒与血压水平呈线性相关,尤其与收缩压,每天饮酒的乙醇量超过50 g者高血压发病率明显增高。

2.其他因素

(1)体重:体重常是衡量肥胖程度的指标,高血压患者约1/3有不同程度肥胖。超重或肥胖是血压升高的重要危险因素。一般采用体质指数(BMI),即体重(kg)/身高(m)^2(以20~24为正常范围)。血压与BMI呈显著正相关。肥胖的类型与高血压发生关系密切,腹型肥胖者容易发生高血压。

(2)避孕药:服避孕药妇女血压升高发生率及程度与服用时间长短有关。35岁以上易出现血压升高。口服避孕药引起的高血压一般为轻度,可逆转,在终止避孕药3~6个月后血压常恢复正常。

(3)阻塞性睡眠呼吸暂停综合征(OSAS):是指睡眠期间反复发作性呼吸暂停。OSAS常伴有重度打鼾,其病因主要是上呼吸道咽部肌肉收缩或狭窄、腺样体和扁桃体组织增生、舌根部脂肪浸润后垂以及下腭畸形。OSAS患者50%有高血压,血压高度与OSAS病程有关。

四、发病机制

从血流动力学角度,血压主要决定于心排血量和体循环周围血管阻力,平均动脉血压(MBP)=心排血量(CO)×总外周血管阻力(PR)。高血压的血流动力学特征主要是总外周血管阻力相对或绝对增高。从总外周血管阻力增高出发,目前高血压的发病机制较集中在以下几个环节。

(一)交感神经系统活性亢进

各种病因因素使大脑皮质下神经中枢功能发生变化,各种神经递质浓度与活性异常,包括去甲肾上腺素、肾上腺素、多巴胺、神经肽、5-羟色胺、血管升压素、脑啡肽、脑钠肽和中枢肾素-血管紧张素系统,导致交感神经系统活性亢进,血浆儿茶酚胺浓度升高,阻力小动脉收缩增强。

(二)肾性水、钠潴留

各种原因引起肾性水、钠潴留,机体为避免心排血量增高使组织过度灌注,全身阻力小动脉收缩增强,导致外周血管阻力增高,压力-利钠机制可将潴留的水钠排泄出去。也可能通过排钠激素分泌释放增加,例如内源性类洋地黄物质,在排泄水钠同时使外周血管阻力增高。这个学说的理论意义在于将血压升高作为维持体内水钠平衡的一种代偿方式,而水、钠潴留是其基本的病理生理变化。

有较多因素可引起肾性水、钠潴留,例如亢进的交感活性使肾血管阻力增加;肾小球有微小结构病变;肾脏排钠激素(前列腺素、激肽素、肾髓质素)分泌减少,或者肾外排钠激素(内源性类洋地黄物质、心房肽)分泌异常,或者潴钠激素(18-羟去氧皮质酮、醛固酮)释放增多等。

(三)肾素-血管紧张素-醛固酮系统(RAAS)激活

肾小球入球动脉的球旁细胞分泌肾素,激活从肝脏产生的血管紧张素原,生成血管紧张素 I ,然后经肺循环的转换酶(ACE)生成血管紧张素 II (Ang II),Ang II 是 RAAS 的主要效应物质,作用于血管紧张素 II 受体(AT_1),使小动脉平滑肌收缩,刺激肾上腺皮质球状带分泌醛固酮,通过交感神经末梢突触前膜的正反馈使去甲肾上腺素分泌增加。这些作用可使血压升高,参与高血压发病并维持。近年来,发现很多组织,例如血管壁、心脏、中枢神经、肾脏及肾上腺,也有 RAAS 各种组成成分。组织 RAAS 对心脏、血管功能和结构的作用,可能在高血压发生和维持中有更大影响。

(四)细胞膜离子转运异常

血管平滑肌细胞有许多特异性的离子通道、载体和酶,组成细胞膜离子转运系统,维持细胞内外钠、钾、钙离子浓度的动态平衡。遗传性或获得性细胞膜离子转运异常,包括钠泵活性降低,钠、钙离子协同转运缺陷,细胞膜通透性增强,钙泵活性降低,可导致细胞内钠、钙离子浓度升高,膜电位降低,激活平滑肌细胞兴奋-收缩耦联,使血管收缩反应性增强和平滑肌细胞增生与肥大,血管阻力增高。

(五)胰岛素抵抗

胰岛素抵抗(IR)是指必须以高于正常的血胰岛素释放水平来维持正常的糖耐量,表明机体应用胰岛素处理葡萄糖的能力减退。约 50% 原发性高血压患者存在不同程度的 IR,在肥胖、血三酰甘油升高、高血压与糖耐量减退同时并存的四联征患者中最为明显。近年来认为 IR 是 2 型糖尿病和高血压发生的共同病理生理基础,但是 IR 是如何导致血压升高,尚未明确。多数认为是 IR 继发性高胰岛素血症引起的,因为 IR 主要影响胰岛素对葡萄糖的利用效应,胰岛素的其他生物学效应仍然保留,继发性高胰岛素血症使肾脏水、钠重吸收增强,交感神经系统活性亢进,动脉弹性减退,从而血压升高。IR 所致交感活性亢进使机体产热增加,是对肥胖的一种负反馈调节,这种调节以血压升高和血脂代谢障碍为代价。

上述从总外周血管阻力增高出发的机制尚不能解释单纯收缩期性高血压和脉压明显增大。大动脉弹性和外周血管的压力反射波是收缩压与脉压的主要决定因素,因此,近年来重视动脉弹性功能在高血压发病中的作用。覆盖血管内膜面的内皮细胞能生成、激活和释放各种血管活性物质,例如,一氧化氮(NO)、前列腺素(PGI_2)、内皮素(ET-1)、内皮依赖性血管收缩因子(EDCF)等,调节心血管功能。随着年龄增长以及各种心血管危险因素,例如血脂异常、血糖升高、吸烟、高同型半胱氨酸血症等,氧自由基产生增加,NO 灭活增强,氧化应激反应等均影响动脉弹性功能和结构。由于大动脉弹性减退,脉搏波传导速度增快,反射波抵达中心大动脉的时相从舒张期提前到收缩期,出现收缩期延迟压力波峰,可以导致收缩压升高,舒张压降低,脉压增大。阻力小动脉结构(血管数目稀少或壁/腔比值增加)和功能(弹性减退和阻力增大)改变,影响外周压力反射点的位置或反射波强度,也对脉压增大起重要作用。

五、临床表现及并发症

(一)症状

一般无特殊临床表现,多起病缓慢。常见症状有头晕、头痛、颈项板紧、疲劳、心悸等,呈轻度持续性,在紧张或劳累后加重,不一定与血压水平有关,多数可自行缓解。也可出现视力模糊、鼻出血等较重症状。约 1/5 无症状,仅在测量血压时或发生心、脑、肾等并发症时才被发现。

(二)体征

血压随季节、昼夜、情绪等因素有较大波动。冬季血压较高,夏季较低;血压有明显昼夜波动,一般夜间血压较低,清晨起床活动后血压迅速升高,形成清晨血压高峰。患者在家中的自测血压值往往低于诊所血压值。体格检查听诊时可有主动脉瓣区第二心音亢进、收缩期杂音或收缩早期喀喇音,少数在颈部或腹部可听到血管杂音。

(三)恶性或急进型高血压

发病较急骤,血压显著升高,舒张压持续≥17.3 kPa(130 mmHg);头痛、视力模糊、眼底出血、渗出和视盘水肿;肾脏损害突出,表现为持续蛋白尿,血尿及管型尿,并可伴肾功能不全;进展迅速,如不给予及时治疗,预后不佳,可死于肾衰竭、脑卒中或心力衰竭。

(四)并发症

1.高血压急症

高血压急症是指原发性或继发性高血压在病情发展过程中或在某些诱因的作用下,血压急剧升高,病情迅速恶化,常伴有心、脑、肾功能障碍。除考虑血压升高的水平和速度外,靶器官受累的程度也很重要,当合并有急性肺水肿、心肌梗死、主动脉夹层动脉瘤及急性脑血管病变时,即使血压仅中度升高,也视为高血压急症。

(1)高血压危象:在高血压病程中,由于周围血管阻力突然上升,血压明显升高,出现头痛、烦躁、眩晕、恶心、呕吐、心悸、气急及视力模糊等症状。伴靶器官病变者可出现心绞痛、肺水肿或高血压脑病。以收缩压显著升高为主,也可伴舒张压升高。发作一般历时短暂,控制血压后病情可迅速好转,但易复发。危象发作时交感神经活动亢进,血中儿茶酚胺升高。

(2)高血压脑病:在高血压病程中发生急性脑血液循环障碍,引起脑水肿和颅内压增高而产生的临床征象。发生机制可能为过高的血压突破了脑血管的自身调节机制,脑灌注过多,液体渗入脑血管周围组织,引起脑水肿。临床表现有严重头痛、呕吐,甚至神志改变,较轻者仅有烦躁、意识模糊,严重者可发生抽搐、昏迷。

2.高血压相关靶器官损害

未治的高血压增加血管损害的危险,累及小动脉(阻力血管)、中等动脉及大动脉(传输血管)。这些损害导致心、肾、脑血管致残致死。在我国,脑血管意外仍是高血压最常见的表现,恶性及急进型高血压也常观察到。常见的高血压并发症包括左心室肥大、冠状动脉疾病、充血性心力衰竭、脑血管病(包括脑出血、脑血栓形成、腔隙性脑梗死、短暂性脑缺血发作)、视网膜病变、颈动脉粥样硬化、肾功能不全及主动脉和周围动脉疾病等。

3.主动脉夹层

血液渗入主动脉壁中层形成的夹层血肿,并沿着主动脉壁延伸剥离的严重心血管急症,也是猝死的病因之一。高血压是导致本病的重要因素。突发剧烈的胸痛易误诊为急性心肌梗死。疼痛发作时心动过速,血压更高,可迅速出现夹层破裂(如破入心包引起急性心脏压塞)或压迫主动脉大分支的各种不同表现。

(五)老年人的高血压

由于老年人口的增多,高血压的患病率随年龄而增长,60 岁以上的老年人中 40%~45%有高血压。流行病学提示,老年高血压患者的糖尿病、主动脉钙化、心肌梗死、脑卒中、间歇性跛行的发病率和心血管病病死率及老年人总病死率高于同龄血压正常人。美国高血压检测和随访结果表明,60~69 岁老年收缩期高血压患者,收缩压每增加 0.1 kPa(1 mmHg),每年病死率增加 1%。这说明,老年人的抗高血压治疗的绝对利益特别高。由 Dahlof 等开展的 STOP-高血压研究表明,更老的患者(年龄≥80 岁)接受治疗也有显著益处。然而对老年患者的药物应用应当谨慎,应当注意,小剂量药物治疗通常能控制老年患者的高血压。

老年高血压病的临床特点:①单纯收缩期高血压,动脉粥样硬化是其主要原因;②血压波动大,易发生直立性低血压,由于老年人存在不同程度的器官退行性变,体内各种血压调节机制敏感性降低,这些障碍影响对血压波动的缓冲能力,导致老年人血压波动大,尤其是收缩压,且易发生直立性低血压;③并发症多且严重;④假性高血压:由于老年人肱动脉僵硬,以致不能被血压计袖带所压迫而得出了错误的高读数。因此,当患者周围动脉僵硬,血压很高,而又无明显的靶器官损伤时,应考虑"假性高血压"的可能性。这类患者不易耐受降压治疗,服用降压药物会出现严重症状或并发症。

六、高血压诊断

全面而正确的高血压诊断非常重要,因为临床状况的严重程度取决于患者心血管危险状况和靶器官损害情况,特别是后者。

(一)血压测量

高血压诊断主要根据门诊测量的血压值,必须以未服用降压药物情况下≥2 次非同日多次血压测定所得的平均值为依据。采用经核准的水银柱或电子血压计,测量静息坐位时上臂肱动脉部位血压。必要时还应测量平卧位和站立位血压。

(二)病史采集

应注意危险因素、继发性高血压征象以及器官损害的症状等病史资料的收集。

(三)体格检查

应重视发现器官损害的可能体征及支持继发性高血压的体征。

(四)实验室检查

实验室检查包括尿分析、血肌酐、血钾、血糖、血胆固醇和心电图检查。

(五)高血压诊断的分期、分级和危险分层

基础收缩压每升高 1.3 kPa(10 mmHg),舒张压每增加 0.7 kPa(5 mmHg),脑卒中发病危险分别增高 49% 及 46%。我国冠心病危险因素的前瞻性研究显示收缩压 16～18.5 kPa(120～139 mmHg),冠心病发病的相对危险比<16 kPa(120 mmHg)者增高 40%,收缩压 18.7～21.2 kPa(140～159 mmHg)者增高 1.3 倍。高血压的治疗决策不仅根据其血压水平,还要根据下列诸方面:①其他危险因素的存在情况;②并存的临床情况如糖尿病,心、脑、肾、血管病;③靶器官损害;④患者的个人医疗情况等。为便于危险性分层,WHO/ISH 指南委员会根据"弗明汉心脏研究"观察对象(年龄 45～80 岁,平均 60 岁)的 10 年心血管病死亡、非致死性脑卒中和非致死性心肌梗死的患者资料,计算出年龄、性别、吸烟、糖尿病、胆固醇、早发性心血管病、靶器官损伤及心血管病和肾脏病史中某几项合并存在的对日后心血管事件绝对危险的影响,列于表 4-6。因此,确立高血压后,应根据影响预后的因素对高血压患者进行危险性分层,将其量化为低危、中危、高危和极高危 4 组。

表 4-7 按危险因素、靶器官损伤及并存临床情况的合并作用将危险量化为低危、中危、高危、极高危 4 档。每一档既反映疾病的绝对危险。各档内又因患者的危险因素的数量与严重性还有程度的不同。

(1)低危组:男性年龄<55 岁、女性年龄<65 岁,高血压 1 级、无其他危险因素者,属低危组。典型情况下,随后 10 年随访中发生主要心血管事件的危险<15%。临界高血压患者的危险尤低。

(2)中危组:高血压 2 级或 1～2 级同时有 1～2 个危险因素,应否给予药物治疗,开始药物治疗前应经多长时间的观察,医师需予十分缜密的判断。典型情况下,该组患者随后 10 年内发生主要心血管事件的危险为 15%～20%,若患者属高血压 1 级,兼有一种危险因素,10 年内发生心血管事件的危险约 15%。

表 4-6　影响高血压预后的因素

心血管疾病的危险因素	靶器官损害	并存的临床情况
Ⅰ.用于危险性分层的危险因素	• 左心室肥厚(心电图、超声心动图或X线)	1.脑血管疾病
• 收缩压和舒张压的水平(1～3级)	• 蛋白尿和/或血浆肌酐浓度轻度升高 106～177 pmol/L(1.2～2 mg/dL)	• 缺血性卒中
• 男性>55 岁		• 脑出血
• 女性>65 岁	• 超声或X线证实有动脉粥样斑块(颈、髂、股或主动脉)	• 短暂性脑缺血(TIA)发作
• 吸烟	• 视网膜普遍或灶性动脉狭窄	2.心脏疾病
• 总 胆 固 醇 >5.72 mmol/L (220 mg/dL)		• 心肌梗死
• 糖尿病		• 心绞痛
• 早发心血管疾病家族史(发病年龄男<55 岁,女<65 岁)		• 冠状动脉血运重建
Ⅱ.加重预后的其他危险因素		• 充血性心力衰竭
• 高密度脂蛋白胆固醇降低		3.肾脏疾病
• 低密度脂蛋白胆固醇升高		• 糖尿病肾病
• 糖尿病伴微清蛋白尿		• 肾衰竭[血肌酐浓度>177 μmol/L(2 mg/dL)]
• 葡萄糖耐量减低		4.血管疾病
• 肥胖		• 夹层动脉瘤
		• 症状性动脉疾病

注:从以上可看出:①靶器官损害相当于以前 WHO 制订的 2 期高血压;②与高血压有关的临床疾病相当于以前 WHO 的 3 期高血压

表 4-7　按危险分层,量化地估计高血压预后

血压(mmHg) / 其他危险因素和病史	1 级收缩压 140～159 或舒张压 90～99	2 级收缩压 160～179 或舒张压 100～109	3 级收缩压≥180 或舒张压≥110
Ⅰ.无其他危险因素	低危	中危	高危
Ⅱ.1～2 个危险因素	中危	中危	极高危
Ⅲ.≥3 个危险因素或靶器官损害或糖尿病	高危	高危	极高危
Ⅳ.并存临床情况	极高危	极高危	极高危

注:1 mmHg=0.133 kPa。

(3)高危组:高血压危险因素、兼患糖尿病或靶器官损伤或高血压 3 级而无其他危险因素者属高危组。典型情况下,随后 10 年间发生主要心血管事件的危险为 20%～30%。

(4)极高危组:高血压 3 级同时有 1 种以上危险因素或靶器官损害,或高血

压 1~3 级并有临床相关疾病,典型情况下,随后 10 年间发生主要心血管事件的危险最高(≥30％),应迅速开始最积极的治疗。

患者收缩压与舒张压属于不同级别时,应按两者中较高的级别分类。高血压分类中将"期"改为"级",认为术语"期"有疾病随时间进展的含义,这一点不完全适宜判断高血压程度,应以"级"为佳。原来应用的"临界高血压"概念不肯定,现改为 1 级高血压亚组,明确为高血压。因此,完整的高血压诊断应包括高血压水平分级和危险性分层。

七、治疗

(一)降压药物治疗原则

药物治疗降低血压可有效地降低心血管并发症的发病率和病死率,防止脑卒中、冠心病、心力衰竭和肾病的发生和发展。应采取以下原则。

(1)采用最小的有效剂量以获得可能的疗效而使不良反应减至最小。如有效,可以根据年龄和反应逐步递增剂量以获得最佳的疗效。

(2)为了有效地防止靶器官损害,要求 24 小时内降压稳定,并能防止从夜间较低血压到清晨血压突然升高而导致猝死、脑卒中和心脏病发作。要达到此目的,最好应用 1 次给药而有持续 24 小时降压作用的药物。其标志之一是降压谷峰比值＞50％,即给药后 24 小时仍保持 50％ 以上的最大降压效应,这还可增加治疗的依从性。

(3)提高降压效果而不增加不良反应,用低剂量单药治疗疗效不够时可采用 2 种或 2 种以上药物联合治疗。

(4)判断某一种或几种降压药物是否有效以及是否需要更改治疗方案时,应充分考虑该药达到最大疗效所需的时间。在药物发挥最大效果前过于频繁的改变治疗方案是不合理的。

(5)高血压是一种终身性疾病,一旦确诊后应坚持终身治疗。应用降压药治疗时尤为如此。

(二)治疗策略

全面评估患者的总危险性后,判断患者属低危、中危、高危或极高危。高危及极高危患者:无论经济条件如何,必须立即开始对高血压及并存的危险因素和临床情况进行药物治疗;中危患者:先观察患者的血压及其他危险因素数周,进一步了解情况,然后决定是否开始药物治疗。低危患者:观察患者相当一段时间,然后决定是否开始药物治疗。监测患者的血压和各种危险因素。改变生活方式:所有患者,包括须予药物治疗的患者均应改变生活方式。

(三)高血压的控制与治疗

1.改善生活方式

改善生活方式是抗高血压的重要措施,同时应加强对健康保健价值的认识,作为医师,要担负随访和部分的教育责任。

(1)降低血压的生活方式措施:能明显降低血压的干预包括减轻体重,减少酒精摄入,加强体育活动和减少钠盐摄入。作用有限或未能证明效应的干预措施包括微量元素改变,饮食补充钾、鱼油、钙、镁和纤维素。如在人群中平均体重下降 5 kg,高血压患者体重减少 10%,则可使胰岛素抵抗、糖尿病、高脂血症和左心室肥厚改善。超重>10%的高血压患者,减轻体重能降低其中大多数人的血压,同时对相关的危险因素也有有益的效应。饮酒和血压水平以及高血压患病率之间呈线性关系,提倡高血压患者应戒酒。建议男性每天饮酒的乙醇量应少于 20 g,女性则应少于 10 g。规律的锻炼对高血压的预防和治疗可能是有益的。运动降低收缩压和舒张压 0.7～1.3 kPa(5～10 mmHg)。每个参加运动特别是中老年人和高血压患者在运动前最好了解一下自己的身体状况,以决定自己的运动种类、强度、频度和持续时间。可选择步行、慢跑、打太极拳、打门球、练气功、跳迪斯科等。动态的等张运动如步行较静态的等长运动如举重更为有效。运动强度须因人而异,常用运动强度指标可用运动时最大心率达到 180(或 170)减去平时心率,如要求精确则采用最大心率的60%～85%作为运动适宜心率,需在医师指导下进行。运动频度一般要求每周 3～5 次,每次持续20～60 分钟即可,可根据运动者身体状况和所选择的运动种类以及气候条件等确定。减少钠盐摄入,我国膳食中约 80%的钠来自烹调或含盐高的腌制品,WHO 建议每人每天摄入量不超过 6 g。注意补充钾和钙:MRFIT 资料表明钾与血压呈明显负相关,这一相关在 INTERSALT 研究中被证实。中国膳食低钾、低钙,应增加含钾多含钙高的食物,如绿叶菜、鲜奶、豆类制品等。

(2)治疗相关危险因素的生活方式。①戒烟:吸烟是一个主要的心血管病危险因素。吸烟的高血压患者脑卒中和冠心病的发病率是不吸烟者的 2～3 倍。虽然尼古丁只使血压一过性地升高,但它降低服药的顺应性并增加降压药物的剂量。控制吸烟是心血管疾病一级预防的一个不可分割的部分。②减少脂肪摄入:高血胆固醇,高 LDL 和低 HDL 可增加高血压动脉粥样硬化并发症的危险。高三酰甘油血症是一个更值得探讨的心血管病危险因素,常与胰岛素依赖或非胰岛素依赖型糖尿病及胰岛素抵抗有关。改善动物性食物结构,减少含脂肪高的猪肉,增加含蛋白质较高而脂肪较少的禽类及鱼类。蛋白质占总热量15%左右,动物蛋白占总蛋白质20%。③控制糖尿病:糖尿病需要综合的保健计划,包括具体的营养指导和恰当地应用胰岛素及口服降糖药物。改善生活方式(规律锻炼,适度地减轻体重及低脂肪、低糖、高纤维素饮食)能改善胰岛素敏感性,有助于降低胰岛素抵抗对血压增高的作用。④减轻精神压力,保持心理平衡长期精神压力和心情抑郁是引起高血压和其他一些慢性病重要原因之一,对于高血压患者,这种精神状态常使他们较少采用健康的生活方式,如酗酒、吸烟等,并降低对抗高血压治疗的顺应性。

2.抗高血压药物治疗

治疗目标应该是可耐受的最大限度降低血压。收缩压和舒张压在正常范围时,血压越低,发生脑卒中和冠脉事件的危险就越小。近年来明确提出高血压治疗的主要目标是最大限度地减少心血管发病和死亡的危险。由于心血管事件的危险与血压之间呈连续性相关,因此,控制血压的目标应是和血压诊断标准一致,即将血压降到“正常”甚至降到“理想”水平。临床试验观点建议对已有肾炎表现的患者当尿清蛋白0.25～1 g/d,理想血压为 < 17.3/10.7 kPa(130/80 mmHg);尿清蛋白 > 1 g/d 时,理想血压为 <16.7/11.3 kPa(125/75 mmHg),这样才能延缓和逆转肾实质损害,明显降低心血管病的危险性。老年患者收缩压降至<18.7 kPa(140 mmHg),舒张压<12 kPa(90 mmHg)比较理想。而对于纯收缩期高血压患者,应使收缩压至少降到18.7 kPa(140 mmHg),舒张压<12 kPa(90 mmHg)但不低于9.3 kPa(70 mmHg),舒张压降得过低可能抵消收缩压下降得到的益处。

当前用于降压的药物主要为以下6类,即利尿药、β受体阻滞剂、血管紧张素转换酶抑制药(ACEI)、血管紧张素Ⅱ受体阻滞药(angiotensin Ⅱ receptor blockers,ARB)、钙通道阻滞剂(calcium channel blocjers,CCB)和α受体阻滞药(已较少应用),见表4-8。

表4-8 口服降压药物种类及用法和不良反应列表

药物分类	每天剂量分服次数	主要不良反应
利尿药		血钠下降,尿酸升高
氢氯噻嗪	12.5～25 mg,每天1次	血钾下降,血钙升高,血胆固醇、血糖升高
吲达帕胺	1.25～2.50 mg,每天1次	血钾下降
布美他尼	0.5～4 mg,每天2次或3次	血钾下降
呋塞米	40～240 mg,每天2次或3次	血钾下降

药物分类	每天剂量分服次数	主要不良反应
螺内酯	20～100 mg,每天 1 次	血钾升高,男性乳房发育
交感神经阻滞药		
利舍平	0.05～0.25 mg,每天 1 次	鼻充血,抑郁,心动过缓,消化性溃疡
中枢性阻滞药		
可乐定	0.2～1.2 mg,每天 2 次或 3 次	低血压
α 受体阻滞药		直立性低血压
哌唑嗪	2～30 mg,每天 2 次或 3 次	
特拉唑嗪	1～20 mg,每天 1 次	
β 受体阻滞剂		支气管痉挛,心功能抑制
普萘洛尔	30～90 mg,每天 2 次或 3 次	
美托洛尔	50～100 mg,每天 1 次	
阿替洛尔	12.5～50 mg,每天 1 次或 2 次	
倍他洛尔	5～20 mg,每天 1 次	
比索洛尔	2.5～10 mg,每天 1 次	
α、β 受体阻滞剂		直立性低血压,支气管痉挛,心功能抑制
拉贝洛尔	200～600 mg,每天 2 次	
卡维地洛	12.5～25 mg,每天 1 次或 2 次	支气管痉挛,直立性低血压
血管扩张药		
肼屈嗪	50～200 mg,每天 2 次	狼疮综合征
钙通道阻滞剂		
二氢吡啶类		水肿,头痛,颜面潮红
硝苯地平缓释片、胶囊	10～20 mg,每天 2 次	
控释片、胶囊	30～120 mg,每天 1 次	
尼群地平	20～60 mg,每天 2 次或 3 次	
非洛地平缓释片	2.5～20 mg,每天 1 次	
拉西地平	4～6 mg,每天 1 次	
氨氯地平	2.5～10 mg,每天 1 次	
非二氢吡啶类		
地尔硫䓬缓释片、胶囊	90～360 mg,每天 3 次	心脏传导阻滞,心功能抑制
血管紧张素转换酶抑制药		咳嗽,血钾高,血管性水肿

续表

药物分类	每天剂量分服次数	主要不良反应
卡托普利	25～150 mg,每天 2 次或 3 次	
依那普利	5～40 mg,每天 2 次	
贝那普利	5～40 mg,每天 1 次或 2 次	
赖诺普利	5～40 mg,每天 1 次	
福辛普利	10～40 每天 1 次或 2 次	
血管紧张素 Ⅱ 受体阻滞药		血管性水肿(罕见)、高血钾
氯沙坦	50～100 mg,每天 1 次	
缬沙坦	80～160 mg,每天 1 次	
依贝沙坦	150～130 mg,每天 1 次	

降压药的选择应根据治疗对象的个体状况参考以下各点做出决定:①治疗对象是否存在心血管病危险因素;②治疗对象是否已有靶器官损害,心血管疾病(尤其是冠心病)、肾病、糖尿病的表现;③治疗对象是否合并有受降压药影响的其他疾病;④与治疗合并疾病所使用的药物之间有无可能发生相互作用;⑤选用的药物是否已有降低心血管病发病率与病死率的证据及其力度;⑥所在地区降压药物品种供应与价格状况及治疗对象的支付能力。首先提高治疗率,然后在此基础上逐步提高控制率。因此,可先用一类药物,如达到疗效而不良反应少,可继续应用;如疗效不满意,则改用另一类药物,或按合并用药原则加用另一类药物;如出现不良反应而不能耐受,则改用另一类药物,如果几种降压药物中任何一类的某个药物对某一特定患者降压无效,那么就应从另一类中选择某一药物代替。如果单独使用某一种药物治疗,仅部分有效,最好是从另一类中择用某一药物作为第二种治疗用药,且小剂量联合使用,而不是增加原来用药的剂量。这样,使不同药物的主要疗效叠加,同时降低了限制血压下降的内环境代偿作用。通过鼓励小剂量、联合用药治疗就减少了药物的不良反应。

(1)利尿药:主要用于轻中度高血压,尤其在老年人高血压或并发心力衰竭时。痛风患者禁用,糖尿病和高脂血症患者慎用。小剂量可以避免低血钾、糖耐量降低和心律失常等不良反应。可选择使用氢氯噻嗪 12.5 mg,每天 1～2 次;吲达帕胺 1.25～2.50 mg,每天 1 次。呋塞米仅用于并发肾衰竭时。

(2)β 受体阻滞剂:主要用于轻中度高血压,尤其在静息时心率较快(>80 次/分)的中青年患者或合并心绞痛时。心脏传导阻滞、哮喘、慢性阻塞性肺疾病与周围血管病患者禁用。1 型糖尿病患者慎用。可选择使用美托洛尔

25 mg,每天 1～2 次;阿替洛尔 25 mg,每天 1～2 次;比索洛尔 2.5～5 mg,每天 1 次;倍他洛尔 5～10 mg,每天 1 次。β 受体阻滞剂可用于心力衰竭,但用法与降压完全不同,应加注意。

(3)钙通道阻滞剂:可用于各种程度高血压,尤其在老年人高血压或合并稳定性心绞痛时。心脏传导阻滞和心力衰竭患者禁用非二氢吡啶类钙通道阻滞剂。不稳定型心绞痛和急性心肌梗死时禁用速效二氢吡啶类钙通道阻滞剂。优先选择使用长效制剂,如非洛地平缓释片 5～10 mg,每天 1 次;硝苯地平控释片 30 mg,每天 1 次;氨氯地平 5～10 mg,每天 1 次;拉西地平 4～6 mg,每天 1 次;维拉帕米缓释片 120～240 mg,每天 1 次。一般情况下也可使用硝苯地平或尼群地平普通片 10 mg,每天 2～3 次。慎用硝苯地平速效胶囊。

(4)血管紧张素转换酶抑制药:主要用于高血压合并糖尿病或者并发心脏功能不全、肾脏损害有蛋白尿的患者。妊娠和肾动脉狭窄、肾衰竭(血肌酐 ＞265 μmol/L 或 3 mg/dL)患者禁用。可以选择使用以下制剂:卡托普利 12.5～25 mg,每天 2～3 次;依那普利 10～20 mg,每天 1～2 次;培哚普利 4～8 mg,每天 1 次;西拉普利 2.5～5 mg,每天 1 次;贝那普利 10～20 mg,每天 1 次;雷米普利 2.5～5 mg,每天 1 次;赖诺普利 20～40 mg,每天 1 次。

(5)血管紧张素 II 受体(angiotensin II receptor,AT II)拮抗药:例如氯沙坦 50～100 mg,每天 1 次,缬沙坦 80～160 mg,每天 1 次。适用和禁用对象与 ACEI 同,目前主要用于 ACEI 治疗后发生干咳的患者。

降压药的联合应用:联合用药时每种药物的剂量不大,药物的治疗作用应有协同或至少相加的作用,其不良反应可以相互抵消或至少不重叠或相加。联合用药时药物种数不宜过多,过多则有复杂的药物相互作用。现今认为比较合理的配伍为:①ACEI(或 ARB)与利尿药;②CCB 与 β 受体阻滞剂;③ACEI 或 ARB 与 CCB;④利尿药与 β 受体阻滞剂;⑤α 受体阻滞药与 β 受体阻滞剂。合理的配伍还应考虑到各药作用时间的一致性。合并用药可以采用各药的按需剂量配比,其优点是易根据临床调整品种和剂量,另一种是采用固定配比的复方,其优点是方便,有利于提高患者的依从性。

3.其他药物治疗

对高血压患者的其他危险因素和临床疾病进行治疗也同样重要,如糖尿病、高胆固醇血症、冠心病、脑血管病或肾脏疾病合并存在时,应对上述疾病制订适宜的生活方式和药物治疗。

(1)抗血小板治疗:阿司匹林或其他抗血小板药物的应用已被证明可减少冠

心病和脑血管患者的致死性和非致死性冠心病事件、脑卒中和心血管病死亡的危险。根据 HOT 研究,如果血压已得到严格的控制,或者是高危冠心病的高血压患者,无胃肠道和其他部位出血危险,可推荐较小剂量的阿司匹林治疗。

(2)降脂治疗:高血压伴脂质代谢紊乱,使冠心病和缺血性脑卒中的危险增加。对伴脂质代谢紊乱者,应积极进行降脂治疗。

4.降压治疗的效果评估

抗高血压治疗对心血管病危险的绝对效益:据国外临床试验结果,收缩压每降低 1.3～1.9 kPa(10～14 mmHg)和舒张压每降低 0.7～0.8 kPa(5～6 mmHg),脑卒中减少 2/5,冠心病减少 1/6,人群总的主要心血管事件减少 1/3。据我国 4 项临床试验的综合分析,收缩压每降低 1.2 kPa(9 mmHg)和舒张压每降低 0.5 kPa(4 mmHg),脑卒中减少 36%,冠心病减少 3%,人群总的主要心血管事件减少 34%。患者的危险分层高低不同,治疗的绝对益处亦大小不一。越高危者受惠于治疗越大。极高危组患者获益最大,每治疗 1 000 例患者一年至少防止 17 例事件发生。低危组患者获益最少,每治疗 1 000 例患者一年仅防止 5 例以下事件发生。治疗对脑卒中及冠心病的绝对效益因心力衰竭及肾脏疾病的绝对效益较小而显得更为突出。

(四)治疗随诊

1.随诊目的及内容

开始治疗后的一段时间,为了评估治疗反应,使血压稳定地维持于目标水平须加强随诊,随诊相隔时间须较短。密切监测血压及其他危险因素和临床情况的改变并观察疗效,向患者进行宣教:让患者了解自己的病情及控制血压的重要性和终身治疗的必要性。应强调按时服药,让患者了解可能出现的不良反应,解释改变生活方式的重要性,长期坚持。

若患者血压升高仅属正常高值或 1 级,危险分层属低危,仅服一种药物治疗,可每6个月随诊1次;较复杂病例随诊间隔应较短,经治疗后血压降低达标,其他危险因素得到控制,可减少随诊次数。若治疗6个月后血压仍未达标,可将患者转至高血压专科门诊。

减药:高血压患者一般须终身治疗,若自行停药,其血压(或迟或早)终将回复到治疗前水平。但血压若已长期控制,可小心、逐步地减少服药数或剂量。在"逐步减药"时,应仔细地监测血压。

2.剂量的调整

重症或急症高血压,不宜降压太快,开始可给小剂量药物,1 个月后如疗效不够而不良反应少或可耐受,可增加剂量;如出现不良反应不能耐受,则改用另一类药物。随访期间测定血压应在每天的同一时间,对重症高血压,须及早控制血压,可较早递增剂量和联合用药。随访时还要做必要的化验检查,以了解靶器官状况和有无不良反应。对于非重症或急症高血压,血压长期稳定达 1 年以上,可考虑减小剂量,以减小药物的不良反应,但以不影响疗效为前提。

(五)高血压的社区防治

国内外经验表明控制高血压最有效的方法是社区防治。社区防治应采用"高危人群策略"(只对高血压患者进行检出、治疗减少并发症)和"全人群策略"(对全体人群进行预防,减少发病)相结合的方法。社区高血压防治计划的根本目的是:在社区人群中实施以健康教育和健康促进为主导,以高血压防治为重点的干预措施,提高整个人群的健康水平和生活质量。其主要目标是在一般人群中预防高血压的发生;在高危人群中降低血压水平,提高高血压患者的管理率、服药率和控制率,最后减少并发症的发生。社区控制计划成功的 3 个关键因素是:公众教育、专业人员教育和高血压患者教育。

第 五 章

消化内科常见疾病

第一节　胃食管反流病

胃食管反流病是指胃十二指肠内容物反流入食管引起不适症状和/或并发症的一种疾病。近些年我国胃食管反流病的发病率呈上升趋势,目前胃食管反流病在我国人群中的发病率为 5％～10％。

一、病因

胃食管反流病的主要发病机制是抗反流防御机制减弱和反流物对食管黏膜攻击作用的结果。

(一)食管抗反流防御机制减弱

1.食管下括约肌功能障碍

食管下括约肌功能障碍是导致胃食管反流病的最常见因素。

2.食管对反流物的生理清除功能

食管蠕动和唾液产生的异常参与胃食管反流病的致病作用。

3.食管黏膜对反流攻击作用的屏障功能

任何导致食管黏膜屏障作用下降的因素(长期吸烟、饮酒以及抑郁等),将加重反流物质对食管黏膜的损害。

(二)反流物对食管黏膜的攻击作用

胃酸、胃蛋白酶和胆汁是反流物中损害食管黏膜的主要成分。食管黏膜受损程度与反流物的质和量有关,也与反流物与黏膜的接触时间、部位有关。

二、诊断

(一)临床表现

胃食管反流病的临床表现多样,轻重不一,主要食管症状表现有:典型症状是胃灼热和反流,不典型症状包括胸痛、上腹痛、上腹烧灼感、嗳气等。胃食管反流病可伴随食管外症状,包括慢性咳嗽、哮喘、咽喉症状及牙蚀症等。

(二)辅助检查

1.内镜检查

内镜检查是诊断反流性食管炎最重要的方法,并能判断反流性食管炎的严重程度和有无并发症。

2.食管反流监测

未使用质子泵抑制剂的患者可选择单纯 pH 监测,若患者正在使用质子泵抑制剂治疗则需加阻抗监测以检测非酸反流。

3.食管吞钡 X 线检查

食管吞钡 X 线检查对诊断反流性食管炎敏感性不高,对不愿接受或不能耐受内镜检查者行该检查,严重反流性食管炎可发现阳性 X 线征。

(三)诊断标准

胃食管反流病的诊断是基于:①有反流症状;②内镜下可能有反流性食管炎的表现;③食管过度酸反流的客观证据。

目前多采用内镜下所见食管黏膜的损害程度诊断分级法。

正常:食管黏膜没有破损。

A 级:一个或一个以上食管黏膜破损,长径<5 mm。

B 级:一个或一个以上黏膜破损,长径>5 mm,但没有融合性病变。

C 级:黏膜破损有融合,但<75%的食管周径。

D 级:黏膜破损融合,至少达到 75%的食管周径。

三、治疗

胃食管反流病的治疗目的是控制症状、治愈食管炎、减少复发和防治并发症。

(一)一般治疗

改变生活方式与饮食习惯。减轻体重,避免进食使食管下括约肌压降低的食物,如高脂肪、巧克力、咖啡、浓茶等;抬高床头,戒烟等。

（二）药物治疗

1.促胃肠动力药

如莫沙必利、依托必利等，由于这类药物疗效有限且不确定，因此只适用于轻症患者，或作为与抑酸药合用的辅助治疗。

2.抑酸药

抑酸药是目前治疗本病的主要措施。

（1）H₂受体阻滞剂：如西咪替丁、雷尼替丁、法莫替丁等。由于不能完全抑制胃酸分泌，因此适用于轻症患者。

（2）质子泵抑制剂：是治疗胃食管反流病的最有效药物，包括奥美拉唑、兰索拉唑、泮托拉唑、雷贝拉唑和埃索美拉唑等，疗程至少 8 周。

（3）抗酸药：可以中和胃酸但作用时间短，仅用于症状轻、间歇发作的患者作为临时缓解症状用。

（三）维持治疗

胃食管反流病患者停止使用质子泵抑制剂后有极高的复发率，因此绝大多数的胃食管反流病患者需要维持治疗。维持治疗方法主要包括以下几种。

1.持续维持

持续维持指当症状缓解后维持原剂量或半量质子泵抑制剂每天一次，长期使用。

2.间歇治疗

间歇治疗指质子泵抑制剂剂量保持不变，但延长用药周期，最常应用的是隔日疗法。

3.按需治疗

按需治疗是指经初始治疗成功后停药观察，一旦出现胃灼热、反流症状，随即再用药至症状消失。

（四）内镜下治疗

内镜下治疗的长期有效性还缺乏大样本的随机对照研究证实，因此，内镜下治疗主要用于食管狭窄等并发症。

（五）抗反流外科手术治疗

对于那些需要长期使用大剂量质子泵抑制剂维持治疗的患者，可以根据患者的意愿来决定抗反流手术。对质子泵抑制剂无效的食管外症状患者不建议行外科手术治疗。

第二节 胃 炎

胃炎指的是任何病因引起的胃黏膜炎症,常伴有上皮损伤和上皮细胞再生。按临床发病的缓急和病程的长短,一般将胃炎分为急性胃炎和慢性胃炎。

一、急性胃炎

急性胃炎是由多种病因引起的急性胃黏膜炎症,主要分为急性糜烂出血性胃炎、幽门螺杆菌急性感染引起的急性胃炎、除幽门螺杆菌之外的病原体感染及(或)其毒素引起的急性胃炎。

(一)病因

1.药物

常见的有非甾体抗炎药(NSAIDs)如阿司匹林、吲哚美辛等。某些抗肿瘤药、口服氯化钾或铁剂等也可直接损伤胃黏膜上皮层。

2.应激

严重创伤、大手术、大面积烧伤、颅内病变、败血症及其他严重脏器病变或多器官功能衰竭等均可引起胃黏膜糜烂、出血,严重者发生急性溃疡并大量出血,如烧伤所致者称 Curling 溃疡、中枢神经系统病变所致者称 Cushing 溃疡。

3.乙醇

乙醇具有亲酯性和溶脂能力,高浓度乙醇因而可直接破坏胃黏膜屏障。

4.幽门螺杆菌感染

幽门螺杆菌(*Helicobacter pylori*,Hp)急性感染后可导致急性胃炎。

5.除幽门螺杆菌之外的病原体感染及(或)其毒素

进食被微生物及(或)其毒素污染的不洁食物所引起的急性胃肠炎,以肠道炎症为主,胃炎症相对较轻。机体免疫力低下的患者,如艾滋病患者、长期大量使用免疫抑制剂者、恶性肿瘤患者等,可发生各种细菌、真菌、病毒所引起的急性感染性胃炎。

(二)诊断要点

1.临床表现

急性糜烂出血性胃炎患者多数症状轻微或无症状,可表现为上腹部饱胀不适或隐痛等,少数患者可因发生急性上消化道出血而就诊。

2.辅助检查

内镜可见以弥漫分布的多发性糜烂、出血灶和浅表溃疡为特征的急性胃黏膜病损。一般应激所致的胃黏膜病损以胃体、胃底为主,而 NSAIDs 或乙醇所致者,则以胃窦为主。

(三)病情判断

起病急,急性糜烂出血性胃炎是上消化道出血的常见病因之一。有近期服用 NSAIDs 史、严重疾病状态或大量饮酒患者,如发生呕血和/或黑便,应考虑急性糜烂出血性胃炎的可能。

(四)治疗

常规给予质子泵抑制剂和/或胃黏膜保护剂。对已发生上消化道出血者,按上消化道出血治疗原则采取综合措施进行治疗。

(五)预防保健

对处于急性应激状态的严重疾病患者,服用 NSAIDs 患者等高危人群,应注意预防急性糜烂出血性胃炎,常规给予质子泵抑制剂和/或胃黏膜保护剂。

二、慢性胃炎

慢性胃炎是由各种病因引起的胃黏膜慢性炎症。

(一)病因

1.幽门螺杆菌感染

幽门螺杆菌的长期存在导致胃黏膜的慢性炎症。反复或持续幽门螺杆菌感染、不良饮食习惯等均为加重胃黏膜萎缩和肠化生的潜在因素。

2.饮食和环境因素

吸烟,长期饮酒,微量元素比例失调,缺乏新鲜蔬菜与水果,经常食用霉变、腌制、熏烤和油炸食物,均可增加慢性胃炎患病风险。

3.自身免疫

发生在自身免疫基础上以胃体黏膜炎症和萎缩为病理特征的胃炎,可伴有其他自身免疫病,如桥本甲状腺炎、白癜风等。

4.胆汁反流和药物

胆汁反流亦是慢性胃炎的病因之一,NSAIDs 等药物均可反复损伤胃黏膜,可引起或加重胃黏膜慢性炎症。

(二)诊断要点

1.临床表现

多数慢性胃炎患者无任何症状,部分慢性胃炎患者可出现上腹痛、饱胀等消化不良的症状,且为非特异性。自身免疫性胃炎患者可伴有贫血,还可伴有维生素 B_{12} 缺乏的其他临床表现。

2.辅助检查

(1)胃镜及活组织检查:胃镜检查并同时取活组织作病理组织学检查是诊断慢性胃炎的最可靠方法。

内镜下将慢性胃炎分为慢性非萎缩性胃炎(即旧称的慢性浅表性胃炎)和慢性萎缩性胃炎 2 种基本类型。

(2)幽门螺杆菌检测:活组织病理学检查时可同时检测幽门螺杆菌,并可在内镜检查时作快速尿素酶检查,亦可采用非侵入性检查[13]C 或[14]C 尿素呼气试验。

(3)自身免疫性胃炎的相关检查:怀疑自身免疫所致者建议检测血清胃泌素、维生素 B_{12}、抗壁细胞抗体及抗内因子抗体等。

(4)血清胃泌素 G17、胃蛋白酶原 I 和 II 测定:在慢性胃炎中,胃体萎缩者血清胃泌素 G17 水平显著升高,胃蛋白酶原 I 或胃蛋白酶原 I/II 比值降低;在胃窦萎缩者中,前者降低,后者正常;全胃萎缩者则两者均降低。

3.诊断标准

确诊必须依靠胃镜检查及胃黏膜活组织病理学检查。确诊应以病理诊断为依据。幽门螺杆菌检测有助于病因诊断。怀疑自身免疫性胃炎应检测相关自身抗体及血清胃泌素。

(三)病情判断

起病缓慢,病程较长,中、重度慢性萎缩性胃炎有一定的癌变率。

对于幽门螺杆菌阳性、胃癌家族史、残胃炎、有胃溃疡病史、恶性贫血等疾病者,应警惕胃癌的发生。

(四)治疗

1.根除幽门螺杆菌

根除幽门螺杆菌方案推荐铋剂+质子泵抑制剂+2 种抗菌药物组成的 4 联疗法。

抗菌药物组成的方案有 4 种:①阿莫西林+克拉霉素;②阿莫西林+左氧氟沙星;③阿莫西林+呋喃唑酮;④四环素+甲硝唑或呋喃唑酮。

青霉素过敏者推荐的方案:①克拉霉素＋左氧氟沙星;②克拉霉素＋呋喃唑酮;③四环素＋甲硝唑或呋喃唑酮;④克拉霉素＋甲硝唑。推荐的疗程为 10 天或 14 天。

2.对症治疗

可根据病情或症状严重程度,选用抗酸剂、H_2 受体阻滞剂或质子泵抑制剂,促动力药,胃黏膜保护剂,消化酶制剂等。有明显精神心理因素的慢性胃炎患者可用抗抑郁药或抗焦虑药。

3.自身免疫性胃炎的治疗

目前尚无特异治疗,有恶性贫血时注射维生素 B_{12} 后贫血可获纠正。

(五)预防保健

有中、重度萎缩并伴有肠化生的慢性萎缩性胃炎患者 1 年左右胃镜随访一次,伴有低级别上皮内瘤变并证明此标本并非来于癌旁者,根据内镜和临床情况缩短至每 6 个月左右随访一次,而高级别上皮内瘤变需立即确认,证实后行内镜下治疗或手术治疗。

第三节　消化性溃疡

消化性溃疡是各种理化因素引起的消化道管壁的炎症性损伤,病变可累及自黏膜肌层直至全层管壁,所引起的一系列包括胃溃疡、十二指肠溃疡、胃肠术后吻合口溃疡及 Meckel 憩室溃疡等一系列临床综合征。其中以胃溃疡及十二指肠球部溃疡最为常见,两者的发病比例约为 1∶3,其中十二指肠球部溃疡以青壮年更多见,而胃溃疡更多见于中老年患者。

一、病因

消化性溃疡大致可以归结为以下几大类常见病因。

(一)胃酸及胃蛋白酶

胃酸和胃蛋白酶对胃壁的侵蚀与胃黏膜屏障功能失调是消化性溃疡发病的重要因素。吸烟可降低黏膜屏障功能,促进消化性溃疡的发生;而胃酸引起 pH

降低后可激活胃蛋白酶,在消化性溃疡发病中起到了更大作用。

(二)幽门螺杆菌感染

消化性溃疡患者的幽门螺杆菌感染率在 $60\% \sim 90\%$。大量数据显示,根除 Hp 感染对于消化性溃疡的愈合及预防复发有重要的意义。

(三)药物损伤

可引起消化性溃疡的药物有多种,以 NSAIDs 最为多见。社区中常见于中老年心血管病患者长期服用阿司匹林、氯吡格雷或各种自身免疫疾病患者长期服用糖皮质激素所引起。

(四)其他原因

引起消化性溃疡相对少见的病因包括胃石引起的物理损伤、心排血量不足引起胃黏膜缺血性损伤、严重感染或败血症引起的黏膜应激等。

二、诊断要点

(一)临床表现

典型的消化性溃疡表现为餐前或餐后上腹部疼痛,可呈钝痛、胀痛或刀割样疼痛感,伴有腹胀、反酸、嗳气等非典型症状。

其与一般胃炎引起的上腹部不适感的主要区别在于下面几点。

(1)疼痛常呈节律性,胃溃疡多为餐后发作的疼痛,即进食后加重而一般于进食 2 小时后逐步缓解;而十二指肠溃疡多为空腹发作的疼痛而进食后可改善。

(2)疼痛呈周期性,典型消化性溃疡与季节变化相关性大。

(3)慢性病程、反复发作。

消化性溃疡的体征包括剑突下或上腹部的压痛,但无特异性。

(二)辅助检查

消化性溃疡的诊断依赖于消化系统影像学检查,如电子胃镜、上消化道钡餐等。上腹部 B 超或 CT 可用于排除其他症状类似的疾病,如胆胰系统病变等。常规及生化检查对于溃疡诊断的价值不大。

(三)诊断标准

慢性起病、反复发作的上腹部餐前或餐后疼痛感,伴或不伴有 Hp 感染史或相关药物(NSAIDs、糖皮质激素等)服药史。经电子胃镜检查发现消化道溃疡,并经病理组织检查排除恶性疾病后可诊断。若无法耐受胃镜检查,消化道钡餐检查提示腔外龛影亦有助于溃疡诊断,但无法评估良恶性。

三、病情判断

消化性溃疡大多预后良好。但需警惕部分存在并发症的情况如下:

(一)消化道出血

消化性溃疡引起的上消化道出血位居我国上消化道出血病因的首位,由病变侵蚀管壁内血管而发生,严重情况下可能发生危及生命的大出血。对于有典型溃疡症状并伴有粪便颜色加深的患者需警惕,可行粪便隐血试验进一步明确。

(二)消化道穿孔

当溃疡穿透胃十二指肠管壁时可发生消化道穿孔,常见于 NSAIDs 药物相关性溃疡。若老年患者出现该并发症,由于症状体征均不明显,尤需注意。

(三)幽门梗阻

长期、慢性胃十二指肠溃疡患者,由于反复的炎症修复过程易产生局部瘢痕性狭窄。临床表现为严重的上腹胀、呕吐宿食。

(四)癌变

若患者既往存在的溃疡相关症状出现变化,如节律性消失、腹痛腹胀持续数月或加重、伴体重下降等情况,需要警惕溃疡恶变的可能性。一般认为胃溃疡存在癌变的可能,而十二指肠溃疡几乎无恶变发生。诊断需通过内镜下活检及病理学检查。

当出现内科无法控制的严重消化道出血、消化道急性穿孔及明确的癌变,有外科手术治疗的指征。

四、治疗

(一)首先去除可能引起消化性溃疡的病因

如有明确幽门螺杆菌感染的患者建议除菌治疗。存在诱发消化性溃疡相关药物服用的患者,经咨询专科医师后,可酌情停用相关药物或调整治疗。戒烟、限酒对于溃疡的辅助治疗也有一定价值。

(二)常用治疗方法

1.质子泵抑制剂

质子泵抑制剂是治疗消化性溃疡最常用、也是最有效的药物。常用的质子泵抑制剂包括奥美拉唑、艾斯奥美拉唑、兰索拉唑、泮托拉唑及雷贝拉唑等,对于单纯溃疡病变,予以每天单次用药即可控制症状并促进黏膜愈合。一般针对胃溃疡的完整疗程需 6～8 周,十二指肠溃疡需 4～6 周。

2.H_2受体阻滞剂

H_2受体阻滞剂在质子泵抑制剂类药物未问世前是最常用的治疗消化性溃疡的药物。现大多数作用已被质子泵抑制剂所取代。其优点是价格适中且不良反应率低。

3.保护胃黏膜及促进胃动力制剂

根据患者存在的不同临床症状予以酌情选用。常用的胃黏膜保护剂包括弱碱性胃酸中和剂如铝碳酸镁、硫糖铝等药物,对于改善症状有帮助,但是单独应用对溃疡愈合意义不大。铋剂类药物可通过局部覆盖作用来减轻对管壁的理化侵袭,现多作为根除幽门螺杆菌治疗的 4 联药物疗法之一协助应用。针对存在进食后腹胀、嗳气的患者,可酌情应用如伊托必利、莫沙必利等促进消化道蠕动的药物。多潘立酮由于潜在的心脏不良反应,不推荐作为一线用药。

五、预防保健

针对长期、慢性消化性溃疡的患者,除了上述药物治疗外,注意减轻精神压力,适当休息,规律饮食,注意防寒保暖。烟酒及浓茶、浓咖啡等可以损伤胃黏膜保护屏障的食品也应尽量避免。如病情需要长期服用 NSAIDs 或糖皮质激素类药物的患者,可考虑服药前常规行幽门螺杆菌检查,阳性患者建议除菌治疗,必要时协同服用质子泵抑制剂类制剂预防消化性溃疡的发生。

同时,建议患者观察自身症状变化,如若出现明显的腹痛腹胀等症状强度或节律性改变,或新发其他症状,需及时联系医师行病情评估并进一步完善检查。

第四节　炎症性肠病

炎症性肠病(inflammatory bowel disease,IBD)专指病因未明的胃肠道慢性炎症性病变,主要包括溃疡性结肠炎(ulcerative colitis,UC)和克罗恩病(Crohn's disease,CD)。UC 和 CD 的发生率及患病率因地而异,以北欧和北美白人发生最多,高纬度地区发病多于低纬度地区,西方多于东方,UC 多于 CD。好发年龄有 2 段,分别是 15～35 岁和 50～80 岁。近年来我国的流行病学调查显示,广东省中山市 IBD 发病率为 3.14/10 万,但正呈现快速增长中。UC 和 CD 在发病机制、临床表现、治疗等方面有许多相似处,同时又有各自特点,UC 的炎症反应一般局限于黏膜和黏膜下层,CD 的炎症则自黏膜至浆膜,贯穿全层。

一、病因

炎症性肠病的病因未明,可能为环境、遗传和感染等多因素导致免疫紊乱的肠道慢性非特异性炎症。

(一)遗传因素

IBD 的最重要危险因素是阳性家族史。10%～20%的 IBD 患者波及其一级亲属,患者的一级亲属 IBD 发生率约为一般人群的 30～100 倍。有家族史的患者通常较无家族史患者的发病年龄更为年轻。分子遗传学表明 IBD 的候选基因包括 *CARD15*、*dLG5*、*SLC22A4*、*SLC22A5*、*ICAM-1*、*TLRs* 等。

(二)环境因素

一些现象包括发达国家发病率高于发展中国家,寒冷的高纬度地区高于低纬度地区,提示环境因素在 IBD 发病中起重要作用。

(三)感染因素

IBD 主要发生在肠道细菌浓度最高的区域。肠道微生物因素在 IBD 中扮演重要角色。尽管至今未找到某一特异微生物病原与 IBD 有恒定关系,但不能完全忽视 IBD 患者中可能出现的致病性微生物菌株,尤其考虑到 30%～40%的结肠微生物尚无法培养,难以确定其种系。正常情况下,肠黏膜对肠道细菌具有免疫耐受性,对这些细菌不会产生免疫应答,而 IBD 患者则存在对肠道菌丛的免疫耐受缺失。

(四)免疫因素

肠道黏膜免疫反应的激活是导致 IBD 肠道炎症发生、发展和转归过程的直接原因。IBD 患者存在免疫耐受缺失,一系列研究提示 CD 是一种典型的 1 型辅助性 T 细胞(Th_1)反应,而 UC 则是一种非典型的 2 型辅助性 T 细胞(Th_2)反应,临床上使用硫唑嘌呤等免疫抑制剂有效治疗 IBD 及肿瘤坏死因子 α 单克隆抗体成功应用于 IBD 治疗是很好的例证。

二、诊断要点

(一)临床表现

1.消化系统表现

反复腹痛、腹泻是 UC 和 CD 共同的常见消化道表现。黏液脓血便在活动性 UC 患者中更加常见。CD 的腹痛常位于右下腹或脐周。此外 CD 还有腹部包块、瘘管形成、肛周病变。其中肛周病变如肛周脓肿、肛门直肠周围瘘管及肛裂等是 CD 最为特征性的临床表现。

2.全身表现

表现为发热,CD 患者消瘦、贫血、低蛋白血症等营养障碍表现比 UC 更为常见,若 UC 伴发以上营养不良、衰弱等表现的常提示重症或病情持续活动。

3.肠外表现

UC 和 CD 都可以伴有多种肠外表现,包括口腔复发性溃疡、外周关节炎、结节性红斑、坏疽性脓皮病、巩膜炎、前葡萄膜炎等。

(二)辅助检查

1.实验室检查

评估患者炎症程度和营养状况等。血常规检查可以发现血红蛋白下降、白细胞计数升高,血沉、C 反应蛋白升高,提示疾病处于活动期中。严重的 IBD 患者常伴有清蛋白下降,粪便镜检可发现红、白细胞,同时有助于除外感染性结肠炎,包括痢疾志贺菌、沙门菌、耶尔森菌、梭状芽胞杆菌、阿米巴滋养体及包囊。

2.内镜检查

结肠镜检查和黏膜组织活检是 IBD 诊断和鉴别的主要依据。结肠镜下 UC 病变多从直肠开始,呈连续性、弥漫分布。轻度炎症表现为红斑、失去其正常的细微血管结构,进而出现血管结构消失、黏膜糜烂、颗粒状、质地脆易出血、弥漫不规则浅溃疡,严重时表现为黏膜自发性出血和溃疡伴脓苔。CD 早期表现为口疮样溃疡,融合后形成纵形深溃疡。CD 内镜下多为非连续跳跃改变,病变之间黏膜可完全正常。其他常见内镜表现包括卵石症、肠壁增厚伴不同程度狭窄、团簇样息肉增生等。为鉴别诊断及明确病变范围,怀疑 CD 的患者应当进一步行电子胃镜明确有无上消化道累及、气囊辅助式小肠镜或胶囊内镜明确小肠病变。

3.影像学检查

CT 小肠成像(CTE)和磁共振小肠成像(MRE)是评估小肠炎症性病变的标准影像学检查,可反映肠壁的炎症改变、病变分布的部位和范围、狭窄的存在及其可能的性质、肠系膜炎症分布情况、肠腔外的并发症包括瘘管及腹腔脓肿等。对于 UC 患者,肠腔狭窄时如结肠镜无法通过,可应用钡剂灌肠、CT 结肠成像检查显示结肠镜检查未及的部位。

4.病理组织学检查

黏膜活检建议多段、多点取材。UC 黏膜病变一般呈连续弥漫性,局限于黏膜层及黏膜下层,甚少深入肌层。组织学特征包括固有膜内弥漫性慢性淋巴细胞、浆细胞、单核细胞等细胞浸润,隐窝脓肿,活动期有大量中性粒细胞和嗜酸性粒细胞浸润。CD病理特点为病变呈节段性或跳跃性,早期为口疮样溃疡,随后溃疡增大,形成纵形溃疡,将黏膜分割,呈鹅卵石样外观;病变累及肠壁全层。组织学特点为非干酪坏死性肉芽肿,由类上皮细胞和多核巨细胞构成。

(三)诊断标准

UC 和 CD 都缺乏诊断的金标准,主要结合临床、实验室检查、影像学检查、内镜和组织病理学表现进行综合分析,在排除感染性和其他非感染性肠炎的基础上作出诊断。具有上述典型临床表现者为临床疑诊,同时具备上述内镜和/或放射学特征者可临床拟诊;如再具备黏膜活检和/或手术组织病理学特征者可以确诊。

三、病情判断

IBD 在诊断时应当明确初发型或慢性复发型、确定病变范围、疾病活动性、严重程度及并发症,强调针对患者个体化差异制订治疗方案。UC 患者临床表现为病情急剧恶化、毒血症明显、出现鼓肠、腹部压痛、肠鸣音消失的,要警惕中毒性巨结肠的发生。CD 的疾病活动性严重程度可用 CD 活动指数评估。

IBD 的诊断及鉴别诊断须借助于相应的设备如小肠镜检查、T-SPOT 等,且容易发生相应的并发症。如怀疑患者有 IBD 可能,需及时转诊诊疗。

四、治疗

IBD 治疗目标是诱导并维持临床缓解以及黏膜愈合,防治并发症,改善患者生活质量。加强对患者的长期管理。

(一)药物治疗

1.氨基水杨酸制剂

氨基水杨酸制剂是治疗轻中度 UC 的主要药物,对于轻度 CD 也有效,但需要及时评估疗效。该类药物主要包括柳氮磺吡啶及其他各种不同类型的 5-氨基水杨酸制剂。美沙拉嗪一般推荐 2～4 g/d 口服。

2.糖皮质激素

糖皮质激素是中重度 UC 和 CD 诱导缓解治疗的主要药物。UC 患者经过足量氨基水杨酸制剂治疗后(2～4 周)症状控制不佳者,应当及时改用糖皮质激素进行诱导缓解治疗,推荐泼尼松 0.75～1.00 mg/(kg・d),达到症状缓解后开始逐渐减量至停药。

3.免疫抑制剂

主要是指硫嘌呤类药物,主要包括硫唑嘌呤和 6-巯基嘌呤,用于 CD 或 UC 维持缓解治疗。我国人群推荐剂量一般为 1 mg/(kg · d)。由于起效较慢(硫唑嘌呤用药 12~16 周后才达到最大疗效),故一般糖皮质激素开始减量后即用硫唑嘌呤以继续维持撤离糖皮质激素的缓解。

4.生物制剂

抗肿瘤坏死因子 α 单克隆抗体(英夫利昔单抗)为促炎性细胞因子的阻滞剂,临床主要用于高危 CD 患者或传统治疗无效的 UC 及 CD 患者。

(二)手术治疗

并发有消化道大出血,穿孔、肠梗阻、脓肿形成且内科保守治疗无效的患者,或怀疑恶性病变发生的患者应当行手术治疗。

(三)一般治疗

IBD 患者强调饮食和营养补充,一般给予高营养低渣饮食,适当给予叶酸、维生素 B_{12} 等多种维生素及微量元素。如病情严重的患者可予以要素饮食或完全胃肠外营养。此外,CD 患者必须戒烟。

五、预防保健

对于长期慢性腹泻(超过 3 个月)、腹痛,或伴有便血、肛周病变等报警症状患者应警惕,进一步行电子结肠镜明确有无 IBD 发生。IBD 患者,应当注意休息保暖,避免感冒,注意高营养低渣饮食及各种维生素及微量元素补充。

第六章

内分泌科常见疾病

第一节　糖　尿　病

糖尿病是胰岛素分泌缺陷和/或胰岛素作用障碍导致的一组以慢性高血糖为特征的代谢性疾病。慢性高血糖可导致多种组织,特别是眼、肾脏、神经、心血管的长期损伤、功能缺陷和衰竭。

一、病因

包括遗传、免疫、环境等多种因素。

二、诊断与分型

(一)糖尿病的诊断

应依据静脉血浆血糖检测结果。目前国际通用的诊断标准和分类具体见表6-1和表6-2。

表 6-1　糖代谢状态分类

糖代谢分类	静脉血浆葡萄糖/(mmol·L^{-1})	
	空腹血糖	糖负荷后 2 小时血糖
正常血糖	<6.1	<7.8
空腹血糖受损	≥6.1,<7.0	<7.8
糖耐量异常	<7.0	≥7.8,<11.1
糖尿病	≥7.0	≥11.1

注:空腹血糖受损和糖耐量异常统称为糖调节受损,也称糖尿病前期

表 6-2　糖尿病的诊断标准

诊断标准	静脉血浆葡萄糖/$(mmol \cdot L^{-1})$
(1)典型糖尿病症状(烦渴多饮、多尿、多食、不明原因的体重下降)加上随机血糖或加上	≥11.1
(2)空腹血糖或加上	≥7.0
(3)葡萄糖负荷后 2 小时血糖无典型糖尿病症状者,需改天复查确认	≥11.1

注:空腹状态指至少 8 小时没有进食热量;随机血糖指不考虑上次用餐时间,一天中任意时间的血糖,不能用来诊断空腹血糖异常或糖耐量异常

(二)糖尿病的分型

1.1 型糖尿病

由免疫因素介导,致胰岛 β 细胞功能迅速衰退,以胰岛素分泌显著下降或缺失为主要表现。

2.2 型糖尿病

最常见,同时存在胰岛素抵抗和胰岛素分泌减少。

3.其他类型糖尿病

(1)妊娠期糖尿病。

(2)胰岛 β 细胞功能遗传性缺陷,如青少年的成人起病型糖尿病和线粒体糖尿病等。

(3)胰岛素作用遗传性缺陷 A 型胰岛素抵抗、矮妖精貌综合征、脂肪萎缩性糖尿病等。

(4)胰腺外分泌疾病:胰腺炎、创伤/胰腺切除术后、胰腺肿瘤、胰腺囊性纤维化、血色病、纤维钙化性胰腺病等。

(5)内分泌疾病:肢端肥大症、库欣综合征、胰高糖素瘤、嗜铬细胞瘤、甲状腺功能亢进症、生长抑素瘤、醛固酮瘤及其他。

(6)药物或化学品所致的糖尿病:Vacor(N-3 吡啶甲基 N-P 硝基苯尿素)、喷他脒、烟酸、糖皮质激素、甲状腺激素、二氮嗪、β 肾上腺素能激动剂、噻嗪类利尿剂、苯妥英钠、γ-干扰素及其他。

(7)感染:先天性风疹、巨细胞病毒感染及其他。

(8)不常见的免疫介导性糖尿病:僵人综合征、胰岛素自身免疫综合征、胰岛素受体抗体及其他。

（9）其他与糖尿病相关的遗传综合征：Down 综合征、Klinefelter 综合征、Turner 综合征、Wolfram 综合征、Friedre 脑出血共济失调、Huntington 舞蹈病、Laurence-Moon-Biedl 综合征、强直性肌营养不良、卟啉病、Prader-Willi 综合征等。

三、治疗

所有患者均应接受改善生活方式的治疗，控制饮食、适当运动，以及戒烟限酒等。另外，均应接受血压、血脂、尿酸、体重、并发症筛查等综合治疗。

（一）1 型糖尿病

一经确诊，推荐立刻接受强化胰岛素治疗方案，即三餐前短效胰岛素或速效胰岛素类似物，加睡前中效胰岛素或长效胰岛素类似物治疗；或者接受胰岛素泵治疗。

（二）2 型糖尿病

根据中国 2 型糖尿病防治指南，对大多数非妊娠成年 2 型糖尿病患者，合理的糖化血红蛋白控制目标为<7％，但有时临床也需要根据患者的个体情况进行再判断。目前已有的降糖药物（除胰岛素外）包括下面几种。

1.二甲双胍

减少肝脏葡萄糖的输出和改善外周胰岛素抵抗。

2.胰岛素促泌剂

包括磺脲类以及非磺脲类。通过刺激胰岛 β 细胞分泌胰岛素降血糖。前者包括格列本脲、格列齐特、格列吡嗪、格列喹酮以及格列美脲等。后者包括瑞格列奈、那格列奈和米格列奈。

3.α-糖苷酶抑制剂

抑制碳水化合物在小肠上部的吸收而降低餐后血糖，包括阿卡波糖、伏格列波糖和米格列醇。

4.噻唑烷二酮类

增加靶细胞对胰岛素作用的敏感性而降低血糖，包括吡格列酮和罗格列酮。

四、预防保健

开展健康教育，提高人群对糖尿病防治的知晓度和参与度，倡导合理膳食、控制体重、适量运动、限盐、控烟、限酒、心理平衡的健康生活方式，督促高危人群定期检测血糖，提高社区人群的糖尿病防治意识。

第二节　糖尿病酮症酸中毒

糖尿病酮症酸中毒(diabetic ketoacidosis,DKA)是最为常见的,严重到需要急诊救治的内分泌疾病。

一、病因和发病机制

DKA 可发生于任何类型的糖尿病,可以是糖尿病的首发表现。DKA 的最主要原因是胰岛素缺乏,应激激素如胰岛素的反调节激素增加,升糖激素如胰高糖素、儿茶酚胺、生长激素过多均可促使 DKA 的发生。

常见的病因有以下几种。

(1)胰岛素缺乏:停止胰岛素治疗,或照常使用胰岛素,但因应激等原因造成血糖高,使胰岛素用量相对不足。

(2)一些应激状态:如感染、脑卒中、心肌梗死、外伤等均可使一种或几种升糖激素升高。

(3)饥饿。

(4)脱水:所有严重的 DKA 患者均有脱水,人体失水量可达 5~7 L。产生脱水的因素包括发热、呕吐、腹泻、过度通气,但最主要的原因还是高血糖、高血酮引起的渗透性利尿。

二、诊断要点

DKA 的诊断并不难。如血清酮体升高或尿糖和酮体阳性伴血糖增高,血 pH 和/或二氧化碳结合力降低,无论有无糖尿病病史,都可诊断为 DKA。具体诊断标准见表6-3。

表 6-3　DKA 的诊断标准

DKA	血糖/ $(mmol \cdot L^{-1})$	动脉血 pH	血清 HCO_3^-/ $(mmol \cdot L^{-1})$	尿酮体[a]	血清酮体[a]	血浆有效渗透压[b]	阴离子间隙/ $(mmol \cdot L^{-1})$[c]	神经状态
轻度	>13.9	7.25~7.30	15~18	阳性	阳性	可变	>10	清醒
中度	>13.9	7.00~7.24	10~14	阳性	阳性	可变	>12	清醒/嗜睡
重度	>13.9	<7.00	<10	阳性	阳性	可变	>12	木僵/昏迷

注:a 硝普盐反应方法;b 血浆有效渗透压的计算公式:$2([Na^+]+[K^+])(mmol/L)+$血糖$(mmol/L)$;c 阴离子间隙的计算式:$[Na^+]-[Cl^-+HCO_3^-](mmol/L)$

三、病情判断

所有 DKA 患者常规检查项目主要包括：血糖、血酮、尿酮、血尿素氮、血肌酐、血尿酸、二氧化碳结合力、电解质、血浆渗透压、动脉血气分析、血细胞计数及分类、心电图、糖化血红蛋白、计算阴离子间隙等。

如有感染征象，还需检测血 C 反应蛋白和降钙素原，以及血、尿和咽拭子培养；如考虑合并心肺疾病需行胸片检查、心电图、心肌酶和脑钠肽（brain natriuretic peptide，BNP）等；如怀疑有栓塞时，则要检查凝血功能；如果 DKA 患者为育龄妇女需要进行早孕检测（人绒毛膜促性腺激素）以防 DKA 对胎儿产生影响。

一旦发现糖尿病患者血糖持续升高（≥16.7 mmol/L），或者随机血糖 >19.05 mmol/L，则应启动预警 DKA。

四、治疗

(一)补液

纠正脱水是治疗的重要环节。应首先考虑采用等渗盐水，且应注意补液的速度。补液的主要目标是保持充分的循环，次要目标是维持轻度利尿。治疗中补液速度应先快后慢，第 1 小时输入生理盐水，速度为 15～20 mL/(kg·h)（一般成人 1.0～1.5 L）。随后补液速度取决于脱水程度、电解质水平、尿量等。

一旦血糖降至 ≤13.9 mmol/L 时，须补充 5% 葡萄糖并继续胰岛素治疗，直至血清酮体、血糖均得到控制。

(二)降糖

血糖不宜下降过快，否则易出现脑水肿。小剂量胰岛素连续静脉滴注方案已得到广泛认可，根据中国 2 型糖尿病防治指南推荐采用连续胰岛素静脉输注 0.1 U/(kg·h)，但对于重症患者，可采用首剂静脉注射胰岛素 0.1 U/kg，随后以 0.1 U/(kg·h) 速度持续输注。每小时检测血糖，血糖以每小时下降 4～5.5 mmol/L 为宜。

(三)补钾

所有的患者细胞内均缺钾。在开始胰岛素及补液治疗后，若尿量正常，血钾低于 5.2 mmol/L 即应静脉补钾，一般在每升输入溶液中加氯化钾 1.5～3.0 g，以保证血钾在正常水平。治疗前已有低钾血症，尿量 ≥40 mL/h 时，在补液和胰岛素治疗同时必须补钾。

(四)纠正酸中毒

DKA 患者在注射胰岛素治疗后会抑制脂肪分解,进而纠正酸中毒,一般认为无需额外补碱。仅在 pH<7.0 的患者考虑适当补碱治疗。每 2 小时测定 1 次血 pH,直至其维持在 7.0 以上。

(五)其他

补磷、注意防治脑水肿。找寻 DKA 的诱因,进行相应治疗。

五、预防保健

大多数 DKA 都是可以预防的,故医务人员与患者的协调非常重要。患者及其家属应对 DKA 有充分的了解,知道什么是 DKA 及其发生有什么原因、诱因和如何预防。1 型糖尿病患者在任何情况下都不要完全停止胰岛素治疗。对于容易发生 DKA 的患者应予以特殊的随诊,与患者一起摸清发病的规律,了解患者的生活规律、治疗状况及思想状态,以便更好地指导患者治疗。

第三节　高血糖高渗综合征

高血糖高渗综合征(hyperosmolar hyperglycemic status,HHS)又称高渗性非酮症高血糖昏迷,是糖尿病的严重急性并发症之一,临床以严重高血糖而无明显酮症酸中毒、血浆渗透压显著升高、失水和意识障碍为特征。

HHS 的发生率低于 DKA,且多见于老年 2 型糖尿病患者,但死亡率高。抢救失败的主要原因有高龄、严重感染、重度心力衰竭、肾衰竭、急性心肌梗死和脑梗死等。与 DKA 相比,DKA 的胰岛素缺乏更为严重,而 HHS 的高血糖状态更为严重。

一、病因

(一)应激

包括感染、外伤、心脑血管意外、消化道出血等。

(二)摄水不足

为重要的诱发因素,见于口渴中枢敏感性下降的老年患者,以及不能主动饮水的患者。

(三)失水过多

如严重的呕吐和腹泻、大面积烧伤等。

二、诊断要点

(一)症状和体征

1.病史

多为老年,90%合并肾脏病变。

2.起病情况

较慢,常有糖尿病症状(多尿、多饮、乏力)逐渐加重的临床表现,反映血糖和血浆渗透压逐渐升高。

3.脱水及周围循环衰竭

多有严重的脱水征,如皮肤黏膜干燥、眼球凹陷、脉搏细速,严重时呈现休克状态。

4.神经精神症状

意识状态与血浆渗透压升高的速度和程度相关,血浆渗透压 >320 mOsm/L时,即可以出现精神症状,如淡漠、嗜睡等;当血浆渗透压 >350 mOsm/L时,可出现定向力障碍、幻觉、上肢拍击样粗震颤、癫痫样发作、偏瘫、偏盲、失语、视觉障碍、昏迷和阳性病理征。

5.实验室诊断参考标准

血糖 $\geqslant 33.3$ mmol/L;有效血浆渗透压 $\geqslant 320$ mOsm/L;血清 HCO_3^- $\geqslant 18$ mmol/L或动脉血 pH $\geqslant 7.30$;尿糖呈强阳性,而血清酮体及尿酮体阴性或为弱阳性;阴离子间隙 <12 mmol/L。

(二)鉴别诊断

主要和DKA鉴别诊断,见表6-4。

表6-4 HHS与DKA鉴别诊断要点

鉴别要点	DKA	HHS
血糖	多高于 16.7 mmol/L,一般在 16.7~33.3 mmol/L	$\geqslant 33.3$ mmol/L
有效血浆渗透压	正常或稍增高	$\geqslant 320$ mOsm/L
尿检	尿糖强阳性;尿酮体阳性	尿糖强阳性;尿酮体阴性
血气	降低,pH <7.3 或 $HCO_3^- < 15$ mmol/L	正常或略低,pH $\geqslant 7.3$ 或 HCO_3^- $\geqslant 15$ mmol/L
血钠	降低或正常	多为正常或显著升高

三、治疗

(一)补液

对预后起着决定性作用,失水程度比 DKA 严重,估计可达体液的 1/8 或体重的 1/4 以上。24 小时总的补液量一般应为 100～200 mL/kg。推荐 0.9％氯化钠作为首选。补液速度与 DKA 治疗相仿,第 1 小时给予 1.0～1.5 L,随后补液速度根据脱水程度、电解质水平、血渗透压、尿量等调整。治疗开始时应每小时检测或计算血有效渗透压[公式:$2 \times ([Na^+] + [K^+])$ (mmol/L) + 血糖(mmol/L)],并据此调整输液速度以使其逐渐下降,速度为 3～8 mOsm/(kg·h)。当补足液体而血浆渗透压不再下降或血钠升高时,可考虑给予 0.45％生理盐水。24 小时血钠下降速度应不超过 10 mmol/L。一旦血糖降至 16.7 mmol/L 以下,改用 5％葡萄糖溶液或糖盐水,并按比例加入胰岛素。

应尽可能通过胃肠道内补液,相对静脉补液,胃肠道补液相对更加安全,以白开水为主,一方面可起到补充容量;另一方面可起到降低血渗透压的作用。下鼻饲通常为必要的手段,尤其对于意识不清者。

(二)胰岛素

当单纯补液后血糖仍＞16.7 mmol/L 时,开始胰岛素治疗。使用原则与治疗 DKA 大致相同,但一般来说,HHS 时对胰岛素敏感性较 DKA 高,因此起始以 0.1 U/(kg·h)持续静脉输注,而当血糖降至 16.7 mmol/L 时,应减慢胰岛素的滴注速度至 0.02～0.05 U/(kg·h),同时续以葡萄糖溶液静脉滴注,并不断调整胰岛素用量和葡萄糖浓度,使血糖维持在 13.9～16.7 mmol/L,直至 HHS 高血糖危象的表现消失。

(三)纠正电解质紊乱

以钠和钾的丢失为主,其中钠的丢失可通过补充含 NaCl 的液体而得到纠正,补钾以氯化钾为主,补钾的原则与 DKA 相同。

(四)纠正酸中毒

如果程度不重则不考虑使用碱性药物。

(五)抗凝治疗

高血糖高渗综合征患者发生静脉血栓的风险显著升高,故除非有禁忌证,建议患者住院期间接受低分子肝素的预防性抗凝治疗。

(六)其他

纠正诱发因素,纠正休克,防治低血糖和脑水肿等。

四、预防保健

基本同 DKA。对于已经出现肾脏病变的老年人,应加强这方面的宣教。

第四节　甲状腺功能亢进症

甲状腺毒症是指循环中甲状腺激素过多,引起以神经、循环、消化等系统兴奋性增高和代谢亢进为主要表现的一组临床综合征。其中由于甲状腺腺体本身功能亢进,合成和分泌甲状腺激素增加所导致的甲状腺毒症称为甲状腺功能亢进症,简称甲亢。

一、病因

引起甲亢的病因包括:Graves 病、毒性多结节性甲状腺肿、甲状腺自主性高功能腺瘤、碘甲亢、垂体性甲亢、绒毛膜促性腺激素相关性甲亢。其中 Graves 病最常见,占所有甲亢的 80% 左右。

二、诊断要点

(一)临床表现

症状主要有:容易激动、烦躁失眠、心悸、乏力、怕热、多汗、消瘦、食欲亢进、大便次数增多或腹泻,女性月经稀少。

Graves 病大多数患者有程度不等的甲状腺肿大。少数病例下肢胫骨前皮肤可见黏液性水肿。

(二)辅助检查

1.甲状腺激素

血清甲状腺素(thyroxine,T)包括:四碘甲腺原氨酸(T_4,又称甲状腺素)和三碘甲腺原氨酸(T_3)。血甲亢患者血清总 T_3(TT_3)、总 T4(TT_4)、游离 T_3(FT_3)与游离 T_4(FT_4)水平升高。FT_4 与 FT_3 不受血清中甲状腺球蛋白(thyroid binding globulin,TBG)变化的影响,意义较 TT_3、TT_4 更大。

2.促甲状腺激素

血清促甲状腺激素(thyroid-stimulating Hormone,TSH)测定是诊断甲亢的首选指标。当甲状腺功能改变时,TSH 的合成、分泌和血浓度的变化较 TT_3、TT_4、FT_3、FT_4 更迅速而显著。甲亢是 TSH 明显降低;中枢性甲亢 TSH 水平升高或正常。

3.甲状腺自身抗体

促甲状腺激素受体抗体(thyrotrophin receptor antibody,TRAb)阳性提示存在针对 TSH 受体的自身抗体,刺激性 TRAb 阳性是 Graves 病诊断依据。抗甲状腺球蛋白抗体(anti-thyroglobulin antibody,TgAb)、抗过氧化物酶抗体(anti-thyroperoxidase antibody,TPOAb)在自身免疫性甲状腺疾病中,抗体的滴度很高,变化也具有一致性。

4.血常规

甲亢时可出现白细胞下降和贫血,也作为抗甲状腺治疗后药物不良反应的监测。

5.肝功能

甲亢本身可能影响肝功能;抗甲状腺药物也可导致肝损伤。

6.甲状腺、颈部淋巴结 B 超

可以测量甲状腺的体积、组织的回声,特别对发现甲状腺结节和确定结节的性质有很大帮助。

7.甲状腺摄碘率

甲亢患者甲状腺摄碘率增高,但仅用来鉴别 Graves 病与无痛性甲状腺炎,或用来作为隐瞒服用甲状腺激素的外源性甲亢的诊断。

8.颈胸部 CT

有助于发现胸骨后甲状腺肿及评判肿大的甲状腺对气管的压迫情况。

(三)诊断标准

Graves 病的诊断标准:①临床甲亢的症状和体征;②甲状腺弥漫性肿大(触诊和 B 超证实),少数病例无甲状腺肿大;③血清 TSH 浓度降低,甲状腺激素浓度升高;④眼球突出和其他浸润性眼征;⑤胫前黏液性水肿;⑥TRAb 阳性。以上标准中,①～③项为诊断必备条件,④～⑥项为诊断辅助条件。

三、病情判断

(一)轻型

症状、体征较轻,心率<100 次/分。

(二)中型

症状、体征明显,精神兴奋,心率 100～120 次/分。

(三)重型

症状、体征非常明显,患者表现异常兴奋激动,心率>120 次/分,有心律失常,甚至伴有肝功能损害、黄疸。

四、治疗

目前主要有 3 种有效的治疗方法,即抗甲状腺药物(antithyroid drug, ATD)、放射性碘(^{131}I)及甲状腺手术。

(一)抗甲状腺药物

我国目前采用的硫脲类 ATD 仅有 2 种:甲巯咪唑和丙基硫氧嘧啶。

1.适应证

(1)长期抗甲状腺药物治疗只适用于 Graves 甲亢;毒性腺瘤或毒性结节性甲状腺肿不适于长期抗甲状腺药物治疗,应手术治疗,ATD 仅用于手术前降低甲状腺素水平。

(2)ATD 一般用于 Graves 甲亢病情轻、病程短、甲状腺轻中度肿大的甲亢患者。还包括年龄在 20 岁以下、老年、妊娠妇女或合并严重心、肝、肾疾病不能耐受手术的患者。

2.剂量和疗程

ATD 治疗的时间没有明确的标准,作为基本治疗时,推荐的治疗时间为 18 个月～2 年,甚至更长的时间,其缓解率为 30%～70%。治疗分为控制病情、药物递减和维持治疗 3 个阶段。

甲巯咪唑的起始剂量 15～30 mg(单次或分次给药);丙基硫氧嘧啶起始剂量 200～300 mg(分次给药)。每 4～6 周随访甲状腺功能,甲状腺功能基本正常时开始减量。维持量因人而异。

3.药物不良反应

甲巯咪唑和丙基硫氧嘧啶的不良反应包括皮疹、瘙痒、关节痛;部分患者有肝功能异常,甲巯咪唑导致的胆汁淤积性黄疸较常见,丙基硫氧嘧啶可致肝坏死,但很少见;最严重的不良反应是粒细胞缺乏,见于 0.3%～0.7%的患者。

(二)放射性碘(^{131}I)治疗

放射性碘(^{131}I)治疗甲亢是一种方便而安全的治疗方法,治愈率可达 90%以上。甲状腺在摄取^{131}I后,主要受到其衰变过程中 β 射线的集中照射,使功能亢进的甲状腺组织受到破坏,从而使甲状腺功能恢复正常。

1.适应证

(1)年龄 25 岁以上,病情中度的弥漫性甲状腺肿患者。

(2)手术后复发的患者。

(3)长期药物治疗无效或抗甲亢药物过敏或抗甲亢药物不良反应而不能继续使用的患者。

2.禁忌证

妊娠及哺乳期妇女。

3.不宜选用的其他情况

(1)结节性甲状腺肿伴甲亢患者,宜首先考虑手术治疗。

(2)甲状腺明显肿大有压迫症状或胸骨后甲状腺。

(3)重度甲亢,需先用抗甲亢药物治疗,病情控制后再用放射性碘治疗。

(4)周围血白细胞计数低于 $2\times10^9/L$。

(5)活动性肺结核及严重肝肾疾病。

(6)年龄 20 岁以下。

(三)手术治疗

1.适应证

(1)中、重度甲亢长期药物治疗无效或效果不佳。

(2)停药后复发、甲状腺较大。

(3)结节性甲状腺肿伴甲亢。

(4)疑似与甲状腺癌并存。

(5)严重甲状腺肿大并进入胸骨后导致压迫症状的患者。

(6)儿童甲亢用抗甲状腺药物效果不佳者。

(7)妊娠期甲亢药物控制不佳者,可以在妊娠中期进行手术治疗。

2.以下情况不宜手术

(1)病情轻,甲状腺肿大不明显。

(2)以前手术治疗后复发。

(3)严重心、肝、肾、肺疾病。

(4)妊娠后期。

(5)甲亢病情尚未控制,如手术易诱发危象。

五、预防保健

无碘饮食,定期到医院进行血常规、肝功能、甲状腺功能检查,了解病情的变化。

参考文献

[1] 陈新霞. 临床内分泌疾病诊疗新进展 [M]. 哈尔滨：黑龙江科学技术出版社，2020.

[2] 庞国明. 当代内分泌疾病研究精华 [M]. 北京：科学出版社，2021.

[3] 杨晓东. 临床呼吸内科疾病诊疗新进展 [M]. 开封：河南大学出版社，2020.

[4] 王为光. 现代内科疾病临床诊疗 [M]. 北京：中国纺织出版社，2021.

[5] 冯忠华. 新编消化与血液内科疾病诊疗学 [M]. 西安：陕西科学技术出版社，2020.

[6] 樊书领. 神经内科疾病诊疗与康复 [M]. 开封：河南大学出版社，2021.

[7] 林晔. 现代消化内科疾病诊疗学 [M]. 昆明：云南科技出版社，2020.

[8] 何权瀛. 呼吸内科诊疗常规 [M]. 北京：中国医药科技出版社，2020.

[9] 金琦. 内科临床诊断与治疗要点 [M]. 北京：中国纺织出版社，2021.

[10] 明晓. 临床呼吸内科疾病诊疗 [M]. 沈阳：沈阳出版社，2020.

[11] 薛君. 实用内分泌疾病诊治学 [M]. 开封：河南大学出版社，2020.

[12] 张鸣青. 内科诊疗精粹 [M]. 济南：山东大学出版社，2021.

[13] 张磊. 常见内分泌疾病治疗要点及预后 [M]. 天津：天津科学技术出版社，2020.

[14] 黄佳滨. 实用内科疾病诊治实践 [M]. 北京：中国纺织出版社，2021.

[15] 王桥霞. 临床内科疾病诊疗 [M]. 北京：科学技术文献出版社，2020.

[16] 刘娜. 消化系统疾病理论基础与实践 [M]. 哈尔滨：黑龙江科学技术出版社，2021.

[17] 苗传燕. 临床内科疾病诊疗与护理 [M]. 沈阳：沈阳出版社，2020.

[18] 黄峰. 实用内科诊断治疗学 [M]. 济南：山东大学出版社，2021.

[19] 刘镜，郎晓玲，于文超. 实用临床内科诊疗学 [M]. 北京：中国纺织出

版社，2020.

[20] 马雨霞. 临床呼吸系统疾病诊疗规范［M］. 北京：中国纺织出版社，2021.

[21] 黄云华. 现代内科疾病诊疗与护理［M］. 天津：天津科学技术出版社，2020.

[22] 高媛媛. 神经内科常见疾病检查与治疗［M］. 哈尔滨：黑龙江科学技术出版社，2021.

[23] 郑信景. 实用心内科诊疗学［M］. 哈尔滨：黑龙江科学技术出版社，2020.

[24] 赵晓宁. 内科疾病诊断与治疗精要［M］. 开封：河南大学出版社，2021.

[25] 顾华丽. 现代内科常见疾病诊疗与护理［M］. 北京：科学技术文献出版社，2020.

[26] 袁鹏. 常见心血管内科疾病的诊断与防治［M］. 开封：河南大学出版社，2021.

[27] 徐晓霞. 现代内科常见病诊疗方法与临床［M］. 北京：中国纺织出版社，2021.

[28] 张晓菊. 呼吸系统疾病诊治技术与临床实践［M］. 北京：科学技术文献出版社，2021.

[29] 张慧. 消化系统疾病诊断与治疗策略［M］. 成都：四川科学技术出版社，2021.

[30] 刘晓艳. 实用内科学疾病理论与治疗［M］. 哈尔滨：黑龙江科学技术出版社，2021.

[31] 李永光，王道珍，李萍，等. 从心内科重症患者谈家属疾病预防的重要性［J］. 叙事医学，2020（3）：169-172.

[32] 张瑞昕，刘光维. 神经系统疾病患者肺部感染相关影响因素研究进展［J］. 中国社区医师，2021，37（12）：7-8.

[33] 栾晟洁. 探讨大内科临床思维在消化疾病诊治中的应用［J］. 中华养生保健，2020，38（3）：182-183.

[34] 周扬. 慢性阻塞性肺疾病合并呼吸衰竭呼吸内科治疗的临床研究［J］. 中国医药指南，2021，19（26）：124-125.

[35] 谢翠. 肾上腺皮质激素在呼吸内科疾病中的治疗分析［J］. 益寿宝典，2020（12）：196-197.